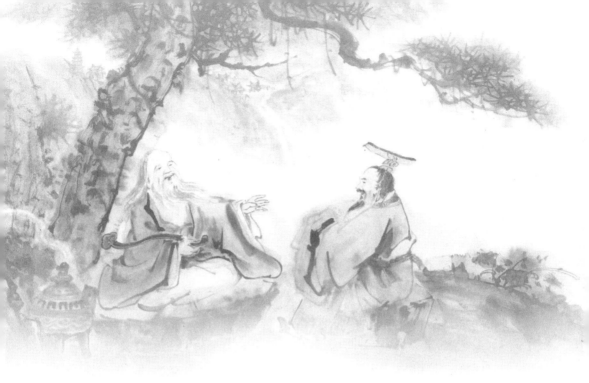

长篇报告文学

中医之道

海燕 著

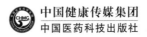
中国健康传媒集团
中国医药科技出版社

内 容 提 要

中医承载着中国古代人民同疾病斗争的经验和理论知识，是在古代朴素的唯物论和自发的辩证法思想指导下，通过长期医疗实践逐步形成并发展成的医学理论体系。学习中医，怎样与中医之道相近，怎样与经典之路相合，决定了医学所成就的高度。古曰："同于道者，道亦乐得之；同于德者，德亦乐得之。"本书作者用2年多的时间，足迹遍布18个省、市，采访400多位人士，阅读数百本书籍资料，用报告文学的形式，深入浅出地向读者娓娓道来，言语淳朴，告诉世人什么是真正的中医。本书适合广大中医药爱好者参考阅读。

图书在版编目（CIP）数据

中医之道 / 海燕著 . — 北京：中国医药科技出版社，2022.11
ISBN 978–7–5214–2790–5

Ⅰ . ①中⋯　Ⅱ . ①海⋯　Ⅲ . ①中医学—研究　Ⅳ . ① R2

中国版本图书馆 CIP 数据核字（2022）第 147386 号

美术编辑	陈君杞
版式设计	也　在

出版	**中国健康传媒集团**	中国医药科技出版社
地址	北京市海淀区文慧园北路甲 22 号
邮编	100082
电话	发行：010–62227427　邮购：010–62236938
网址	www.cmstp.com
规格	710 × 1000mm $\frac{1}{16}$
印张	21 $\frac{1}{2}$
字数	329 千字
版次	2022 年 11 月第 1 版
印次	2022 年 11 月第 1 次印刷
印刷	三河市万龙印装有限公司
经销	全国各地新华书店
书号	ISBN 978–7–5214–2790–5
定价	**88.00 元**

获取新书信息、投稿、为图书纠错，请扫码联系我们。

何序：道上人 情中事

　　一个人一生做点有益的事并不容易，比如作家康海燕写这部关于中医药的书籍。这完全不是一般人能完成得了的，因为它太广泛、太深奥，又似乎太有争议，人们对中医药和西医药的思考分歧之时，这样的书实在不好写。

　　但她写了，且写好了！这是最值得肯定和赞赏的。

　　一场人类少有经历的大疫发生之后，改变了人们的生活常态，激发了大家对健康的渴求，同时也引发了对生命意义的多层面思考。文学的价值就在于安抚心灵，引领舆论，坚定信仰。在这特殊时期，如何与读者一起展开生命质量的终极思考，更是文学工作者的责任。

　　《中医之道》（一部中医药题材的报告文学）的出版，实为及时。写好一部此题材的报告文学要比一般题材难度大得多，因为中医药之道太深，深不可测。但海燕选择了它，其本身就值得敬佩。而且她坚持了下来，一直到完成。这中间有多少艰辛和困难，只有她自己知道。这是她第一部以中医药为选题的报告文学长篇著作，从策划之初到创作完成，我见证了她的努力。其采访之艰难、思考之深切、关注之广泛、创作之投入，可谓不负于时代。祝贺她在文学道路上找到了自己，也看到了一个宽广的世界。

　　报告文学具有鲜明的新闻性和政论性，当然更主要的是文学性，它要求作者在广泛的调查研究基础上，获得可贵的一手资料，然后进行加工取舍，从而实现文学的表达。这中间的艰巨性、复杂性，非常人所理解和感受，尤其是中医药这个题材。

我们知道，中医药作为中华民族的传统文化之一，近些年来发展态势良好，中医国际化形势喜人，故需要有一部通俗易懂、客观公正表达中医药历史文化的文学作品来普及宣导，也需要更多有识之士向社会讲述真实的中医药。海燕的《中医之道》恰逢其时，我们要为她的特殊贡献鼓掌。

两年多来，海燕上高原雪山，四处拜名家，寻民族医学，访行业人士，令人感佩。她基本上完全依靠自己一个人的力量，扛鼎起如此大任，如此精神，值得报告文学界学习。本作品在文风上体现了报告文学的特性，时代特征明显，中医思考理性，为人们抒写、观照现实生活，给人们信心和力量，有筋骨、有道德、有温度，可谓讲述中国故事、传播中医文化之大作。

海燕是位勤奋的创作者，她在长篇小说、散文随笔、报告文学、新闻通讯等创作上都颇有成就，期待她有更好的作品！

道亦自然，悟道中医，文学之意义在传承。中医之道，继祖宗一脉真传天人合一，示子孙万代勿忘文化之根。

中国作家协会原副主席
中国报告文学学会会长

何建明

2022 年 6 月

孙　序

　　《周易·贲卦》曰："观乎人文，以化成天下。"文化，为民族之血脉，自信之根基，精神之家园！倡文化精华、举思想旗帜、立精神支柱、促进中华文化伟大复兴，是新时代中国文学之崇高使命；彰显中国形象、传播中国声音、弘扬中国精神、凝聚人民力量，是文学之神圣职责。

　　中医药文化孕育于中华文化而发扬光大，是中华文化中本质体现中医药特色优势的精神文明与物质文明的总和。天人合一的宇宙观、阴阳平衡的整体观、统一变易的世界观、义利相济的人生观、仁者爱人的处世观、贵中尚和的价值观之中华文化六大核心理念，深深渗透在中医药学之中，充分体现于中医临床必须遵循和运用的整体观、未病观、制宜观、中和观。中医药文化源远流长、经世累积，形成了博古通今的中华民族独有的医药学智慧，跌宕起伏传承至今，铸就了以人为本、效法自然、燮理中和、济世活人的独具特色优势的中医药文化的核心理念，生生不息，惠泽世界，伟大恢宏。因此，中医药学既是"中国古代科学的瑰宝"，也是"打开中华文明宝库的钥匙"。

　　中医药文化是中华文化的杰出代表，其深邃的思想和丰富的内涵影响着中华传统文化的多个方面，也是现代中国面向世界传播中华民族传统文化的重要标志。当今，需要提高中医药学的公众认知度，彰显中医药文化魅力，提升中医药服务能力，让大众信中医、用中医、爱中医。这就有必要优化传播语境，引导社会舆论。因而，高质量传播中医药文化，是新时代赋予中医人、文化人的重要使命。

传播的首选途径，是以中华优秀传统文化为根脉，以深入调研与生活实践为基础，以原创的、优秀的文学作品感染人、鼓舞人，从而产生强大的价值引导力、文化凝聚力、精神推动力。在异彩纷呈的文学作品中，以《哥德巴赫猜想》《谁是最可爱的人》为代表的报告文学，是最能直面现实题材、观察客观现象、探究事物本质、反映时代热点的文学作品。

作家康海燕同志在家人和自身感受到中医的魅力后，萌生了让大众认知中医药的创作动机。在作家协会等部门领导的引导和鼓励下，从2020年开始，两年多来走遍千山万水，反复调研真实案例，苦心研读文献资料。既不汲汲于成功，也不戚戚于得失，始终围绕着中医药学的过去、现在、未来勤求博采、深思真求，终于完成这部关于中医药的报告文学《中医之道》。

她自言非"中医人"，亦非"中医迷"，更非"中医托"，而能基于自主奋力为中华文化伟大复兴添砖加瓦的初心，历尽艰难问道中医药行业，搜集第一手资料，真切讲述中医药故事，以客观记录报告所见所闻所思，以诚挚之情呼吁读者选择健康之道，以期引发社会关于中医药发展方向的深度思考，彻悟中医大道，明健康养生之理，提振中华文化之浩然正气，共同促进中医药事业传承创新发展。

中医药事业发展具有"运势兴衰同步规律"：中华兴，中医兴。《中医之道》采访、撰写、出版的成功可视为兴旺征兆之一。

国医大师

孙光荣

2022 年 6 月

国医大师推荐一

　　海燕女士创作的《中医之道》是一本好书，她走访全国多地，采访调研中医药、民族医药的医疗、教育、科研机构。该书比较全面反映了我国中医药、民族药发展历史进程和现状，对我国传统医学有了深刻认识。她从身边发生的诸多事例出发，讲述了"中医不是万能，但她的确伟大"的观点，我很赞同。相信该书的出版将对读者产生很好的效果，同时能为推动我国中医药、民族医药事业发展，乃至全民健康做出应有的贡献。

国医大师

占堆

2022 年 6 月

国医大师推荐二

孔德之容,唯道是从。德从于道,道统领德。仁心仁术、良医良药,是人类康健之道。余从医六十余年以来,亲历中医药事业发展,不遗余力治病救人,与行业肝胆相照,为文化普及鼓与呼。

今读《中医之道》一书,颇为感动。海燕作家以行业外人士之热心、以直面时代热点之责任、以苦行僧般之全国采访、以文学之至柔,全面展现中医药文化历史与现状,并深度思考行业问题与发展方向。文如其人,崇德敬业,奋发向上。相信此作将会产生良好的社会影响。

获悉海燕作家举力在乡村建设乡村书院,持续开展乡土文化汇演、中医养生讲座、开设名家下乡义诊、传统文化教育等,特表祝贺。

期待作品鼓舞人心,以道兴德,以德行道,弘扬中华优秀传统文化!

国医大师

唐祖宣

2022 年 6 月

前　言

有人说中医不科学，有人说中医见效慢；

有人说中医很神秘，有人说中医落伍了；

有人说中医万能，有人说中医一无是处。

我不是一个中医迷，也不是一名中医师，更不是一个"中医托"。我就想知道，中医到底是什么。

近三年时间，一千多个日夜，十多个省市几十万公里，采访多位行业人士，阅读书籍资料，记录几十万文字，拍摄几万张图片，我只想了解真正的中医。

一阴一阳谓之道，我找寻中医之道！我想用朴素的文学语言、用真切的人生体会、用客观的记录报告、用公正的社会评价讲述我所看到的中医。在我两年多的追寻里，在问道中医的思考中，解答我和许多人共同的困惑：

中医从何来，中医在哪里，中医是什么，传承何处去！

我也终于明白：解除病痛，宜"中"则"中"、宜"西"则"西"，何必纠结是"西"是"中"；为民健康，中西医协作相得益彰，不必问他姓"中"姓"西"！

我想说："中医不是万能，但她的确伟大！"

2018年10月1日，世界卫生组织首次将中医纳入其具有全球影响力的医学纲要，写入第11版全球医学纲要第26章，于2022年在世界卫生组织成员国实施。这是中医药走向世界的重要一步。

如何讲好中国故事，传播优秀传统文化，坚定文化自信，引导社会舆论，让更多的人了解真实的中医药，听懂中医药的故事，客观理性地理解不同背景的医学，注重生命质量，这是一名文学工作者想做的一件事。

问道中医，这一路走来，所有的经历，都成为人生永恒的记忆。

谢谢您关注阅读这部中医药长篇报告文学。

海燕

2022 年 6 月

目录

开篇语

　　当我满怀信心提笔写《中医之道》的时候，我的脑海里涌现出来无数鲜活的历史场景。几千年来，古老的中国智慧和历史文化，繁衍保护了一代又一代人。中医药文化，显然是古老的中国智慧，是中华民族的长生之道，是华夏子孙的延续之道，是海外华人的生命之依，是世界同胞信任的中国之道。

　　道，为中华哲学独有的哲学思想，对哲学理念、社会、政治、文化、军事等各个领域影响甚巨。老子在《道德经》开篇就说："道可道，非常道；名可名，非常名。无名天地之始，有名万物之母。"中医药，大约就是这样的"非常道，非常名"。

　　老子的另一著作《清静经》中写道："大道无形，生育天地；大道无情，运行日月；大道无名，长养万物；吾不知其名，强名曰道。"以无情化大爱，无情是无为之道也。"日"为金乌，"月"为玉兔。日属离卦，则有寒暑之来往。月属坎卦，则有消长之盈亏。这仿佛也是中医药的"大道无形，大道无名"。

　　每一个凡夫俗子都生活在寒来暑往与日月消长盈亏之中。阴阳者，天地之道也。古人大多无逆四时，处天地之和，从八风之理，提挈天地，把握阴阳，精神内守，病安从来？

　　自我懂事以来，一直在时代的浪潮里追逐自己的梦想。如果不是2020年的新型冠状病毒肺炎（简称新冠肺炎）疫情，我差点儿就忘记了自己与自然的关系。我们奋斗的脚步太快太快，奔跑的时间太长太长，生活要求我们急急忙忙，好像很难去享受真正的自然带给我们的宁静平和。

　　几十年以来，我自以为年富力强，正是奔跑的时候。我从来没有关心过我自己的身体，长期的伏案写作、熬夜阅读、孕生之痛，累积了诸多身体上的不适。我深知这不是哪一个器官的问题，正如我多年前带母亲辗转于医院的各个科室检查，却找不出是哪个器官出了问题一样，自己像个无助的孩子。我不愿意看着母亲如此痛苦，精神沮丧，可是做了那么多检查，却并未查出母亲所患何病。有一位专家先知先觉，他不建议母亲再去做过多的检查，怀疑是情绪抑郁的问题，建议去看心理医生，继续吃药。这是一个十分复杂的就诊路径，看完病后不停地复查、吃药。

如何才能摆脱这种对健康毫无改善只是偶尔缓解的治疗，于是我决定换一个环境，让母亲离开都市环境，离开每天高度紧张、时刻焦虑的子女，让她回归自由，寻找生命本身。

事实上，她回到乡村后经历了一小段时期的不适应，因为几十年的都市生活带给了她一些快乐，但这种压抑的生活环境也带给了她更多的痛苦。乡野间的恬然轻松，与熟悉的乡邻谈天说地，让母亲的抑郁在这田野之间被治愈了。

寻找生命的本真和自然，这是时代给予我们的考验。

我们的奋斗观和价值观是需要纠偏的，人们习惯于前半辈子努力挣钱，后半辈子养生保健。殊不知有时根本来不及注意身体，身体就已经敲起警钟了。

"一个同学在家里的床上无声而去，死因可能是猝死"，"一个同学和一个表哥死于肺癌"，等等。身边的亲友，时不时传来确诊癌症的消息。这些见得多了，消息听得多了，也就麻木了。这其实是一种警讯，提醒生命中一直被忽略的深层部分，如精神追求等。癌症可能是在唤醒我们改变生命的方向，需要做些有益于身体和生命的事情。

人们常常是这样，当你强壮健康的时候，从来不会想到疾病会降临，但它就像闪电一般，突然来了。当你在与世间俗务纠缠不已的时候，从来不会想到死亡会降临，但它就像迅雷一般，轰得你头晕眼花。

我们曾经在2003年严重急性呼吸综合征（SARS）来临的时候思考过人生，思考过人类命运，思考过抵御病毒的能力。但很快，那一点点可怜的思考又被忙碌节奏的前进步伐所淹没。

2020年，对于很多人来说，是一道分水岭。我开始思考，是否应该去了解中华民族一路走来是如何抗御风险的，是否应该去寻找真正维护人类健康的生命之道，是否应该去续接中医学的历史故事，是否应该去探寻中医学的真实纬度。

于是我从 2020 年 3 月开始策划，并得到中国作家协会有关领导，中国报告文学学会、中国医药集团党委宣传部等单位的支持，于 7 月全面启动采访，持续到 2022 年 4 月采访结束，边采访边创作。我要去寻找中医从何来，中医在哪里，中医是什么，传承何处去。

我开始读《黄帝内经》《伤寒论》《本草纲目》等经典著作，随后开始去各地采访。如在湖南株洲的炎帝广场，拜谒炎帝像；参观北京中药炮制博物馆，了解道地药材的种植之道；去经历千辛万苦、悲欢离合、风霜雪雨的武汉进行采访；去广东佛山了解成药起源；去上海采访中医为医之道；去西藏采访民族医药；到湖南长沙寻访张仲景祠，采访大学教育之道；到贵州采访老字号和中药智能制造之道；了解京城四大名医的故事；去河南拜医圣祠；到山东采访阿胶制作工艺，参观毛驴养殖基地；去安徽寻访新安医学，了解御医之乡；采访名老中医李可学术思想，深深被其为民情怀感动；寻访中央企业中医药布局及产业兴旺之道，老字号非物质文化遗产传承之道，中医现代化、国际化之道；等等。

前拜炎帝像，又访医圣祠，再到卧龙岗，祖先护子孙，医圣佑健康，诸葛启智慧。民族自强、文化自信，历史迎接未来，中医振兴在望！

越是传统的，越是世界的；越是民族的，越是世界的。中医，维护了民族健康，推动了中华文明，也为世界文明添彩。

早在 1980 年，世界卫生组织经聘请专家做初步研究后，正式向全球推荐了 43 种适用于针灸治疗的适应证，包括急性鼻炎、支气管哮喘、白内障、急慢性胃炎、三叉神经痛、梅尼埃病等。

目前全世界有 160 多个国家和地区使用针灸，虽然后来也出现了韩国针灸、日本针灸、泰国针灸等，但基本上明确了针灸是中国的，或者源于中国。我也在海外华人中医群里感受到了中医正在走向世界。中医就像绽放在世界各地的花，自有她的纷繁艳丽。

西方国家将中医的针灸纳入替代医疗的范畴，且针灸在很多国家和地区被列入医疗保险支付项目。日本依据张仲景《伤寒杂病论》中的古方，开发出约210种"汉方"中成药，并允许其中的148种进入其医保体系。

2015年10月，中国药学家屠呦呦荣获诺贝尔奖，其思想来源于中医药古籍《肘后备急方》中的记载："青蒿一握，以水二升渍，绞取汁，尽服之。"

通过采访，我发现中医在祖国的版图上，无所不在；在朴素的民间里，无处不在；在长久的历史中，无时不在。她是历史之花，是民众之福，是中国之道。

那些用科学的名义"肢解"她的人，都是井底之蛙；那些嘲笑她见效慢的人，都是一叶障目；那些说中医万能的人，也并不理性。中医药并不是"万能胶"，也不是神秘的玄学，更不是包治百病的"神"。中医药有这样或那样的问题，也期待我们去发现、去验证。

人的一身，不是器官的拼接，而是一个整体。人的一生，不是阶段的分割，而是一个过程。中医正是这样，既讲究整体又重视过程的伟大科学。她不会因为异议而停止进步，也不会因为质疑而放弃理想，更不会因为打压而自暴自弃。

她是一朵青藏高原的雪莲花，她是一棵大瑶山上的伸筋草，她是苗寨人家的八月瓜，她是一株寻常百姓家门口的蒲公英，她是童年时你曾经上山挖过的半夏子，她是南阳的一棵艾叶草。

起初我其实并不了解中医，但我通过四十多年的有限认知，近三年的访问，以及在集中阅读学习的过程中，慢慢对中医药有了一些认识。

她是一位母亲，繁衍了中华儿女，不容亵渎。

他是一位父亲，养育了华夏子孙，不容诋毁。

她不是万能的，但确有其用。

她是非常之道，需要足够文化底蕴的人才能理解，需要真诚朴素的感情才能懂得，需要毫无私心杂念的人才会尊重！

请你和我，一起去寻找中医之道。

你会在本书中看到中华民族所经历的病痛，你会看到中医药的超级智慧，你会看到地域流派的各领风骚，你会看到民族医学的多姿多彩，你会追问中医药的命运沉浮，你会进入人类生命质量的深度思考。

第一章 父亲的新生

父爱如山，父亲是每个人成长中不可或缺的人格依靠。我成长为一名作家，应该是父母给予的人生指引。但真正想当作家，是我十五岁那年差点失去父亲的心灵感悟，我曾经发誓要记录生活，记录那段永难相忘的生活。

2020年3月3日，我在新冠肺炎疫情期间居家隔离时写了一篇文章，名为《我敬佩中医》，回忆了那段艰难的岁月和父亲起死回生的过程。在网上发布后，有二十多万读者阅读点赞。

我无数次在心里默念感恩一位名叫曾宪和的老师，可惜他没有给我拜访的机会。有一年我特地去他所在的地方寻找，乡邻告诉我他早几年已经去世了。他挽救过我的父亲，改变了我们家庭的命运。

我父亲现已是古稀老人但仍精神矍铄，谁都想不到他曾被"死神"召唤过。他原是部队的一名卫生员，退伍还乡后曾担任过家乡的"赤脚医生"。曾经种植过药材，后来也喜欢在自己家屋前、屋后种些药材，屋后有他种的杜仲树、桑叶树，还有我不知名的草药。小时候，我喜欢跟着他去后山好奇地问这问那。记忆中有的邻里乡亲一有伤风感冒，就会来找他调理。父亲有一只小药箱，谁家有患者，他会放下手中的饭碗，背起药箱飞奔而去。后来，他基本上只负责村里的儿童防疫工作。

乡村医生的生存是很艰难的，我的父母养育了五个孩子，在繁重的农活和沉重的生活压力之下，他已经忘记了理想，也没有精力去研究医学，小药箱也渐渐成了蒙尘摆设。

1992年夏天，可能是因为酷暑难耐，我们姐妹几个轮流发热，父亲也一样。他想方设法买了药，给我和妹妹们治疗，我们很快就好了。而父亲却一直高热不退，在乡镇卫生院住院一个月仍不见好。后来转到市人民医院住院治疗，母亲陪同。

那时没有电话，更没有手机。我和妹妹们都还年幼，与父母相隔几百里，只能承受思念的煎熬。母亲牵挂着我们在家里的生活，我们担忧着父亲的病情和医药费从哪里来。

我以为我再也没有机会上学了。不过我想没有关系，只要父亲的病能治好，我和妹妹们愿意一辈子不上学。但亲人去医院看望后回来告诉我，已经一个星期了，医院还没有确诊是什么病。我的焦虑和危机感，大概就是从那时候开始产生的。

父母不在家，家里的一切重担就落在了十五岁的我和十三岁的妹妹的肩上。干完农活后，我爬上了家中二层，打开父亲存放医书的柜子，翻出来一本厚厚的医书，逐字逐句地查看疾病的症状。我感觉父亲的情况和蛛网膜下腔出血这一条很吻合。

两周后，我赶到市里去看望父亲，看到他床头病案写的就是蛛网膜下腔出血，我为自己的自学求知而激动，也希望父亲能够尽快好起来。

父亲住院大半年，最后医院表示毫无办法。我记得他当时瘦得皮包骨的样子，记得他不省人事之时眼角渗出的眼泪，记得他生命垂危之时的嘱咐："好好读书。"后来我离开家乡外出求学，本以为再也见不到父亲了。

医院当时让回家准备后事，母亲只能带父亲回家。这曾经是家人们最揪心的往事，这么一大家子，孩子们都未成年，家里的顶梁柱倒塌，这个家可怎么办！

母亲心有不甘，她说："一定要想办法救活他！如果有后遗症，哪怕是个残疾人，他在家里坐着也算是大家的主心骨！对于孩子们来说，起码还有一个完整的家！"

我的母亲那时既要承担繁重的农活，播种插秧、种菜施肥、收割稻谷、喂猪喂牛，又要照顾病重的父亲。我不知道这位曾经的乡村教师，是不是抱怨过命运的不公。我也很好奇，一名柔弱的女子，怎么会有那么大的毅力。

她到处打听消息，一位邻居建议她去找邻乡中学的曾老师试试看。

母亲凌晨打着火把，独自一人走在乡间的小路上。因为不知道具体位置，她辗转走了几十里路，终于找到了曾宪和老师家。

清晨，曾老师一家开门，见到了站在门口疲惫不堪的母亲。听她介绍了情况，曾老师背起药箱和母亲走路来到了我家。

病床上的父亲气若游丝，曾老师的到来为这个艰难困苦的家庭带来了一线希望。他给我父亲把了把脉，随后安慰母亲说："还有希望活，但可能需要一两年才能恢复正常。"

此时，父亲差不多已经是植物人状态，不能吃、不能喝、不能动，直挺挺地躺在床上，等着命运的安排。目光呆滞，说不出一句话，卧床不起，随时可能撒手人寰。方圆几十里的乡亲们都谈论着他的病情和他的人生，人们都带着深切的同情，但是爱莫能助。

曾老师的这句话，给予我母亲极大的人生希望。那种绝处逢生的信心，让她浑身长满了求生的力量。

曾老师一边教学、一边务农、一边行医。由于父亲在医院治疗的这段时间，家里经济已入不敷出，可以说是家徒四壁，所以曾老师给我父亲开的中药方都是十分经济的。有些配方用药，母亲可以自己或请家乡的亲人上山采挖。每天用四个药罐子熬药，一天熬三次，这是一件十分考验耐心的工作。本来绝望悲观的母亲，一听到那句"还有希望"的话，好似点燃了她的内心。

半年以后，父亲的眼睛里慢慢有了些精神的光芒。他躺在床上，腿能动一动了，有知觉了。慢慢地，他能发出声音了，但他的智力已经退化到了婴儿状态，不认识一个字，连亲人都认不出来。

母亲记忆最深刻的是，曾老师有书生之气。每次来给父亲看病，母亲会把这段时期的观察情况告诉他。医患之间的信任和配合，成为父亲康复的加速器。母亲告诉曾老师，说父亲不会吞咽，不能喝水。吃了一个月曾老师开的处方后，父亲就能喝水了。后来，母亲说父亲不能翻身，身体僵硬，吃了一段曾老师开的方子后，父亲就能翻身了。母亲说，曾老师的方子，怎么开，就怎么见效。

慢慢地，父亲会点头了，母亲问他什么事，他会用点头、摇头表示回答。一年多后，他能站起来了，在母亲的搀扶下，能从卧室走到家门口。他的语言表达，从含含糊糊的几个字，到可以完整地说出一句话。

母亲每次给我写信，都会跟我说说他的变化。等我从寄宿学校回去看他时，父亲已经能认出我了，还要我好好读书。

这是我们全家多大的幸事啊。我们以为自己会成为流浪的孤儿，家里也曾经做过最坏的打算，把我们几个孩子分给亲戚抚养。而现在，我们一家人还能在一起！

父亲的康复经历了很长的一段时间，两三年才完全康复，但治疗的成本比在医院住院半年的花费要低很多。

当我再次放假回到家里时，父亲已经可以简单地有一些语言交流了。他能在家里给母亲做饭了。

父亲的记忆恢复以后，回到了正常状态。待我毕业在北京工作定居后，他和母亲在北京帮我料理家庭、照顾孩子，身体健康，精神也不错。

这就是我失而复得的父亲啊。有他在，我遇到任何困难从不害怕；有他在，偶尔一句开导就能让我走出纠结。

父亲、母亲目前有九个孙辈，他们亲手带大了五个。2012年，我的三个妹妹同时生育，三个外孙趴在姥爷身上的照片曾让无数读者感动。这是民间中医曾宪和老师给我的人生厚礼，他还给我一个健康的父亲，更改写了我们家的命运。我曾经在我的长篇小说《小康之路》中也写过这段故事，很多文学评论家和海内外的读者都被深深地感动了。

2019年，父母亲回到阔别近二十年的家乡，建设了乡村书屋，取名"海燕书院"，希望我能助力乡村振兴。两位老人负责工程监管，从地基建设到工程施工、装修等，可想而知其劳动强度。

他们常常念叨要感谢曾老师，说他是我们全家的救命恩人。念念不忘，必有回响，后来曾老师的儿子在网上看到了我的这篇文章，他在评论区留言："看了您的文章，我又一次坚定让孩子学医了。我父亲是汶川地震那年去世的。一场疫情，把中医的力量彰显出来了，是金子总会发光。看了您的文章感慨万千，希望子子孙孙传承下去。"

这真是天赐的缘分，就这样，医患两代人再续前缘，也让我对曾老师有了更多的了解。

曾宪和先生于1941年1月出生，自外高祖童廷选开始，外祖世代从医，其母亲也懂中医，所以自幼开始学医。他从师范院校毕业后担任小学、中学教师。后学校升格为"五七学校"，开设"赤脚医生"班，他自学医学书籍授课。恢复高考后，他改任多科，一路都靠自学。

2020年8月19日，在第三个中国医师节到来之际，我找到了曾宪和老师的家人。听他们讲述老先生的往事，追忆他苦读医书自学成才的经历。走进堂屋，我先向曾先生的遗像叩头拜谢，泪如泉涌。

打开尘封多年的书柜，我看到他当年的手迹，翻开一本本很难再在浩瀚无垠的书海里寻找到的古医书，想象他教书育人、苦读医书、奔走在乡间田野的场景，我肝肠寸断。如果我早点来找他该多好，我想听一听他当时医治父亲的感受、开方的思路、用药的考虑。而今，我只能通过他的后人讲述往事。

幸运的是，他家里还保留有1992年曾宪和老师的行医记录。在一个陈旧的备课本上，书写着《索骥集（第一集）》，时间为1992年下学期。

他记载着每一个病症的治疗办法。当我翻到"四、蛛网膜下腔出血"这一栏时，我激动了起来，仿佛看到先生就坐在我的对面，给我讲述当年为我父亲治病时的组方思想。其记录内容如下。

（1）发病前常单侧头痛眩晕，剧烈头痛，呕吐续而昏迷，甚则二便失禁，抽搐，半身麻木或不仁，脉弦大或弦数，舌红苔垢。治宜清脑醒神，息风镇痉。

石菖蒲10克　　生蒲黄10克　　清半夏10克　　全蝎10克

天麻10克　　　钩藤15克　　　胆南星10克　　羚羊粉0.5克

琥珀粉0.4克（后两味同研细末分冲）

（2）药后，神清，仅见半身麻木不仁，宜改用补气活血通络启痹法治之。

黄芪30克　　　玄参15克　　　牡丹皮10克　　归尾10克

制乳香10克　　制没药10克　　川芎8克　　　地龙10克

磁石15克　　　桃仁10克　　　伸筋草15克　　鸡血藤15克

血竭0.6克　　 安息香0.1克　　麝香0.04克（后三味同研细末分冲）

这些虽然陌生但又如此亲切的文字，就是曾老师挽救我父亲的良方！

曾老师长子曾震湘子承父业，如今也是乡村名医，海南、湖北、广西等地的患者，都不远千里来求医。他对鼻炎、骨质增生、面瘫等病症，有家传秘方，治疗方法独到。

网络上阅读过我发表的《我敬佩中医》一文的读者有很多，他们都与我感同身受，表达了对中医的认可，因篇幅有限，暂不作赘述，我会珍藏在人生的记忆里。

沉甸甸的嘱咐，沉甸甸的希望。我受益于中医，是中医给我新的生命。但是，我和很多人一样，虽然知道中医药的好，却并不了解。我写的这一篇短文，激发了读者的真诚，他们通过网络吐露心声！我们都受益于中医，感恩中医，需要中医！

我想用两年多的时间，去全国各地采访中医药，去拜炎黄祖先，去寻找乡村中医，追访国医大师，听藏医学故事，问苗医苗药，听瑶山传奇，问傣家医药，看中医教学，访中药开发，问中药企业，听民间传说，寻找中医真谛。

自 2020 年 6 月开始，我奔波在祖国大地上。每到一处，遇见的人都给予热情帮助。他们都有很多心里话要说给我听。

在全国各地采访中医药人的过程中，我一直有一个心愿，要找到我们的祖先，是谁最早发现了中医药。

《黄帝内经》是一部传承千年之作。黄帝与岐伯的对话，蕴藏着中华民族的无穷智慧。相传炎帝始种五谷以为民食，制作耒耜以利耕耘，遍尝百草以医民恙，后在南巡中为民治病采药，日遇七十毒而不辍，终因误尝断肠草而"崩葬于长沙茶乡之尾"。炎帝功昭日月，德泽后世。我在株洲炎帝广场拜谒炎帝像时，久久凝望着头饰牛角、肩背药篓的炎帝，并虔诚一拜。采访结束时，我在南阳医圣故里，追寻中医药人崇敬的张仲景，万世医宗彪炳千秋，不禁感慨万分："在始祖面前，个人如此渺小。在历史面前，当今只是一闪。向先祖保证，用良心码字，对读者负责，为现实存文。"

走过千山万水，见证民族力量。世代生生不息，中医功在千秋。江山就是人民，人民就是江山。江山稳固人民安，人民健康江山稳！

讲好中医故事不容易。取百家之长，集方家智慧，理解生生之道，求精神不死。

中国人，最值得追求的普世价值：精、气、神！

中医是什么？中医从何来？传承何处去？我用这部作品，向您讲述我听到的中医故事！

第二章　危难之时际

比尔·盖茨曾经预警过全球性疫情："如果有什么东西在未来几十年里可以杀掉上千万人，最大可能是个某个高度传染的病毒，因为我们在防止疫情的系统上投资很少，我们还没有准备好预防一场大疫情的发生。这应该是全世界普遍存在的问题。"

2020 年，是世界之痛。我仍然清楚地记得这一年的春节，很多人没有心思如往年一样关注联欢晚会。当时的新冠肺炎疫情让人们精神紧张。

在自然面前，人类如此渺小，自以为能征服一切。在疾病面前，患者如此脆弱，总期待医生应该万能。

我想起黑格尔的一句话："历史给予我们唯一的教训是，人类无法从历史中学到任何教训。"

2020 年春节前夕，1 月 22 日，国务院新闻办公室举行新闻发布会，宣布截至 1 月 21 日 24 时，国家卫生健康委员会（简称国家卫健委）收到国内 13 个省、区、市累计报告新型冠状病毒（简称新冠病毒）感染病例 440 例，报告死亡病例累计 9 例。新增 3 例死亡病例。这个庚子年春节充满了挑战性，新冠肺炎疫情来势汹汹。

历史总是惊人的相似。我揪着心读法国著名小说家、剧作家、诺贝尔文学奖得主加缪的《鼠疫》，写的是二十世纪四十年代法国的故事。

加缪在书中写道："要熟悉一座城市，也许最简单的途径是了解生活在其中的人们如何工作，如何相爱和死亡。事实上每个人都很无聊，所以专注于培养自己的嗜好。我们的市民们努力工作，但唯一的目标是发财。"

"人人都明白瘟疫有在世上复发的途径，然而我们很难相信灾祸会凭空落在自己的头上。历史上瘟疫和战争都曾多次发生，然而瘟疫和战争发生时人们也同样惊讶。事实上，里厄也感到猝不及防，在事实面前我们应该原谅他的犹豫，也要理解他在恐惧和信心冲突下的矛盾心理。"

"我们的市民和其他每个人一样，都只关注自己的世界。他们不相信瘟疫，瘟疫是一场醒来就会消失的噩梦。然而它往往不会消逝，而是一个噩梦接着另一个噩梦。"

这让我想起 1910 年东北哈尔滨曾经发生的鼠疫，当时在伍连德等人的努力下，用 6 个多月成功结束了这场鼠疫，创造了世界防疫史上的奇迹。

1911 年 4 月 3 日至 28 日，"万国鼠疫研究会"在奉天（今沈阳）召开，来自中、英、美、法等 11 个国家的 34 位医学专家学者参加大会，这是中国近代史上的第一次国际学术会议。

在我四十多年的人生记忆里，经历了 1997 年的全国洪涝灾害、1998 年的雪灾、2003 年的 SARS 疫情、2008 年的汶川地震、2020 年的新冠肺炎疫情等大事件。我平时还算比较淡定，但这次疫情让我多了一些焦虑。

有消息称从基因测序情况看，新冠病毒同 SARS 和 MERS（中东呼吸综合征）相比是不同的新型病毒，是冠状病毒家族的新成员。病毒感染初期可能从野生动物传播到人类，目前进入人传人的时期。病毒传播力有所增强，毒性和致病率还需要更多的临床资料加以分析。

2020 年 1 月 29 日，我带着多日的思考，给有关院士写了一封信，我是如此真切渴望我的家国安宁！信中内容如下。

此次新冠肺炎疫情暴发，愚以为卫生部门和宣传部门有必要联合对省、市、县三级领导开展传染病基础知识培训、疫情防御、舆情分析等专业课程，这应该是行政领导的必备素质。遇到重大疫情要有专业的态度和敏锐度，应对舆情要有真实面对公众的勇气和果断。公众需要的是真相，真相能控制恐慌。愚以为应该对各级行政领导进行公共卫生普及宣教，帮助他们从繁忙的政务中解放出来，着眼大局，关注公共卫生。

重大疫情的发布，应以卫生部门的严谨发布和科学家的研究结果为准。公众相信科学、相信事实，也能信任、理解。

我认为应尽早统一学名，便于公众认知。希望通过此次疫情的暴发，中国和世界都能重视疫情预防，并提升省、市、县级政府领导的危机处理能力。

在 2020 年 2 月 8 日的国务院联防联控机制举办的发布会上，国家卫健委发布关于新冠病毒感染的肺炎暂命名的通知，统一称为"新型冠状病毒肺炎"，简称"新冠肺炎"。很高兴听到统一名称的新闻发布。

这场疫情改变了人们的生活，也引发了世界的热议，到底有什么办法能控制疫情呢？

我读 100 多年前的《新青年》第一卷，有一篇国学大师刘文典翻译的英国生物学大家赫胥黎所著的文章《近世思想中之科学精神》，回顾了 350 多年前英国伦敦瘟疫事件。

1665 年到 1666 年发生的伦敦大瘟疫是英国本土最后一次大型的鼠疫传播，超过 8 万人死于这次瘟疫中。此前在 1636 年及 1625 年发生的两次瘟疫分别夺去了 1 万和 3.5 万人的性命。直至 1666 年 9 月 2 日的伦敦大火摧毁了伦敦市中心的大部分地方，持续了四天四夜的漫天大火连伦敦地标圣保罗大教堂也烧掉了，大约在同一时间，伦敦鼠疫疫情亦告彻底消失。当时的社会思潮有人说是"上帝"的裁判，要忏悔谨慎；有人说大火是宗教教徒所造成；也有人说瘟疫是"敌人"之阴谋等。

赫胥黎呼吁人类要相信科学，要敬畏自然界知识，要同心协力推动认识自然的进步。大疫并不可怕，在一定程度上嘉惠人类无穷，人类得到的教训和获益要比损失大很多。他认为"每一人患疫而死，则数百人实返赖以得生"。

我想起我们的祖先，古人以春秋之代序定稼穑之次第，以星辰之方位作航海之指南，以物质之见地观之，犹有视此更聪敏者乎？

"吾人已识上下四方古往今来之为无穷，且知地球为宇宙间目所得见处之一微尘。在此期间，以吾人之时间标准较之，则为无穷也。人类者，不过无量数生物中之一而已，且实历无数级进化，乃成今日状态。"

自然界每进一步，宇宙之间就会形成一定的秩序维持，也就是我们所说的自然规律。因此要尊重自然、敬畏自然。

2020 年春天，每天的数据都在疾速更新，全球疫情蔓延，那些因疫情而去世的医者名字，无数次在我的脑海里回放。我的眼里满含泪水。这些名字，看起来只是几个字，对于一个家庭来说，就是大厦，就是支柱。

病毒面前人人平等，没有高低贵贱之分，也没有党派国籍之别，美国疫情同样严重。

2020 年 2 月 5 日 14 时，美国众议院外交事务委员会下的亚洲、太平洋和防扩散委员会就最近出现的新冠肺炎疫情举行了一场听证会，会中有人说道："希望抛弃党派关系和政治纷争。新冠病毒在感染之前不会询问任何人的党派隶属关系。没有党派之间与传染病做斗争的不同方法之分，只有健全和不健全的措施之分。"

Jennifer B. Nuzzo 博士是约翰·霍普金斯大学卫生安全中心的高级学者，她的工作重点是全球卫生安全，重点是疫情检测和应对。她说："全球应对流行疾病的充分性普遍不足。"

2019 年 1 月，他们曾发布了首个评估全球 195 个国家的全球卫生安全水平的"全球卫生安全指数"。结果显示，没有任何一个国家，包括美国，在应对重大传染性疾病方面的资源和能力具备完全充足的准备。很少有国家显示出在真实的（公共卫生）紧急事件发生时能够有效运用这些资源或发挥这些能力。如果给全球整体的卫生安全基于 100 分满分打分的话，195 个国家的平均得分仅 40.2。

新冠肺炎如何才能治愈？疫情哪天可以结束？人人都在期待"神药"的诞生！

媒体报道美国有名为瑞德西韦的药对新冠病毒感染有效，不久后，该药获得美国食品药品管理局（FDA）授予的孤儿药资格（ODD），适应证为新冠肺炎（COVID-19）。

一般情况下，美国孤儿药主要针对在美国患病人数小于二十万人的罕见病开发。由于罕见病药物开发难度大，人群、市场小，药企难以收回成本，开发动力小，所以 1983 年开始美国 FDA 给针对罕见病的研究项目提供绿色通道，加速审批的过程。获批后，孤儿药身份可以为医药企业提供在该适应证上为期七年的市场独占期，即七年内任何药厂不得仿制该药物用于在获批适应证领域进行治疗。此外，在药物开发过程中，制药企业还能够获得与合格临床测试相关的税务抵免，以及递交新药申请时特定费用的减免等其他优惠。因而，瑞德西韦被寄予了厚望。

但没多久，人们的希望再一次破灭。2020 年 3 月 26 日，生产该药的公司发布声明，宣布已经向美国 FDA 提出申请，要求 FDA 收回授予瑞德西韦的孤儿药资格，并且放弃与孤儿药资格相关的所有优惠权益。期待"神药"的梦想破灭了。

直面现实，却发现，根本就没有灵丹妙药！美国 FDA 政策研究室主任 Temple 博士曾经说过一句话："面对疾病，东西方在同一条船上。"可是，这条船将驶向何方？真正的希望在哪里？有没有更好的抗疫方案？"古老的东方有一条龙，她的名字就叫中国。巨龙巨龙你擦亮眼，永永远远地擦亮眼。"天佑中华，赐我中医！千年传承，护佑苍生，时代坚守，大国医风，乾坤浩荡，山高水长！

中医药学是打开中华文明宝库的钥匙，是中华文化伟大复兴的先行者！我们的祖先，难道就没有遇到过这样的难题吗？中华民族最早的瘟疫记载是何时呢？历史上的瘟疫都有强烈的传染性，古人是如何解决问题的呢？中华民族的种族绵延、繁衍昌盛靠的是什么呢？

历史老人宛如一位慈祥的老太太，她拉着我的手说："姑娘，你要想知道你的祖先们是如何战胜瘟疫的，那你要和我一起去找一找那些祖先的名字。"

中国人的生存史，就是一部跌宕起伏的战疫史呀！

在陕西渭南史家新石器时代遗址出土的人类骨骼中，发现男女均有骨结核；长沙马王堆汉墓中，发现锦衣玉食的辛追夫人患有血吸虫病；东汉马援征讨武陵五溪蛮，得疫病而死；初唐诗人卢照邻，被麻风病夺命；清朝顺治皇帝因天花早逝，康熙的子孙接种人痘，皆得善愈，而那时，国外对天花仍然束手无策。1734 年，法国启蒙思想家伏尔泰在《哲学通信》里大赞中国人："我听说一百年来，中国人一直就有这种习惯（指接种人痘），这是被认为全世界最聪明、最讲礼貌的一个民族的伟大先例和榜样。"后来人痘接种法经土耳其传入欧洲。1796 年，英国人发明了牛痘代替人痘。

瘟疫曾经改变过历史进程。《三国志》中的赤壁之战，曹操军队因大疫败于孙刘联军；明代《崇祯实录》记载："京师大疫，死亡日以万计。守城军队严重缺额，导致李自成轻易攻进城。"

关于疫病最早的文字记载，可以追溯到殷商时期的甲骨文，其中有

"疾年"一词出现。周代的典籍中，出现了"疫"一词，《礼记》中有词"孟春行秋令，则民大疫"。东汉王充在《论衡·命义》中说："饥馑之岁，饿者满道，温气疫病，千户灭门。"东汉许慎在《说文解字》中说："疫，民皆疾也。"东汉末年曹植的《说疫气》中记载："建安二十二年，疠气流行，家家有僵尸之痛，室室有号泣之哀，或阖门而殪，或覆族而丧，或以为疫者鬼神所作。"

我在浩如烟海的典籍中寻找疫病的内容，希望从祖先的中医学经典著作里找到答案。《素问·生气通天论》说："冬伤于寒，春必病温。"《素问·刺法论》说："五疫之至，皆相染易，无问大小，病状相似，不施救疗，如何可得不相移易者？""岐伯曰：不相染者，正气存内，邪不可干，避其毒气。天牝从来，复得其往，气出于脑，即不邪干。"这是《黄帝内经》中对疫病论述最为清晰的一段文字。

我想起在长沙街头看到的张仲景祠，东汉末年的张仲景，深处连年战乱时期，当时疫病流行，很多人死亡。张仲景家族人口也因为外感病死亡过半，这让年轻的他对人生前途与命运开始了认真思考。

《伤寒论》这部经典著作，就是他勤求古训、博采众长，研究这类疾病的治疗方法而写成的。他在长沙担任太守时，经常坐堂为人诊病，后学都尊他为医家鼻祖，尊称其为医圣。

我在河南南阳的医圣祠久久凝望他的雕像，在他的墓前反复吟诵着后世敬书的牌匾：万世医宗、抗疫始祖。历代治疗疫病的常用经方，如白虎汤、小柴胡汤，都来自《伤寒论》。

我继续寻找祖先们对疫病的防治智慧。是啊，历史的车轮滚滚而去，祖先的经验依然宝贵。

西晋葛洪的《肘后备急方》列举了数首"辟瘟疫""辟天行疫疠"的方剂，如老君神明白散、太乙流金方等，这可以说是最早出现的预防与治疗疫病的专方，至今仍有沿用。他的智慧，还为人类带来一种全新结构的抗疟疾新药。

一代又一代的中医大家，给我们留下了这样宝贵的民族智慧，为什么会有人不相信呢？

我回到历史的烟波里，寻找药王孙思邈对瘟疫的著述。《备急千金要方》里收载了"辟疫气""辟温气""辟温疫气"方剂三十六首，既有预防方剂，又有治疗方剂。其实，从战国到隋唐时期，是疫病学的萌芽阶段。

追寻着历史的脉络，我又看到了宋、金、元时期的中医大家，刘完素、张从正、李杲等都是防治瘟疫的大家。刘完素的双解散、防风通圣散、天水散（也称六一散）等对中医后世产生了重大影响。

李杲晚号东垣老人，他的弟子罗天益，根据他平时所用的效方汇集整理了《东垣试效方》，"时毒治验"中讲述了 1202 年 4 月的瘟疫之事："时四月，民多疫疠，初觉憎寒体重，次传头面肿盛，目不能开，上喘，咽喉不利，舌干口燥，俗云大头天行，亲戚不相访问，如染之，多不救"（《刘景源温病学讲稿》）。

一位张县令的侄子生病后，李杲予以处方，黄芩、黄连苦寒，泄心、肺之热，以为君药，君臣佐使，服后良愈。往者不可追，来者犹可及。凡他所治病者，皆书方以贴之，全活甚众。时人曰此方天人所制，遂刊于石，以传永久。

历史是多么清醒的见证者，每一个被流传千古的名字，都是被民众铭记并口口相传的苍生大医。

元代的丹溪翁，可能很多人忘记了他的原名朱震亨，他说："温病，又谓之天行时疫。宜补、宜降、宜散。"他的方子很有特色，他主张治疫用人中黄，后世也采用。

而距离我们最近的明清时期，是疫病学形成发展的阶段。江苏一位名叫吴有性（字又可）的人，亲历了瘟疫流行的惨境，因而奋发著书《瘟疫论》。我虽然写不出他这样的惊鸿著作，但也亲历 2020 年全球新冠肺炎疫情，因而决心写此报告文学。

明末的大瘟疫从崇祯十四年开始暴发，蔓延全国，许多地方整个城镇、村庄的人都死于疫病，非常恐怖。吴有性在书中写道："1641 年，疫气流行，山东、浙省、南北两直（今江苏、河北）感者尤多，至五六月益甚，或至阖门感染，以伤寒法治之，未尝见其不殆也。守古法不合今病，以今病简古书，原无明论，是以投剂不效，医者彷徨无措，病者日近危笃。病愈急，投药愈乱，不死于病，乃死于医，乃死于圣经之遗亡也。千载以来，何生民不幸如此。"

《瘟疫论》是我国医学史上第一部疫病与温病学专著，也是世界医学史上对传染病有突出贡献的专著。北京中医药大学温病学教授刘景源先生认为，这本书的问世，是疫病学形成的标志。

吴有性也许没有想到，在三百六十多年后的 2003 年，他的一剂药方，被当代人用来应对一种全新的传染病——SARS。

据 2006 年出版的《中国防疫史》记载，从秦朝至清朝，中国有文字记载的大疫就有三百多次。中华上下五千年，公元七世纪至二十世纪，共发生过七百多次规模较大的瘟疫。

我再寻历史的足迹。纪晓岚是不少读者熟悉的历史人物，他的《阅微草堂笔记》记载："乾隆期间 1793 年，京师（今北京）大疫，以景岳法治者多死，以又可法治者亦不验。桐乡人呼吸将绝，桐城医士投大剂石膏药，应手而痊。踵其法者，活人无算。"这里讲的桐城医士，就是余师愚。可见他的办法对后世治疗疫病大有启示。

疫病好似个爱变脸的妖魔鬼怪，其实每个历史时期瘟疫也不一样，我们的祖辈们，也在汲取前人智慧的基础上，不断变革创新治疗办法。

余师愚的《疫疹一得》完成于 1794 年，首论五运六气及运气致病，又论瘟疫与伤寒之不同，再论疫疹并附验案。其自创清瘟败毒饮，综合白虎汤、黄连解毒汤、犀角地黄汤三方加减一方，至今还是气血两清的代表方剂。

在历史的长河里，我看到了瘟疫流行，也看到了中医大家循古而不拘泥于古，在自己所处的时代，革新思想，在实践中寻找新的道路。

据历史资料记载，明清两个时代疫病连年发生，平均每四年就有一次疫病流行。当时用伤寒办法治疗温病，有如"抱薪救火"，结果是"轻者必重，重者必死"。

就在清代，一些疫病学著作，从不同角度丰富了疫病学的内容。虽然我还未曾读过，却在这些书名里联想当年的瘟疫，如郭志邃的《痧胀玉衡》、随霖的《瘟症羊毛论》、陈耕道的《疫痧草》、王士雄的《随息居重订霍乱论》和《温热经纬》、余伯陶的《鼠疫抉微》、袁班的《证治心传》等。我相信他们的著作不是空穴来风，而是亲历瘟疫之所得。虽然这些作品早已散佚，但他们对时局的思考、对瘟疫的战斗，都曾划过时代的星空。

我一遍又一遍诵读着叶天士、薛生白、吴鞠通、王孟英等一些如雷贯耳的医家名字，是他们的创新，让中医在瘟疫面前大有作为。

叶天士是温病学派的创始人，他的《叶香岩外感温热篇》清晰表达了温病与伤寒的区别。

吴鞠通著《温病条辨》，是因父亲病故激发他学习医事方术。该书成书于1798年，后经反复修改，于1813年出版。为了让后人对方剂中的药物组成加深理解，他在方后加有方论，把方剂解释得清清楚楚。这部书中理、法、方、药系统完整，是大成之作。

明末清初，西医随着基督教传入中国。19世纪，牛痘接种和西医的外科、眼科介入。1822年，清朝太医院废除了针灸科。

民国时期，家国堪忧，风雨飘零。中医面临艰难的时代，时代造就了中医英雄。

1914年在我的家乡湖南新化县，挪威人殷德白和雅小姐来到这里，创办了看病所，西医传入了新化。1931年，当地名中医吴伯廉受聘担任新化县救济院施医所主任，他创"防疫宝丹"治各种疫病，配合辨证施治，每获奇效。1943年，他和湖湘名老中医李聪甫先生在新化发起组织中医师公会，同"废中医存中药"抗争，深为李聪甫所推崇。

中华人民共和国成立后，我们何尝没有经历过瘟疫的挑战？

1954年至1956年，河北石家庄地区流行性乙型脑炎（简称乙脑）流行，中医用白虎汤加味进行治疗，取得了良好效果。原卫生部多次派专家组开展调查，确定中医药发挥了决定性作用。

而1956年，北京再次发生乙脑流行，石家庄经验却不再灵验。同样都是乙脑，为何石家庄使用过的中药，在北京就失去了效果呢？小儿高热不退，焦急的人们甚至对石家庄治疗乙脑的中医作用表示怀疑。

情急之下，原卫生部特邀"老中医药专家"进行会诊。当年在原中国中医研究院广安门医院工作的中医学家蒲辅周，就承担着控制北京疫情的重任。蒲老仔细辨证认真分析后指出，不是石家庄经验有假，而是两地乙脑证型有异。石家庄和北京两地虽近，但证型不同，前者为暑温，后者为暑温夹湿。于是蒲老在白虎汤中加了一味健脾燥湿的苍术，问题迎刃而解，尽显大师高超医术，力挽狂澜，疾风知劲草！

正如国医大师路志正所说，中医治疗石家庄和北京经验，是中华人民共和国成立后面对重大疫情所取得的"首战"胜利。这有利于说明中医不但善治慢性病，而且善治急症；在重大疫情和卫生突发事件中，中医是一支不可或缺的生力军！

近几十年来，麻疹、肺炎、病毒性肝炎、流行性出血热等，哪一次中医没有发挥重大作用！

1958年，江西省余江县消灭了血吸虫，有一位伟人，他遥望南天，欣然命笔，名曰《七律二首：送瘟神》。

其一

绿水青山枉自多，华佗无奈小虫何！

千村薜荔人遗矢，万户萧疏鬼唱歌。

坐地日行八万里，巡天遥看一千河。

牛郎欲问瘟神事，一样悲欢逐逝波。

其二

春风杨柳万千条，六亿神州尽舜尧。

红雨随心翻作浪，青山着意化为桥。

天连五岭银锄落，地动三河铁臂摇。

借问瘟君欲何往，纸船明烛照天烧。

距离我们这一代人所经历的2003年SARS，也已经过去了近二十年，它让我们再次点燃对中医药的信心，小柴胡汤如救命之汤。

2015年，中国中医科学院首席终身研究员屠呦呦站在了诺贝尔的讲台上，这是世界对几千年中医战疫成就的礼赞呀！

难道瘟疫独爱中国吗？不，在国外，黑死病、天花、霍乱夺取了数千万人的生命。这样的疾病传入中国，却没有那么高的死亡率。这是为什么？因为中国有中医！中医药是中华民族自古以来战胜瘟疫的法宝。

今天的新冠肺炎之火，在全球燃烧。中医中药，在危难之际显身手！

2020年2月14日21时，湖北省召开第二十四场新闻发布会，国家中医药管理局医疗救治专家组组长、中国工程院院士、中国中医科学院院长黄璐琦介绍，中医对肺功能康复有一套很好的成熟方法，如呼吸的训练，调气、采气、养气、练气，还有耐力训练、排痰训练、放松训练等，这些方法对患者改善肺功能、减轻症状、提高生活质量都有明显效果。

国家中医药管理局医疗救治专家组组长、中国科学院院士、中国中医科学院首席研究员仝小林表示，中医药在早期预防和治疗方面都有一定优势，防控应做到关口前移、早期介入。

2020年2月21日，国务院新闻办公室举办主题为科技创新支撑疫情防控有关情况新闻发布会，中国科学院院士、国家卫健委副主任曾益新答新华社记者时说："中医药学是中华民族的伟大创造，中华民族五千年的文明能够得以传承延续，中医药是做了贡献的，如二十世纪五十年代，在华北地区石家庄、北京乙脑局部暴发，中医药积极参与救治。很多中医理论对新冠肺炎诊疗也有借鉴，如中医讲'正气存内，邪不可干''扶正祛邪'.'三因制宜'，就是因地、因时、因人制宜辨证施治，体现了中医临床治疗个体化、精准治疗的特点。在国家诊疗方案中也体现了上述原则，对不同阶段不同病情，推荐使用不同的方剂。中医药积极参与主动作为，国家中医药管理局和28个省（区、市）630多家中医医院总共派出近3200名医务人员支援湖北。在湖北中医药参与救治的比例超过三分之二。国家和各地医疗救治专家组的中西医专家协同攻关，着力推动在新冠肺炎防治中建立健全中西医协作机制，督促落实中西医联合会诊制度，努力提升临床的治疗效果。中医药和西医药可以优势互补、相互促进，共同维护和增进民众健康，这已经成为中国特色医药卫生和健康事业的重要特征和优势。在疫情防治工作中一定要坚持强化中西医结合，把中西医协作的机制细化落实。"

2020年3月23日16时举行的新闻发布会，国家卫健委党组成员、国家中医药局党组书记余艳红，中国工程院院士、天津中医药大学校长张伯礼，中国工程院院士、中国中医科学院院长黄璐琦，北京中医医院院长刘清泉，东南大学附属中大医院副院长邱海波，分别介绍了中医药防治新冠肺炎的重要作用及有效药物。人们记住了三个中药方，即清肺排毒方、化湿败毒方、宣肺败毒方。

说起清肺排毒方，很多人想起中医葛又文的名字。据说他结合《伤寒论》中的方剂创新化裁而成此方。他将麻杏石甘汤、射干麻黄汤、小柴胡汤、五苓散四个方剂有机组合在一起，以方剂为单位协同配合，融会贯通、古方新用、创新组合。

正如国家卫健委党组成员、国家中医药管理局党组书记余艳红，国家中医药管理局局长于文明，在《求是》中所写的那样，"这次疫情防控，是传承精华、守正创新的生动实践，是中医药人践行初心使命、体现责任担当的生动实践"。

中医药参与面之广、参与度之深、受关注度之高，都是前所未有的。中医药成为"中国方案"的一大亮点和特色优势。实践充分证明，中西医并重的中国特色卫生健康发展模式具有显著优势。祖先留下的宝贵财富，屡经考验、历久弥新，依然疗效显著、经济易行。中医药简、便、验、廉的独特优势和作用值得进一步坚持和发扬。这次疫情也让我们看到了国家制度组织的优势，充分发挥"中国方案"特点，开展中医药国际交流合作。根据对方需要，向有关国家捐助中药，向意大利、德国、日本、韩国、巴基斯坦等国家提供中医药救治经验，增强国际社会对中医药的认可，对中华文化的认同。

"人命至重，有贵千金，一方济之，德逾于此"。中医人坚守抗击新冠肺炎疫情一线，彰显了济世悬壶的中医本色。

中医不是治慢病的吗？在来势汹汹的疫情面前，中医为何成了急先锋？

疫情就是命令，防控就是责任！抗击新冠肺炎疫情，中医人有信心、有担当、有能力！

在北京，国家中医药管理局第一时间选派中医药专家组赴武汉考察疫情、诊疗患者，组建国家中医医疗队赴武汉整建制接管医院病区，开展救治和临床科学研究，探索以中医药为特色、中西医结合的诊疗模式。截至2020年8月，先后组建五批国家中医医疗队整建制接管武汉市金银潭医院、雷神山医院、湖北省中西医结合医院八个病区和江夏方舱医院。

中国医药集团（简称国药集团）党委牢记"关爱生命，呵护健康"的使命担当，作为维护人民健康的国家队、顶梁柱，集团20万干部职工全体动员、全线出击、全力作战、全力以赴，在疫情期间国内防护物质非常紧缺阶段，他们在全球开展国际采购，确保防护物资供应；在疫情全球蔓延之际，集团以人道主义精神和强烈的时代使命感，向170多个国家和地区供应物资37亿件；在全球率先研发疫苗，中国累计向120多个国家和国际组织提供20亿剂新冠病毒疫苗。

集团党委书记、董事长刘敬桢先生说："虽然那段时间'国药人'压力大、责任大、磨难多，但始终高举'人民之上，生命至上'的旗帜，在保供应、护健康的全球战略中，中医药也随之走向世界。"

在广东，中药配方颗粒彰显了便捷快速的特点。按照部署，广东一方制药有限公司（简称一方制药）2020年1月26日紧急复工生产急需药品，并送到湖北，捐赠1万多剂预防和治疗方至武汉金银潭医院；迅速调拨中药配方颗粒、配备数套智能化配药设备配合国家中医医疗队处方用药；向湖北几十家医疗机构、佛山市红十字会以及全国相关机构捐赠超千万元的药品和防疫物资。2020年3月18日，化湿败毒颗粒获批我国首个临床试验批件，一方制药作为该项目的承接单位，负责产品的制剂工艺、质量标准、中试生产以及注册证书申报工作。

广东省以传染病防治为特色的广州市第八人民医院，迅速组建一支迎战新冠肺炎疫情的中西医救治队伍。谭行华主任和团队用中药配方颗粒调剂出"肺炎1号"方，用于临床需要。广东省中医药管理局与广东省科学技术厅、广东省药品监督管理局协调联动，快速审查并准予附条件备案，"肺炎1号"方成为国内首个基于中药人用经验，依据真实临床数据进行审批的医疗机构制剂。一方制药攻关小组用三天完成了三批备案产品的生产和检验，承担紧急生产任务。药品在15家广东定点收治医院、湖北10家医院使用反应良好，在海内外产生了广泛的社会影响。

在江苏，某药业为一线人员提供防疫方，还向意大利、德国、马来西亚、印度尼西亚等疫情严重的海外地区捐赠药品，生产的疫情防治药品已通过肯尼亚国家药品监管机构的认证。该公司还捐赠抗疫中药到美国知名主流医院，包括美国波士顿医学中心、纽约医学院、洛杉矶大学附属医疗机构、旧金山大学附属医疗机构、康奈尔医学院附属医疗等多家单位，赢得了信赖。中医药文化影响力在不断扩大！

在当时疫情一线，国药集团中联药业有限公司的药品被湖北、广东、福建、河北和安徽多省纳入当地抗疫中成药品。

在贵州，老字号同济堂第一时间组织生产，承担贵州一号方（配方颗粒）和二号方（合剂）的生产任务。单位员工与贵州中医专家医疗队出征湖北鄂州，一天内准备好10台煎药机、包装机和10吨饮片，组织坚实的抗疫力量支援疫情前线。2020年3月17日，国家中医药管理局医疗救治专家组组长、中国中医科学院首席研究员仝小林院士在湖北鄂州市调研指导工作，这10台现场煎煮中药机一直工作了近一个月，仝院士说这是有温度的中药。

在北京，2020年2月21日，同仁堂集团向北京市温暖基金会捐赠价值千万余元的产品，包括藿香正气水、养阴清肺丸、牛黄解毒片等10余种中成药。

在河南，南阳市发挥医圣故里中医药资源优势，早期介入，中西医协同。全市共有70多家中医医院、40多家中医药企业、100多名中医药专家、1万多名中医药人员参与抗疫，受到国务院督导组和省人民政府表扬，中央电视台、《中国中医药报》社等媒体多次报道。

在湖南，2020年1月23日，湖南中医药大学党委发出铿锵号令，成立新冠肺炎疫情防控工作领导小组。学校47名专家请战下沉到全省14个市州指导中医药抗疫。先后派出135名医务工作者进驻湖北黄冈市大别山区域医疗中心和武汉江夏方舱医院开展救治工作。中央电视台、新华社、人民网等多家媒体报道湖南中医药大学援鄂医疗队，为湖南中医药大学点赞。

在安徽，黄山市以新安医学理论为指导，制定全市新冠肺炎预防治疗康复建议处方，并向全社会公布，向重点人群免费发放中药预防汤剂、茶饮和香囊，对全市9例确诊患者进行中医会诊，并开展愈后随访康复调养，为全市疫情防控工作贡献中医智慧。

在西藏，西藏自治区藏医院组织各方藏医药专家研究制定防治方案，加快藏医药科研攻关，启动了4个抗疫专项科研项目。全力生产具有预防效果的防瘟香囊，并向社会各界免费发放近12万个，紧急增加防疫藏药的生产。医院选派了8名藏医药专家开展防控知识讲解，农牧区受教育群众达10万余人次，组织义诊送药活动50次，发放藏药价值约40万元，有效提升了基层藏医药疫情防控能力。

在青海，全省启动绿色应急审批通道，核准防治新冠肺炎院内藏药制剂临时批准文号，省里组建省中藏医药专家组，该省18名确诊患者经中医药参与治疗和康复工作，治疗率达100%，全部病愈出院。落实资金3000万元，用于全省30所县级中藏医医院提高防治传染病能力和防控医院感染的水平。

在湖南株洲，湖南省直中医医院充分发挥中医药抗疫优势，研发了符合冬季节气和夏季湿热特点的新冠肺炎中药预防方。2020年，免费为株洲市发放中药预防汤剂25万剂，惠及群众6万多人，累计金额达350万元。2021年，该院每天完成2万袋中药预防汤剂的煎制任务，共为疫区发放12万多袋中药预防汤剂。

中医辨证施治，在重症救治中大显身手。"历史上最勇敢、最灵活、最积极的防控。"2020年2月29日，《中国-世界卫生组织新型冠状病毒肺炎（COVID-19）联合考察报告》这样评价中国应对疫情防控措施。

然疫情并没有结束，病毒不断变异。2021年河北石家庄、云南瑞丽、江苏南京、福建厦门、陕西西安疫情加重。2022年，香港、广东、深圳、上海、吉林再次面临考验。病毒远比人们想象得要狡猾，像是在和人们玩捉迷藏一样。

人类面临的健康难题，绝不是单一的方案就能高枕无忧，也不是简单的头痛医头就能一劳永逸！而是需要持久有效的发力，需要人们深度思考辨证施治！

在一年多的临床实践中，中医药人用数据说明"关卡前移，早期介入"，中医在疫情防控中大有可为。

中医药在疫情中究竟发挥了什么作用？她有中医分级医疗、重症患者救治的中西协同作用；有中医适宜技术的辅助作用；有康复期的整体调节作用；有预防干预中的独特作用！

然而，并不是所有人都认可中医药！并不是所有人都愿意用中医药！这是为什么？我们要问：中医药的危机从何而来？中医药的命运经历了什么坎坷？升降沉浮路上有哪些辛酸苦辣？中医药有什么积重难返？

第三章　中医从何来

中医从何而来？她是和中华民族相依相伴存在的。

远古时期，黄帝统一全国，中华文明从此发源。《黄帝内经》是中医药学现存最早的理论经典。其成书年代约在战国至西汉时期。

神农尝百草的故事，中国人家喻户晓。神农发明了农业和医术，是华夏民族的医药之祖。他在湖南株洲炎陵县之地采药时，不幸中毒而亡。我曾去炎帝广场拜神农像，他目光如炬，向着太阳，面带微笑，满脸仁慈，一手背着药篓，一手紧握耒耜，行走天地间，大义向前。我虔诚地仰望着这位文明始祖，感受着他的智慧和博爱，也感激他开启民族医药的宝盖。后人总结他的经验写成了中国药物学著作《神农本草经》，一直影响着中医学的发展。

早在公元前六世纪，中医学已经认识到人体的疾患与饮食起居、喜怒哀乐有关。秦景公时，著名的医生已经用大自然的阴、阳、风、雨、晦、明"六气"失和来解释病因，这在世界医学史上曾是最先进的病因观，其后经过历代名医修订增益。

早在公元前五世纪，我国名医扁鹊就掌握了内、妇、儿、五官科等多科疾病的诊疗技术，达到了当时的医学巅峰。

公元一世纪，有医生已经会开颅术。

公元二世纪，杰出的医学家华佗又在外科方面有了突破，他发明了中药麻醉剂"麻沸散"，并施行了腹部手术。

公元四世纪，化学家、医学家葛洪在炼丹中观察到一些物质变化的现象，进行了初步的化学实验，被称为制药化学的先驱。

公元610年，隋朝太医博士巢元方等总结编著成《诸病源候论》，共50卷，成为世界医学史上第一部内容最丰富的探究医理的专著。

公元七世纪，唐王朝颁行流通全国的《新修本草》，是世界上最早由国家颁布的药典。

公元十一世纪，宋代针灸专家王惟一与能工巧匠一起设计铸造的针灸铜人，是当时最先进的教具模型。

公元十二世纪，法医学家宋慈所著的《洗冤录》，是世界上第一部法医学专著。

公元十四世纪，骨伤科专家危亦林发明用悬吊复位法治疗脊柱骨折，成为骨科史上的创举。

公元十六世纪，我国已经开始应用人痘接种法预防天花。这种技术先后传播到俄罗斯、朝鲜、日本等国。1717年传入英国。直到1796年英国爱德华·詹纳发明牛痘接种法后，才逐步替代。1979年10月26日，世界卫生组织宣布全球消灭天花，中国人痘接种法有其不可磨灭的历史功绩。

明代药学家、医学家李时珍所著的《本草纲目》，是我国古代科学宝库中的珍贵遗产。

中医药学的发展经久不衰，得力于历代官方的倡导。早在《周礼》一书中就有设置各类医官的记载。公元六世纪，隋朝首次创设"太医署"，兼司治疗与医学教育，是世界上最早由国家开办的医学院。唐沿隋制，其"太医署"多达340人，包括医学与药学两大部，教育规模与内容在当时均名列世界前茅。

那些以医术济世的民间医生，用一技之长维系着民众健康。多少有志之士，毕生潜心研究，深有造诣，或口传心授，或著书立说，使医学医术代代相传。经过数千年的积累，尽管其间多有散佚，至今仍保存下了大量的医学文献。

据统计，现存中医药古籍达万余种，数量之大，浩如烟海，为世界各国所罕见。至于散在民间的著作、医案以及验方、单方、秘方，其数量更难以胜数。中国历代著名医药学家，仅见诸正史及其他文字记载的就有4500多位，岐黄巨擘如群星灿烂，他们中有的名字已被列入世界科学史册。

我们来读一读这些医者仁人的名字。

扁鹊，原名秦越人，又号卢医，年轻时帮人管理客栈。有位长者叫长桑君，别人认为他和普通人没什么两样，只有秦越人认为他不是平庸之人，从不怠慢。长桑君非常感动，他也意识到秦越人不是寻常之人。

有一天，他把秦越人叫过去，把自己珍藏的医药秘方全部传授给他。从此，秦越人悬壶济世，被称为中医学的鼻祖。

历史上书写医案的第一人淳于意，当过管理仓库的太仓令，故被司马迁以"太仓公"收录于与扁鹊同篇的列传中。《史记·扁鹊仓公列传》记载了淳于意的二十五个医案，所录为患者的籍贯、姓名、职业、病名、病因、病性、诊断、治疗和预后。这被认为是现今医案的源头。当年淳于意写"诊籍"，完全是为了认真总结医学经验，他可能没有预见到，自己的"工作笔记"，开启了编辑整理医案的学术方法，两千多年后人们还在继续学习效仿。

西晋时期著名医家王叔和曾担任太医令，即最高医疗机构的管理者。他很重视学习和传承历代名家经验。他到处搜寻《伤寒杂病论》的原本，广泛搜集仲景医论，经过整理修复使之得以流传。《伤寒杂病论》至今还是中医的必修功课、临床医生的案头书。王叔和"保存古代医学文献，促进医学发展"的积极作用，成为中医史上的佳话。他精心研究中医脉学，编著《脉经》，并传播到海外各国。

针灸专著第一人皇甫谧，是魏晋时期著名的文学家、医学家，大器晚成的针灸学鼻祖。他编撰的医学代表作《黄帝三部针灸甲乙经》，标志着针灸学作为专门学科的起点，在公元七到八世纪即流传海外，被尊奉为经典教材。

中药炮制学的始祖雷敩，是历史上第一部中药加工专著《雷公炮炙论》的作者，被尊为中药之祖，其作品体现出鲜明的质量意识。

太医博士巢元方，隋朝著名医学家，主持月考，编写《诸病源候论》，标志着中医病因学、证候学理论得以系统建立。

历史上有名的法医宋慈，南宋时期著名法医学家。他留下许多用法医学解救死囚、匡扶正义的佳话。他在担任广东提点刑狱期间，曾用八个月的时间清理了近二百件久悬未决或屈打成招的命案，救助了一百多名被陷害的死囚。他历经二十多年，编成世界第一部法医专著《洗冤录》，遗憾的是均已失传，现存为元刻本。

女作家对妇科是情有独钟的，我对傅青主更为钦佩。他是明末清初的文人、画家、医学家。后世医家替他编成《傅青主女科》。友人评价傅青主说："世人都知青主的字好，岂知他的字不如诗，诗不如画，画不如医，而医又不如人。"

赵学敏，清代著名医药学家。他既不盲从名医大家，不惜花钱在自家院里种药研究，也不鄙薄串铃乡医，是第一个研究和出版民间郎中治病经验的人。

中医药从历史中走来，是中华传统文化的一支重要力量，但是，她的升降沉浮路也令人唏嘘不已。或许要从历史上中医的地位开始说起。在历史资料中可以看到，黄帝、炎帝等远古始祖，都是中医大家。《三字经》里有一句话"医卜相，皆方技"，这大概可以说明历史上医生的地位。古代医生的地位和命运，体现了中医曾经的地位，虽然能维系生命健康，但并未获得应有的尊重。

春秋战国时期，官学下替，私学兴起，百家争鸣，士大夫阶层崛起，医生却未能成为其中一员，反降为百工之一，社会地位一落千丈。

封建社会的专制政权之下，御医虽然有服务帝王之家的机会，但因服务对象是帝后妃嫔、王公大臣，这些人锦衣玉食，高人一等，常有居高临下之态，因而医生之尊严和社会之地位难以平等。

当时医生的命运往往被服务对象玩弄于股掌之中，不说诊治略有差池，就是应对稍有不慎都可能获罪，如战国时期文挚以情志疗法激怒了齐闵王而被生烹，前秦太医程延直言皇帝苻生食枣太多致病而被杀身等。这些事例，让医生们如履薄冰。

在如此环境之下，中医学也面临着严峻的生存危机。

针灸术在宫廷医学中的遭遇，就有故事。《名医类案》里记载，医生秦鹤鸣治疗唐高宗风眩头痛，诊断后言"刺头出少血即可治愈"，武后闻之大怒，欲治杀头之罪。然而唐高宗同意一试，果真刺后唐高宗痊愈。

但到了清朝，针灸渐渐被冷落。道光二年，皇帝下令：针灸一法，由来已久，然以针刺火灸，究非奉君之所宜，太医院针灸一科，着永远停止。所幸这道禁针令还没发挥影响就随着封建王朝的结束而终结了。否则，针灸学还怎么为广大患者解除痛苦呢？

我是体验过火灸的，为我灸治的针灸医师已经去世，但他的银针之术影响了我对针灸的认识。他名叫蒋戈利，我曾给他写了几行字：耿直如银针，救人救世；真诚似沱江，润土润心。

明代太医院院史许绅，被封为太子太保、吏部尚书，官居一品。嘉靖二十一年，几位宫女谋划宫变，用绳子勒住嘉靖帝导致其气绝昏倒，许绅急调峻药而下，辰时下药，未时忽作声，去紫血数升，遂能言，又数剂而愈，故受嘉奖。但祸福相依，后来他作为院使因用药出错出现惊悸而死。

尤其在清朝，太医在权贵面前的胆战心惊更让医者低眉顺眼。马文植的《纪恩录》中记载，他为慈禧看病时，先行一跪三叩首礼，跪着回答慈禧的问话，诊时膝行至前诊脉，然后左右互换。如此大礼威严、战战兢兢之下，医生如何发挥自然水平？因此，不少医生认为治"贵人"比"穷人"难。给"穷人"治病更纯粹，给"贵人"治病压力大。

时代的潮流滚滚向前，西方传教士给中国带来了西方文化的启蒙。原本有着根深蒂固基础的中医，面临着西方文化的冲击。而随着宫廷对西医的信任，中医自然也开始受到冷待。

清朝皇帝康熙曾患上疟疾，御医开的中药都不见疗效，怎么办呢？法国传教士献上"灵药"金鸡纳霜（奎宁），康熙服用两天就痊愈了。当时人们误以为这就是西药，但实际上这是由产自秘鲁热带雨林中的金鸡纳树皮制成的，是当地人用来治病的一种土著药物。传教士在传教过程中得了疟疾被治愈，该药也就成了他们随身携带之物。1820年，法国化学家佩尔蒂埃与卡文图从金鸡纳树皮中提炼出"奎宁"，从而使其成为抗疟的特效药。

鸦片战争后，洋务派们深刻感觉到西方科学技术的优越。西医在中国的迅猛发展得益于洋务派领袖人物李鸿章。当年，李鸿章之妻患病，西方传教士治好了她的病。于是他大力倡导西医，还创办了中国第一所官办西医学院——北洋医学堂，服务于当时的北洋舰队。1890年，他为《万国药方》作序时，提出"倘学者合中西之说而会其通，以造于至精极微之境，与医学岂曰小补"，可视为"中西医汇通"思想的源头。

随后，中医学家也开始尝试集两者所长，沟通中西医学。第一个提出"中西汇通"的是晚清进士唐宗海，他本身是名中医大家，后又研究西医，于1892年写成著名的《中西汇通医经精义》。

朱沛文，自幼随父学医，广读当时翻译的西医书籍，还到西医院观察尸体解剖。他认为"中华儒者，精于穷理而拙于格物；西洋智士，长于格物而短于穷理"，因此中西医应"通其可通，而并存其异"。经过多年临床验证，朱沛文于 1892 年撰《华洋脏象约纂》，指出了古人在论述脏腑上的疏漏，并逐一指正。

这些只是西医学在中国领土上的"试水"。在近代史上，中医药遭遇了生死存亡的危机。

梁启超是我十分敬佩的前人，但在中医的问题上，我认为他是不明智的。他是《少年中国说》的作者，众所周知的中国近代思想家、政治家、教育家，戊戌变法领袖之一。他的许多政论在社会上有很大的影响。他向来否定中医阴阳五行理论，斥之为"两千年来迷信之大本营"。1918 年，梁启超赴欧洲考察，了解到西方社会的许多问题和弊端。回国之后主张光大传统文化，用东方的固有文明来拯救世界，但他对中医却有着顽固不化的不自信。他曾经找过京城中医名家就诊，但并未听从医家建议，后来因医院误诊而被切除肾脏，死于手术失败。

新文化运动"德先生"和"赛先生"的到来，使传统文化遭到猛烈抨击，中医学同样遭到了批判与否定。

来自徽州的大思想家胡适曾说："近三十年来，有一个名词在国内几乎做到了无上尊严的地位；无论懂与不懂的人，无论守旧和维新的人，都不敢公然对他表示轻视或戏侮的态度。那个名词就是'科学'。"而"非科学"正是中医备受歧视、屡遭打击的根本。

晚清以后，废除中医言论时有出现。中医一次次面临生存挑战，奋起进行反"废中医"的抗争。清末著名国学大师俞樾，在治经之余涉足中医药，也能处方治病。大约从 1860 年开始，因其妻儿相继病逝，俞樾遂有切肤之痛，最先提出反中医。1879 年，他开始撰写《俞楼杂纂》，其中专列"废医论"篇，分"本义""原医""医巫""脉虚""药虚""证古""去疾"七个部分，共七千多字，详细论述了废除中医的理由。晚年的俞樾体弱多病，提出"医可废，药不可尽废"，成为近代"废除中医""废医存药"之思想滥觞。

章太炎是俞樾的得意门生，但并不主张"废除中医"，只是承认中医有缺陷，认为中西医应摒弃成见，取长补短。而其学生余云岫是留学日本的学生，深受明治维新"废除汉医"的影响，成为民国时期"废除中医"的重要推手之一（郝先中《日本废除汉医与中国近代医学》）。

1916年，余云岫从大阪回国，次年出版《灵素商兑》，将中医经典《黄帝内经》批得"体无完肤"。《小说月报》主编恽铁樵扛起了批驳《灵素商兑》的大旗，于1922年写成《群经见智录》，提出"四时五脏六气"观点，从方法论的角度阐释中医理论，捍卫了其学术完整性。

1913年，教育部公布大学课程分文、理、法、商、工、农、医七类，以中西医"致难兼采"为由，将中医置于医类之外，是近代史上著名的"教育系统漏列中医案"。时任教育总长汪大燮公开提出废除中医药："余决议今后废去中医，不用中药。"全国十九个省市中医界代表组成"医药救亡请愿团"，向政府请愿。

1929年2月23日至26日召开第一届中央卫生委员会。西医出身的原卫生部次长刘瑞恒主持会议，出席的十四人均为西医界代表，且多数支持废除中医，而中医无一人参加。会议通过了四项提案，包括《废止旧医以扫除医事卫生之障碍案》《统一医士登录办法》《制定中医登记年限》《拟请规定限制中医生及中药材之办法案》。其中，余云岫的《废止旧医以扫除医事卫生之障碍案》被公认为"废除中医"的纲领性文字，他提出四条理由废除中医，并称"旧医一日不除，民众思想一日不变，新医事业一日不向上，卫生行政一日不能进展"。

"废除中医案"引发了反废除中医运动的出现。1929年3月17日，由上海中医界发起的全国医药团体代表大会在上海总商会大礼堂举行，全国各省市中医界代表和上海同仁共千余人参加。

据当时《申报》记载，各药店门上皆贴有"拥护中医药，就是保持我国的国粹""取缔中医药，就是致病民的死命""反对卫生部取缔中医的决议案"等标语；会场内悬挂巨联，"提倡中医以防文化侵略""提倡中药以防经济侵略"；代表们高呼"提倡中国医药，就是保全中国文化经济"等口号。中医界把3月17日定为国医节。根据大会决议，成立"全国医药团体总联合会"，组成赴南京请愿团。

1912年，出生于名医世家的包识生以振兴医药为己任，受当时上海著名中医余伯陶的邀请，与上海名家李平书、丁甘仁等成立中华医药联合会及神州医药总会。当时神州医药总会的总部在上海，四川、福建等有十几个分会，会员有数千人。他还是中央国医馆的理事，著作颇丰，有《包氏医案》《包氏医宗》等。

中医界进行声势浩大之抗争，得到社会各界的广泛关注。迫于舆论压力和维持社会安定之考虑，最终"废除中医案"暂不执行。然而，当时歧视中医的态度一直没有改变，中医界也从来没有停止过抗争。

1929年12月，中医界在上海召开全国医药团体联合会临时代表大会，组织请愿团反对教育部强令中医学校改为传习所、卫生部不允许中医医疗机构称"医院"等；当时的中医之士据理力争，他们通过各种渠道，促使政府成立中央国医馆，并争取行政管理权；争取《国医条例》（后改称《中医条例》）立法，并争取行政院公布条例；促使教育部通过《中医专科学校暂行科目表》；1947年，中医团体奔赴南京绝食请愿，争取中西医平等待遇；等等。不断抗争，几乎成为这段时间中医的特有形象。

1954年，吕炳奎召集了江苏省第一次中医代表座谈会，组建了全国第一所中医院、中医进修学校，并组织编写了相关教材。当年，国家领导人做出关于对中医药发展的重要批示："中药应当被很好地保护与发展。我国的中药有几千年历史，是祖国极宝贵的财产，如果任其衰落下去，将是我们的罪过；中医书籍应进行整理……如不整理，就会绝版。"

从1956年开始，我国陆续组织建设了四所学院，接下来的五年时间里，全国二十八个省、市、自治区都建立了自己的中医学院，中医药高等教育事业由此拉开序幕。

1977年，吕炳奎再次担任原卫生部中医司司长。他很快起草了一份关于中医药工作的书面报告。这份文件经过中共中央研究批示，最终形成了1978年56号文件，这是中医发展的历史性文件，是中医走向恢复发展的标志，从各方面解决了中医"后继乏人"的问题，也让民间中医第一次通过官方考核进入中医医、教、研单位中。

吕炳奎心系中医药，崔月犁旗帜鲜明发展中医药。开国大典现场，崔月犁正好站在国家领导人的身后，领导关心地问他："你叫什么名字啊？""崔月犁，月亮的月，犁田的犁。""你这个名字好辛苦啊。"是啊，为革命胜利，崔月犁很辛苦，为中医药发展，他更辛苦！他是振兴中医药事业的旗帜，是当代中医药发展的奠基人。他是在兴衰断绝的关键时刻主持、领导中医药工作的。1978年，全国两千多个县，县级中医院仅留下171所，而且大多数是中西医结合式的医院。他于1982年召开了"衡阳会议"，全面落实党的中医政策，狠抓组织建设，成立国家中医药管理局，实现了中医药相对独立发展的科学管理体制。

在当代，"振兴中医""保持和发扬中医特色"这两个响亮的口号是与崔月犁的名字紧紧连在一起的。

在这里，也不得不提王斌。他是中国人民解放军正规医学院校教育创始人之一。1933年参加中国工农红军，担任中国工农红军卫生学校（中国医科大学前身）教务主任兼附属医院外科医生。他参加过中央苏区第四、五次反"围剿"和二万五千里长征。长征途中，有高级领导身患重病，他一直守护在身边，精心治疗，领导很快恢复了健康。他曾任红一军团医院医生、中央军委卫生学校教育主任、中央军委卫生学校校长兼保健医生、陕北延安卫生学校校长等职，后来担任原卫生部副部长、党组成员。

1950年中央召开了第一次全国卫生工作会议。国家领导人为中西医问题定调，确定了我国卫生工作的三大方针，即面向工农兵、预防为主、团结中西，批评了"歧视中医错误"，重新确立了发展中医药的政策。

随后，中医开始设立科研机构，各地开展"西学中"活动，让一部分西医工作者学习中医，发掘研究中医药。第一届全国西医学习中医研究班结业时，国家领导人在总结报告第一页做批示，其中就包括"中国医药学是一个伟大的宝库，应该努力发掘加以提高"一句。

"一根银针、一把草药"的"赤脚医生"，使得历来缺医少药的农村和农民群众获得了初级卫生保障。世界卫生组织曾对这一做法给予了高度评价，并将之视作"适合于第三世界"医疗卫生改革的成功经验而加以推广。我的父亲康正本先生于1969年入伍，在海南的部队担任过卫生员。1975年退伍后在家乡就是一名"赤脚医生"。

1982年新修订的宪法规定"发展现代医药和我国传统医药"，标志着中医地位有了国家根本大法的保障。

而近些年，中医却遭受了一些学界和民间人士的强烈批判。我周围也有不少人不了解中医，不信中医。

2006年，中南大学教授张功耀发表《告别中医中药》的文章，并

"征集促使中医中药退出国家医疗体制签名"，后被公开批评，称"这是对历史的无知，也是对现实生活中中医药所发挥的重要作用的无知和抹煞"。2007 年方舟子对中医理论、疗效等进行了批判。"反对中医"的声音始终不散，"中医危机"也从来没有真正退出过人们的视线。

在追求生命质量的过程中，人们总是不自觉地倾心于高精尖武装下的西医学，指望其能快速、有效地将"疾病"剥离。而中医学被一些人认为是"慢郎中"，成了不快速、有效的代表。

在我与一些采访对象的交流中，有人感叹："如今的中医院，不使用西医学的检测手段，不出示实验室检测报告，患者或医生就觉得没有'真凭实据'。"但在我童年的记忆里，中医药还是很受人们欢迎的。

我想起家乡一位远近闻名的骨科医生曹之远。我家里的楼梯是一架简易的木制梯子，就是在两根较粗的木材之间加了几节木棍而已。每次爬梯子上二楼晾晒衣服时，我都胆战心惊，总是担心摔下来。大约是我八岁的时候，我不幸摔伤了手，起先只是知道疼，后来才发现右手手腕部肿起来了。我不敢告诉父母，也嘱咐妹妹不要声张，我趴卧在大凳子上，用身体压着手腕部，希望用这样的方式消肿。

父母知道后心疼我，父亲带着我步行了很久，走到卫生院找到了当时的乡村名中医曹之远。父亲让我叫他曹伯伯，前来找他看病的人很多。他和颜悦色，我依然清晰地记得他和蔼地拉着我的手，扯了几下，随后给我打了石膏，父亲就背着我回家了。那是我第一次走出家门求医，这大约是我童年时期对中医最初的印象，儒雅可亲、手到病除。

在创作本书稿的春天，我也与父母重新寻找对中医药的记忆。在父亲摔伤的山崖，我们唏嘘感叹。1986 年，父亲在土桥村山崖边的农田干活，四岁的妹妹飞燕也在他身边。他抱着孩子饶有兴趣地去看崖边的风景，可能是为了安全起见，他放下妹妹让她坐在马路上，自己再一次走到了山崖的一棵树旁，但不幸踩空掉落。他从山崖上滚落到二十多米高的山底，昏迷在河边的平地上。幸亏有乡邻发现，我依然记得是大家用竹椅把他抬回家的。那次去医院检查，发现父亲摔断了六根肋骨，经过中西医结合治疗，父亲很长时间才康复。

阅读《新化中医》，我也发现了更多家乡名老中医的故事。

二十世纪八十年代，我的家乡有一家国药店。那时，药店里会定期向百姓收金银花、半夏、知母。我的母亲年少时曾经上山采摘过金银花，用换来的钱给外祖父买布料做衣服。我小时候母亲身体不好，当过"赤脚医生"的父亲开了方子，让我放学回家前去国药店买当归、党参回家蒸肉吃。

站在陈旧的木制柜台前，看着抓药的老奶奶满头银发，听着周围的人都尊敬地叫她康奶奶，我好奇地看着她的一举一动。她认真地称药，细细的秤杆十分精确，用纸包裹着的中药散发出原本的芳香。我心里充满了好奇，拎着用小细线包好的中药，想象着党参蒸肉的甜味，我回家的脚步也轻巧了起来。

在时代快速发展的进程里，中医被人诟病不科学，被人认为是"慢郎中"，被人嘲笑太老土，被人嘲笑是巫术。中医被一些别有用心的人说得一无是处。可悲的是，一些不明真相的人信以为真！可叹的是，一些并无良知的人操纵了舆论！可气的是，中医真正的作用，很多人并不懂！

2019 年 5 月，第 72 届世界卫生大会正式表决通过包含传统医学章节在内的《国际疾病分类第 11 次修订本》（ICD-11），为中医药国际化再提速。

中医只需要实事求是，中医只讲究辨证施治，中医只调整阴阳平衡，中医只渴望大众保健康、少生病、少花钱看好病！中医从来没有说自己是万能的！

但是，我们要清醒地看到，中医药的确是有"不足"的。中医的确有发展缓慢的现实问题，正如社会上一些良心学者说，有四种人用四种形式取消中医，那就是：有人以科学名义取消中医；有人以文化名义取消中医；有人用权力取消中医；有人用医学自身的名义取消中医！

西医是现代科学，的确有其强大之处。但他的到来、他的强大，并不能以中医消亡为代价！

我一路找寻，历史告诉我中医药的来路，地理告诉我中医药的分布，医学告诉我中医药的真诚，民族告诉我中医学的神圣。

热情支持、冷漠拖延、倾囊而出、保守拒绝、敷衍塞责、和盘托出；真诚实在、虚伪客套、好大喜功、不务正业、阳奉阴违、推诿太极……我都经历了，看见了。

中医药从何而来？她从中华民族的历史中走来，从祖国山河大地中走来，从民间口碑里走来，从历朝历代的皇宫里走来。她在高堂庙宇，也爱普罗大众；她在远古，也在今世；她带着遗风古韵，更有时代气息。

中华文化复兴的伟大时代已经来临，只有寻找中医药的来路，读懂中医药的故事，才能振兴中华、复兴中医！

第四章　中医在哪里

中医在哪里，中药有何用？我一遍又一遍呼唤和寻找，寻她千百度。在无数次追寻里，我发现了地域流派尚成风，访问东南西北中医药人，呕心沥血教育人，看到了民族医药花竞开，发现老字号店今安在，了解中医药科研苦行僧，这些都让我如此感动。

为了寻找她，我走过了祖国的东南西北。

在武汉，我寻找明末清初的汉口码头，武汉街头的药帮巷，还有药王庙，好似听到了掌柜的吆喝，听到了手工打制药丸的声音，闻到了地道药材的浓烈，看到了药帮的商海沉浮。

汉口崛起于明代中叶，"天下货物聚买第一码头，可谓楚省咽喉，云、贵、川、湘、桂、陕、赣之货，皆于此焉传输"。唐宋年间，汉口的民间医术就有一定水平。

武当山的道家医术也是值得研究的。道医养生与中医养生一脉相承，那些神秘的名字，葛洪、吕洞宾、张三丰等，每一位大师都有其成长故事。

我曾在冬日的风雪中登上过武当山的金顶，在悬崖峭壁上，一位道长正在练武，众人皆担心他的安危，却见长髯长者心静如水。在这个炎炎夏日，我也到了安徽的齐云山（中国四大道教名山之一），寻找张三丰曾经的足迹。

2022年4月，国际化大都市上海遭遇了严峻的新冠肺炎疫情考验，我们十分不解，上海为何会在此次疫情面前困难重重。上海的中医还好吗？

如果出生于上海的老中医吕炳奎还健在，这位为中医药事业奋斗了大半生的老中医，不愿看到中华民族文化科学瑰宝——中医药学失落的中国人，会不会难过。

我一路走，一路发现。在浙江义乌，我找到了朱丹溪的家乡；在四川成都，我认识了川派中医。

在吉林延边，马文环在二十世纪九十年代开设的马文环梅花针门诊部早已闻名海内外。她钻研了大量的国内外资料和病历，在自己身上试验了数百针，最后终于研究出了独特疗法，用中医学的梅花针创造了奇迹。数千位重症肌无力患者在马文环的梅花针下获得了新生，世界各地患者前来求诊。正如国内多位领导的题词"神针妙药举世无双，治病救人功德海量""梅花针天使，就诊者福音"。

北京高碑店附近著名的"双桥老太太"罗有明，是公认的中医正骨专家。她1904年出生于河南省夏邑县的罗楼村，为有三百年历史的罗氏正骨法的第五代传人。八十多年行医生涯中，她亲手治愈的患者就有数万人。遗憾的是，我在北京生活二十多年，一直未曾见过她。2008年10月，她在睡梦中安然离去，享年105岁。

在北京昌平小汤山，我见到了清朝御医、光绪年间的秀才张福海老先生的传人张占宗。其家中五万余册的中医古籍文献让我大开眼界，他可能是国内民间中医古籍藏书最多的人。张福海老先生曾为清朝皇室成员诊疗开方，1941年曾在保定开办中医讲习所。这些收藏的医书，有明清年间的医学经典，也有他的手抄笔记验方。在动荡不安的历史年代，为了保存这些医书不受破坏，老先生想尽了办法。

我也采访了民间中医张中元先生，八十多岁的他谈起其师父、师母（名老中医孙惠民、贺孟昭）对他的教导，无限感慨。他的针法独到，曾在智利行医九年。

我找到我国现存最早的眼科专著《秘传眼科龙木论》，其在唐代就脍炙人口。著名诗人白居易在眼病诗中曾提到过龙树论和决明丸。

在采访路上，我不慎跌倒伤到鼻腔，顿时血流如注，满地狼藉，满脸是血，身体虚脱，头晕眼花。我定了定神，简单擦拭了一下，坚持着走到候车室。很多乘客看着我的样子有点害怕，当我自己赶到卫生间清洗时，我也被自己这个样子吓坏了。庆幸我还能继续前行，我一步一个脚印，追寻中医药的背影。人物、故事、地理、典籍，在行走中对号入座，让其一个个鲜活起来。

中医，曾经在宫廷皇室中，也在田间地头里。中医，曾经在帝王将相府，也在寻常百姓家。我翻开厚厚的医书，在浩瀚无垠的大海里找到了中医在哪里；走过长长的道路，在祖国的辽阔大地上看到了中医在哪里；访问各地中医人，理解了他们的坚守与情感。

第一节 地域流派尚成风

不明天道，不知运气之变；不明地理，不知方土之宜。翻阅《素问·异法方宜论》可知：东方之域，天地之所始生也。鱼盐之池，海滨傍水，其民食鱼而嗜咸，其民皆黑色疏理，其病皆为痈疡，其治宜砭石，故砭石者亦从东方来。西方者，天地之所收引也，其民华实而脂肥，其病生于内，其治宜毒药，故毒药者，亦从西方来。北方者，天地所闭藏之域也，脏寒生满病，其治宜灸焫，故灸焫者，亦从北方来。南方者，天地所长养，阳治所盛处也，其地下，水土弱，雾露之所聚也，其民嗜酸而食胕，其病挛痹，其治宜微针，故九针者，亦从南方来。

五方地域，由于水土气候和饮食条件等生活习俗不同，治疗方法各具特色。清代医家喻昌在《医门法律》中说："凡治病，不察五方风气，衣食居处各不相同，一概施治，药不中窍，医之过也。"

在广袤的中华大地，东西南北各地域独特的气候、人文、民俗，形成了各不相同的文化差异，亦不同程度地影响了中医学的发展，形成了诸多医学流派。

我走在辽阔的祖国大地上，看到了不同的地域流派，医以地兴，地以医显，医学促进了地方文化发展，中医流派也因地域的文化而彰显。

豫见南阳——医圣故里文化长

中华文明，肇始于华夏大地，中医药文化，从河南南阳广传开来。2021年12月的一个冬日清晨，我怀着虔诚之心来到南阳医圣祠。这里，曾有政要名流来，祈福江山社稷国泰民安；这里，曾有医者大家来，祭拜医宗以求大医精诚；这里，曾有广大民众来，朴素心愿求佑家人平安。

医圣祠的大门和汉阙是仿汉建筑，门庭的照壁是近代中医大师黄竹斋先生撰写的《医圣张仲景传》。照壁两侧的对联，是著名中医大家任应秋书写：阴阳有三辨病还须辨证，医相无二活国在乎活人。

张仲景博物院副研究员杨磊和讲解员带领我在这方神圣之地领略医圣大德。仰望着医圣张仲景青铜塑像，我们鞠躬三拜，中华医圣，经方始祖，护佑苍生，泽流万古。

医圣祠中园仿汉建筑，是医圣祠的拜殿。医圣张仲景就长眠在这里。每年的张仲景医药文化节祭拜医圣的典礼，群众祭拜医圣的纪念活动都在这里进行。我诵读着拜殿两侧的对联"上工济民下工问病皆关百姓生死，圣人明道常人敬法同体天地经纶"，内心无限感慨。这是多么朴素的情怀呀，最高明的医生和普通的医生，都是为了救助百姓的疾苦；古代的圣人能感知天地之间的真理，普通百姓遵循圣人的法则，共同体会天地间的自然规律。

民命至贵活人之术广济世，医道精深伤寒大论独擎天。

清朝初年，南阳府丞张三异重修医圣祠，立了"东汉长沙太守医圣张仲景先生之墓"的石碑。张仲景诞辰已经 1870 多年了，即使再过万代千秋，他仍然活在百姓心中，活在中医药文化的圣殿上，活在世界医学发展的进程中。医圣碑的上方是"万世医宗"的匾额，这也是后人对医圣张仲景的崇拜。万民敬仰，千秋垂名。墓呈四方塔状，四角羊头寓意安康吉祥。

医圣祠大殿的一副对联，上联是"善德善心善行尤缘善医至善"，下联是"名山名水名胜更因名人而名"。医圣祠大殿正中是医圣张仲景塑像。大殿的两面墙上刻的是张仲景《伤寒论》里的一百一十三首经方。《伤寒论》的方子被称为经方，也就是中医的基本方。直到今天，《伤寒论》和《金匮要略》的每一首方子，仍然被广泛应用于临床。

相传农历正月十八是张仲景的诞辰日。每年这一天，数以万计的民众回到医圣祠为医圣上香，祈求家人健康平安，这是一个盛大的民间节日。

医圣祠的命运和中医药的命运紧紧相连。1928 年，医圣祠曾遭到拆毁，直到中华人民共和国成立后，这座文化遗产才得以修复保护。如今，这里早已成为张仲景医药文化节的核心之所，也是中医药文化传播的圣地。来自世界各地的中医人，在这里朝拜先祖、求拜名师。

发展中医药如时代强音，历久弥新。

1985年6月，老一辈革命家习仲勋为中医药题词：中医中药来之于民间，用科学方法加以研究提高，再用之于民间，为人类造福。

薪火相传，2021年5月12日，国家领导人南阳行首先来到医圣祠，了解张仲景的生平和他对中医药发展的贡献，了解南阳中医药传承创新情况，并指出，过去，中华民族几千年都是靠中医药治病救人，特别是经过抗击新冠肺炎疫情、SARS等重大传染病之后，我们对中医药的作用有了更深的认识。我们要发展中医药，注重用现代科学解读中医药学原理，走中西医结合的道路。杨磊女士当天担任讲解员，她陪同我参观医圣祠时说，那天现场聆听时心潮澎湃，回想起来依然感觉重任在肩。

张仲景博物院副院长刘海燕说，历史上有四次大规模营建医圣祠，时间分别在1566年（明嘉靖四十五年）、1656年（清顺治十三年）、1981年和2021年。

今天，医圣祠迎来了历史上最隆重的兴建，这正是中医药事业蓬勃发展的象征！与古人时空交流，与今人见面对话，医圣祠有无数的人文故事。在南阳市"十四五"中医药规划中，医圣祠文化园项目正在启动，总占地面积689亩，兴建仲景博物馆、仲景书院、国医馆、中医药体验馆、经方抗疫馆、经方园和"十八景"等，拟建成集文物保护、收藏展览、文化交流、中医诊疗、研学体验、观光旅游、康养等功能于一体的中医药文旅综合体，将成为中华优秀传统文化传承传习基地和世界中医药文化地标。

医圣祠是南阳中医的种子库，催生了南阳中医的百花齐放，张仲景学术国际研讨会召开，南阳中医中药研究所成立，南阳中医院建设，张仲景国医大学成立。南阳中医药产业和中医药文化在海内外声名远播，日本、韩国等国医界人士多次到医圣祠参加张仲景医药文化节。

2021年10月，南阳市成功举办了第十五届张仲景医药文化节暨第九届仲景论坛，市委书记朱是西在开幕式上致辞，张伯礼等五名院士专家做视频报告和现场主旨演讲，五十多名专家学者做报告，举办十一个分论坛、六个分项活动，线下参会两千多人，线上参会七十四万人次，签约项目一千四百余亿元。

2021年12月18日，南阳市人民政府正式宣布，南阳市将打造"全球中医圣地、全国中医高地、全国中医药名都"！

您或许好奇，医圣故里，发展中医药事业有何特殊之道？

我以为南阳有高瞻远瞩的眼光，他们早已预知中医药的春天即将来临，走在了时代的前面，迎接春风！2019年1月29日，南阳市中医药发展局成立，这样的定位，激发了南阳中医药发展的强大动能！站高位，谋大局，干大事，求发展！

我以为南阳有天时地利人和的机遇，他们迎来了关注的目光和难得的机会！2021年，国家领导人到南阳考察调研时对中医药工作做出重要指示，这是南阳中医药发展的重大历史机遇。南阳作为全国十四个国家中医药综合改革试验区之一，加大改革创新步伐，全面开启南阳中医药强市建设新征程。中医药之路，社会满怀期待看南阳！

我以为南阳有博大的胸怀和求贤若渴的智慧，敢于放眼，选用有格局有思想有干劲的人来挑大任！2022年3月，河南中医药大学教授、博士生导师、中国中医信息学会张仲景研究分会会长崔书克履任南阳市中医药发展局局长，兼任南阳市中医院院长。

崔书克教授在医院管理、中医教育、中医科研方面都具有丰富的经验。他来南阳之前，正在河南中医药大学洛阳校区担任学校党委书记。作为学校首任书记，他连续三百七十七天基本都在学校基础建设的工地上，车的后备箱里随时都准备着进入工地的安全帽和胶鞋。2021年，通过学校的不断建设，终于迎来了学校招收的中医骨伤科学本科专业学生。

他提出，真正的教育要使受教育者有浓郁的人文情怀和强烈的社会责任感。洛阳校区积极探索新时代中医育人模式，如实行书院制改革，书院与学院双轨并行，协同育人，促进学生全面发展；制定模拟医院方案，注重实践，培养学生实操能力，落实校园文化建设方案，以文化人，注重医德教育，将仲景文化、本草文化、正骨文化、河洛文化统入校园文化建设，提升文化品位；论证校地中药材种植及康养基地方案，对学生进行劳动教育等。

离开洛阳，他有万般不舍，那是一名教育家的崇高梦想，刚刚开启大幕。重回南阳，他有无限期待，那是一名中医人的光荣使命，他是张仲景的追随者，他选择听从组织安排，回到南阳！

南阳的中医药事业，是医教研和产业发展、文化交流的事业，也是需要开拓创新的事业。南阳有历史悠久的中医药文化底蕴，但需要搭上时代的新列车！

作为一名懂中医、爱中医、信中医的专家，作为一名真抓实干的创新型干部，崔书克就职后立马投入南阳中医药事业的全新宏大开局之中：2022年3月3日就职；3月6日，带队到北京，与中国中医科学院望京医院洽谈国家中医骨伤区域医疗中心南阳医院建设；3月18日，推动南阳全市所有中医机构为就诊群众长期免费提供防疫中药茶饮；3月24日，到张仲景国医大学新校区、南阳市中医院新园区、张仲景博物院调研；3月31日，深入南阳中医药企业和县市中医机构调研。

南阳要建设为河南省副中心城市，如何挖掘中医药优势，打响仲景品牌？如何当好全国中医药传承发展的"排头兵"？

崔书克感受到了压力，但是他骨子里有一种澎湃的强大动力，他说："既然那么多人期待南阳，我一定要不辱使命！南阳从中医药事业、产业、文化三个方面补短板、强弱项、起高峰！"

南阳市中医药事业正蓬勃发展：张仲景国医大学正在复建，国家中医（骨伤）区域医疗中心开始建设，推动建立张仲景实验室，加强中医药文献研究，建立经方数据库，设立河南中医药大学教学医院和豫西南硕士点，做好"西学中"人才培养等。每一项都是中医药复兴的强大赋能，只有真正对中医药有感情的人，才会思考她的长远道路。

南阳正在推动"万名中医师"家庭签约服务，第一批每名中医师签约不低于100个家庭，分批进行，争取2022年底覆盖全市四百万到六百万人，做好慢病管理和疾病预防。这项惠民政策终于在南阳落地实施，这是多少人梦寐以求的健康服务啊！

南阳全面提升市中医院整体服务能力和水平，建立建强"一馆六院多中心"。"一馆"即仲景馆，把门诊做大做强；"六院"是以建设区域医疗中心为契机，打造六个"院中院"，即骨伤医院、脑病医院、儿童医院、肛肠医院、肿瘤医院和康复医院；"多中心"即升级胸痛中心、治未病中心、透析中心、体检中心和信息技术中心等，做好急救、康复和健康管理工作，力争用两至三年时间，让南阳市中医院进入全省前列。

全新的南阳市中医院将启航，这是南阳人多少年的期待！终于等到了这一天！

南阳市中医药文化正欣欣向荣：南阳着力唱响仲景品牌，打造中医圣地。南阳仲景文化地标工程建设，正在加快推进医圣祠文化园建设。仲景文化品牌是南阳响亮的名牌，但品牌还有提升的空间，如提升张仲景医药文化节和仲景论坛的举办层级，举办"医圣拜谒大典"，申报国家级非物质文化遗产；鼓励张仲景主题的文艺作品创作百花齐放；加强国家、省、市级"中医药文化科普宣传教育基地"内涵建设，启动第二批市级中医药文化科普宣传教育基地申报工作；加强中医药国际交流与合作，依托"国家中医药服务出口基地"平台，借助"一带一路"倡议，引导医疗机构和企业在境外设立仲景馆、中医药培训教育基地、中药材种植基地，拓展中医药服务出口贸易，让仲景品牌走出国门，扩大国际影响力。文化创意无限，在仲景之光的引领中，南阳人的思想火花被点燃。

南阳市中医药产业驱动经济发展：南阳正在构建中医药产业链，打造"中医药名都"。做强做优艾草特色产业，加强对艾草企业的整合，开发核心技术，打造"南阳艾"品牌；建设中医药产业园和中药材种植基地，推动中药材生产加工和仓储物流基地建设，打造中医药产业聚集区；推动中药材基地建设。推动中医药特色小镇建设。推动中医药标准制定。支持中医药企业和机构开展中医药颗粒剂省标制定和行标、国标制定。

这是崔书克的中医复兴之梦，也是南阳人的中医发展之路，更是中国中医改革的伟大试验！

中医之道，历史辉煌而凝重；中医之道，前路漫漫其修远；中医之道，创新发展看南阳！

在南阳艾草企业，我参观了生产车间和产品展示。艾草是宝贵的中药材，发展艾草制品既能就地取材，又能就近解决就业。一方面要发展技术密集型产业，另一方面也要发展就业容量大的劳动密集型产业，把就业岗位和增值收益更多留给农民。

据悉，"南阳艾"获批国家地理保护标志证明商标。随后，国家市场监督管理总局和国家标准化技术委员会批准发布了《清艾条》《灸用艾绒》标准。南阳艾草产品已达六大系列二百多个品种，获得艾产品专利证书一百多项，全国市场占有率达百分之七十以上，年销售额达一百一十多亿元，并成功举办了四届中国艾产业发展大会。

南阳市中医药发展局办公室主任崔松涛介绍说，南阳全市有中医院七十四家，中医诊所六百五十八家，九千七百多张中医床位，中医执业医师近万人。2019年初，他被调入南阳市中医药发展局工作。他感叹说，中医药事业需要思想，如何把思想变成现实，这就需要有创业者的心态，也要了解基层情况，在工作中知道方向在哪里，他很喜欢这样的工作环境。

南阳是张仲景先生的家乡，医圣故里，中医药文化源远流长。南阳好中医也比比皆是。在仲景书院岳林老师的介绍下，我找寻到南阳名老中医程学良的医患故事，也了解到刘世恩医生的仲景方药研究与临床应用，以及乡村医生李相州不手术专业治疗疝气二十多年的经验。

程学良先生1926年出生，原张仲景国医大学中医外科教授，出生于三世儒医家庭，幼承庭训，十三岁拜知名中医观音寺和尚灯烂门下，十五岁随师坐堂，1948年参加区医联会工作，1950年河南全省统考获中医师职称，涉足医海八十余年。他汲取前贤温热学之精髓，也取傅青主、陈远公等诸贤临证方药配伍心得，如用"乌梅丸"化裁治愈晚期直肠癌，用"玄参散"挽救了许多垂危肺脓肿患者的生命。

2008年12月23日，一位七十九岁的陈氏妇女求诊。她因小腹右侧疼痛住院，医院认为已失去手术机会无法治疗，让其回家保守护理以延长寿命，家属不忍心遂前来求方。程学良老先生久久凝思，想起《金匮要略》中有"肠痈之为病……腹皮急，按之濡如块状，腹无积聚身无热，薏苡附子败酱散，主之……大黄牡丹皮汤主之"一文。于是他取川大黄（锦纹者，炒黑）9克、牡丹皮15克、炒桃仁12克、冬瓜仁30克、败酱草50克、生薏苡仁15克、金银花20克、乌附片3克，水煎服。两日后家属述："此方第一天服后大便即通，24日晚上大便正常排出，25日早晨腹部已软，肿块消失。"

这就是真真切切的实例呀，都是南阳仲景先师的经方今用呀！中医药历来真真切切改善民生，踏踏实实救人疾苦。

近年来癌症的患病率居高不下，中医药人面对这样的世界难题，也遵循古训，直面现实，有自己的方案。

1980年春，一位住在英庄村的直肠癌患者出现大便带血、小腹小痛，在当地医院检查，诊断为"直肠高分化腺癌"，直肠后壁有菜花状、质硬推之不易活动的肿块，经手指检查有血性分泌物。会诊意见为"化疗一个疗程后手术"。患者因害怕手术，故向程老来信求方，自述其大便如筷子粗，每日十余次带痢疾样分泌物。程老再一次忆仲景先师云："厥阴之为病，下之利不止，乌梅丸又主久利。"他随即处一方"乌梅丸"加仙鹤草、半枝莲各30克。半个月后患者来信曰："大便一日次数减少，色紫减浅。"1981年1月，患者检查发现左肩下有五个淋巴结节，微痛，程老同前方加金银花30克，服后于2月3日身体渐好转。4月23日复诊，结肠处已无压痛，肿块渐消。患者高兴地说："能步行往返十余里。"6月5日，患者骑自行车30多公里来复诊，前方继续服用半年后正常工作。

每一位患者的康复，都是张仲景学术思想的实践，程学良这位名老中医，理解中医药文化的精髓。

1975年2月，一名48岁的女患者苏女士患了骨肉瘤，当地医院检查诊断为"骨肉瘤溶骨型"，建议截肢。患者因害怕手术，转往肿瘤科，检查提示肺有转移，急需截肢，但患者坚持不愿手术，又回南阳决定通过中医治疗。当时患者正气已衰，语言甚微，脉微细，舌质淡苔薄黄。程老思以补气养血抗癌合剂（野山参50克、黄芪30克、骨碎补10克、鹿角10克、蜈蚣3条、茯苓15克）治疗。

您或许会说，南阳真是人杰地灵，有医圣护一方平安！南阳的中医基础好啊！是的，在采访中，我发现不少中医医家，都很注重仲景方药的研究与临床应用。

刘世恩毕业于天津中医药大学，主任医师、研究生导师，从事中医内科工作四十余年。他很擅长鸡屎白散的妙用，您或许会感觉不可思议，这又臭又脏的东西，居然能当药用？是的，您看看刘医生的医案，就明白了。

2000年6月4日，38岁的余某患慢性肾炎五年余，先后在市级医院诊断为肾病综合征。半年内常出现四肢局部肌肉拘挛抽搐，伴小腹及腰背部疼痛，日趋加剧，昼夜难眠。就诊时有头晕、失眠、心悸、气短、恶心、纳差、小便量少、面部及下肢浮肿等症。刘教授胸有成竹地嘱咐患者取鸡笼内陈年鸡粪（色白者为佳）适量，置瓦上焙黄，研末，每次服1克，每天早、晚各1次，用生姜、红糖煲水冲服。

余某将信将疑地问："刘医生，您确定这鸡屎有作用吗？"刘教授安慰说："这不是我的发明，而是老祖宗的经验。鸡屎白散出自《金匮要略》：转筋之为病，其人臂脚直，脉上下行，微弦。转筋入腹者，鸡屎白散主之。鸡屎白散方：鸡屎白，上一味，为散，取方寸匕，以水六合，和，温服。我常用此方治疗不同病因所引起的四肢筋脉挛急，效果很好，你就放心用吧！"

患者两天后复诊，说自己因治病心切，用量加倍，服药一天后，晚上微微出汗，抽筋次数减少，小腹疼痛减轻。服用六天后，肢体拘挛抽搐现象消失，其他症状缓解。半年后随访，慢性肾炎虽未治愈，但肢体抽搐未发。

2001年3月，一名5岁小儿陈某患足胫挛急症。患儿头发枯萎、无光泽，面色萎黄，形体消瘦，肚腹胀大，纳差，大便频数且时干时溏，舌体偏小、质淡、苔白厚，脉细滑数。半小时内，双下肢拘挛抽搐两次，嘱其家长取鸡笼陈年鸡屎白（经沤已粉化者）适量，置瓦上焙干，研末，每次服0.3克，每天早、晚饭前各服一次，用温红糖水冲服，连服一周。另嘱停服所有西药。复诊患儿饮食增加，大便每天两次，双下肢抽搐次数明显减少。为巩固疗效，嘱其守方继用一周，患儿症状已完全消失，随访半年无复发。

这到底是什么原因呢？刘教授说出了其中的道理：鸡屎白为锥科动物家鸡粪便上的白色部分，其味苦咸，性微寒而无毒。具有利水泄热、祛风解毒、舒筋等功用。可用以治疗黄疸、风痹、破伤中风、筋脉挛急等病症。第一个医案患者余某属肾阳虚衰，水寒土湿，肝木不舒而见筋脉挛急。取鸡屎白，意在利水道而泄寒湿，木达而筋舒。况鸡与风水之气相通。第二个医案患儿陈某属形体未充、脏腑娇嫩之时，又失于调护，饥饱无度，伤脾害胃，饮食积滞，气血不足，筋脉挛急频繁发作。取鸡屎白，意在降浊气、燥脾湿、软坚去积，气血生生不息，肝木津津常润，土疏而木达，故能获药到病除之效。

鸡屎白属五谷杂物，经脾胃所化生，用陈年粉化者，意在取其得土味雄厚之理。令置瓦上焙干，再用生姜、红糖煲水或单用红糖水冲服，均取健脾疏肝、达木展筋之利，而去其性寒伤阳之弊。

乡村医生李相州为非物质文化遗产优秀传承人，不手术专业治疗疝气已有二十多年。他认为小儿疝气，在患儿各个器官仍处于生长发育期的时候切开腹腔进行手术，是大伤元气的做法。每当看到新闻报道上国内外小儿疝气的死亡病例，他就深感痛心。他在祖传疗法的基础上进行完善，将中药外用于机体薄弱部位，使其自然生长，而非对病变部位进行手术，这是中医独特的治疗思路。他秉承祖传医道，四代传承已经有一百多年的历史，治愈患者十万多例。

他毫无保留地分享了方名"善济堂疝气药包"。其药物组成为附子50克、干姜100克、续断30克、肉桂30克、川乌20克、白芷30克、牡丹皮20克、赤芍30克、石菖蒲20克。用纯中药制成水和药粉，贴敷于患儿疝气包块部位，药物经患者体表透皮吸收，充分通经走络，行滞化瘀，温经散寒，行气利湿，补中益气，使肌肉强健结实。适用于12岁以下生长发育期的疝气患儿，成年人效果不佳。

南阳的中医行家里手，都时刻牢记仲景先师，就是他们这种矢志不移的传承，让南阳的中医药事业蓬勃发展。

我关心一个比较现实而敏感的话题，南阳市中医药事业投入那么大，一些基层医院的中医堂早就颇具规模，这些资金从哪里来？这要得益于多方面的努力，如南阳张仲景基金会的成立。目前基金会累计募集基金6800多万元用于中医药事业发展。市里还设立南阳现代中医药产业投资基金，规模达10亿元。此外，发挥市投资集团平台作用，加大中医药基础设施资金投入力度，把政府投入和市场化运作结合起来，解决中医药发展资金。据了解，南阳市拓宽资金投入渠道，各级财政将中医药投入列入年度预算，逐年增加，保证中医药事业发展经费。

有人建议我见一见南阳市教科卫体委员会桂延耀先生。他曾于2011年被任命组建南阳市中医药管理局，在任八年，后调任南阳市医疗保障局局长。这位南阳首任中医药管理局局长，可以说是南阳中医药事业的开拓者。

张仲景医药文化节、仲景论坛、经方论坛、仲景诞辰纪念活动，系列活动让仲景文化产生深远影响；南阳市中医药学会成立后，学术活动有了交流平台，全市成立了十六个专业委员会；连续四年召开中国艾草大会，为世界艾乡创立奠定基础。

最让南阳人称道的是仲景书院的建设。这是原来很多人根本不敢想的事情，如今在医圣祠，一座古朴的书院即将建成，这是医药文化节开花结的果。

2011年10月，第十届张仲景医药文化节，国家中医药管理局领导到南阳，要求重视医圣张仲景经方的传承和应用，培养一批理论功底扎实、熟练应用经方防病治病的中医高级人才。

2012年底，三十名中级职称的中医师组成的"河南省张仲景学术继承型高级中医人才南阳研修班"开班。他们经过两年的学习，回归岗位，成绩斐然，受到广泛赞誉。

2015年10月，第十二届张仲景医药文化节，时任北京市中医管理局局长屠志涛到南阳，他认为经方高级研修班的办班形式很好，提议扩大规模，提高培训班档次，拓宽学员辐射面，持续开办并形成经方传承的独特路径。

说者有心，听者更有意。桂延耀从此开始与北京市中医管理局密切对接，展开了三个城市的跨地合作。他们共同的理想，是要建立一所真正培养中医人才的书院。

2016年10月，根据《北京市中医管理局、河南省中医管理局、南阳市人民政府战略合作协议》精神，北京市中医管理局、河南省中医管理局与南阳市人民政府决定，京、豫、宛三地共同合作创办"仲景书院"。这是多么来之不易的书院，其招生由北京市、河南省、南阳市三地中医行政主管部门负责。每期在京、豫、宛三地招收学员一百名，学制为两年。该书院在"十三五"期间培养"仲景国医传人"三百名，简称"仲景三百"。

如何遴选教育师资？京、豫、宛三地行政主管部门联合成立全国"仲景国医三师"遴选工作小组。仲景国医大师、仲景国医名师、仲景国医导师组建专家智库，组成书院的师资队伍，承担学术研究、授课带教、定期巡诊等工作任务，同时享受相关的荣誉和待遇。

仲景书院的特色还在于，既有中医药院校的教学长处，又有跟师带徒的传统师承优势，还创立静修崇典（在医圣祠静下心来读经典）、三案考核（医案、教案、学习档案）、优生为师（考核评选出不同层次的学员仲景门人、仲景传人、仲景学人，仲景门人可任下届老师）等新的教学管理模式，毕业学员辨证施治能力和经方运用水平提升在业界深受称赞。'

中医药的发展，不仅仅是中医人的事。中医的魅力，吸引了不少业外人士。南阳的中医药文化，更是感染了西医人。

毕业于河南医科大学，曾在医院工作了二十多年的南阳眼科主任医师张长河，一直学西医、干西医、管西医，2012年开始担任南阳市中医药发展局副局长时，心理上不太适应，感觉工作与专业不相符。随着对中医药文化的理解，他深切体会到自己知识面窄，也庆幸职业生涯有机会学习中医药传统文化。当他看到中医药在疫情防控中发挥的积极作用，中医药对南阳当地经济发展的深远影响时，他骄傲自己成了中医人。

南阳人广为流传的《医圣颂》朗朗上口、大气有神，就是南阳文化学者、张仲景博物馆原副馆长张兼维先生之作。上海交响乐团的演奏和上海歌剧院合唱团的合唱，每每在张仲景文化节大典响起，中医界人无不斗志昂扬深受鼓舞。

"中华五千年，文明薪火传；神农尝百草，黄帝启医源。东汉张仲景，济世救民难；辨证立八纲，大论著伤寒。活人即活国，龙族得绵延；大医担大道，民命重于天。国医崇祖庭，先师南阳眠；望之如汪洋，仰之若高山。万民祀千秋，家国得平安；圣德昭日月，佑我万万年。"

江山留胜迹，我辈复登临。少年时期总听说南阳诸葛亮，学习中医药以来又常听张仲景。南阳既有万世医宗，又有千古人龙，文化底蕴深厚。襄阳南阳争诸葛早有历史，湖北人顾嘉蘅曾任南阳知府，他撰联颇有大家风范："心在朝廷原无论先主后主，名高天下何必辩襄阳南阳"。我想改写一联："心系人民原无论中医西医，救人疾苦何必问姓中姓西"。

京派名医——后继有人好传承

您听说过"北京四大名医"吗？二十世纪三十年代，"北京四大名医"妇孺皆知，声名显赫，他们就是萧龙友、孔伯华、施今墨、汪逢春。一提起他们，即便对于现在的中医界，也是影响深远。他们的声望来源于当时百姓的心口相传。1935年，国家颁布了中医条例，规定对当时所有从事中医行业的人员进行考核，医术精湛、颇负盛名的这四位中医被任命为主考官，负责命题与阅卷，从此便有了"北京四大名医"之称。在中医遭遇重大危机的时代，这些中医大家站在时代的前沿，为中医生存发展奔走呼号。

萧龙友年龄最大，辈分最高，为"四大名医"之首。他祖籍为四川雅安，成年后奔赴成都。1892年，川中霍乱流行，成都每日死人无数，街头一片凄凉，百姓惶惶不安，很多医生因惧怕传染，不敢医治患者。此时萧龙友年仅22岁，挺身而出，跟随一位大夫巡诊，了解当地病情，用中草药对症下药，挽救了很多人的性命，控制了疫情的蔓延。从此，萧龙友便与中医结下了不解之缘。后他奉调入京，从官之余行医治病颇受欢迎。1928年他毅然弃官行医，自署"医隐"，号"息翁"。

1924年，孙中山带病北上，病情日趋严重，请了众多医生均不能诊断出病因，病情一再加重。经友人介绍，请萧龙友前去为孙中山诊病。萧龙友视后，判断病之根在于肝，而且已无可挽回，非汤药所能奏效，故未处方。萧龙友如实向其夫人宋庆龄告知了病情。孙中山病逝后，经病理解剖，发现其"肝部坚硬如木，生有恶瘤"，证实所患确系肝癌，萧龙友诊断准确，一时社会为之轰动。

1929年，梁启超因尿血到医院检查，医生诊断肾部有肿瘤，认为必须手术切除。梁启超住院前，请萧龙友为其复诊，萧龙友劝其手术须慎重，告诉他坚持服所开中药便可痊愈。但梁启超仍坚持手术，术后并不见好转，于1929年去世。后经病理解剖，梁启超的肾未见任何异常。事后，梁启超之子梁思成于治丧时，将治疗的全过程予以披露。

1930年，萧龙友与孔伯华共同创办了"北京国医学院"。1955年，他被选聘为中国科学院院士。

孔伯华先生是"四大名医"中令人崇敬的大家。2021年10月，在金秋北京的望京孔医堂，我和孔伯华先生的嫡孙孔令谦对话，听他讲述家族的历史风云。我好似看到，孔家一门三进士的风度翩翩，也仿佛回到了当时的年代。

故事很长很长，我们得从孔伯华先生的曾祖父孔昭慈老先生开始说起。这是爷爷的爷爷的故事，就是这样的家风，影响了孔伯华的为人、为学态度。

孔家来自山东曲阜，孔昭慈是清末官员，进士出身。孔伯华的爷爷孔宪高，考取进士后在河北做官，后调直隶保定。他精通医术，家人、乡邻患病，都尽力诊治，不收取任何费用。孔伯华的父亲孔庆铣也是科举进士。家族亦寄希望于孔伯华走科举之路。

是什么原因促使孔伯华先生走向医学道路的呢？1900年，孔家落难到河北易县。在此期间，孔伯华的母亲因颠沛流离患病不起，医治无效去世。这让年轻的孔伯华开始思考人生的意义，他决心不去参加科举考试，而要学医！爷爷自然不同意，家族历来走学而优则仕的道路，哪里能接受孔伯华的"叛逆"！而父亲是深知人生命运的，自己虽然考上了进士，但并未做官，觉得儿子可以选择另一种可能。

后来孔伯华离开了家，独自出门去当地寻找中医大家拜师学习。因为家庭反对，他自荐时决定隐姓埋名，但仍得到了当时易县中医名家梁纯仁、蔡秋棠的倾囊相授。

孔伯华为学做人，兼顾并重。先做合格的人，再做合格的医生。他在医术上大有长进，22岁起在易县正式挂牌行医。25岁应聘就任北京外城官医院中医内科医官。

1910年，孔伯华始入京城，开始了在北京城的悬壶济世。1917年至1918年的鼠疫暴发在绥远、山西地区，波及华北和长江流域，遍及近半个中国疫情十分严重，有一日千里之势。孔伯华和另外几位中医大夫夜以继日，研究治病，挽救了很多人的性命。后来河北廊坊一带暴发霍乱，孔伯华又投入到防疫治疗中，每日深入村庄，治愈大量病患，控制了疫情。

当时的中医大夫基本都在药店坐堂诊病，孔伯华也不例外，很多人天不亮就排起长队等待就诊。他每天的前 10 个号是免费的，为了帮助穷苦百姓看病。不仅如此，他还为穷苦患者提供免费的饭食，如豆浆、米粥、油条等，不知有多少人对他感恩戴德。他还跟专门的药店达成了内部协议，穷苦百姓的药钱由孔家买单。他的收入主要有三个用途：一是自己平日的家用，二是接济众多穷苦百姓，三是用作教育、办学，将中医药文化发扬光大。

在用药上，孔伯华自是有其独到之处。他擅用石膏入药，人称"石膏孔"。石膏属性寒凉，若用量不当会损伤身体，必须因人而异。而孔伯华将石膏用到了炉火纯青的地步，很多人的老病根都被医治好了，堪称一绝。

孔伯华先生基于爱国思想，创制了"避瘟宝丹"，其效力高于日本的"避瘟散"，深受人们的欢迎。他还研制了"清灵甘露茶"，对预防及治疗感冒、中暑效果尤佳。

1929 年，孔伯华先生联合北京同道成立中医协会，在上海成立全国医学团体联合会。他代表华北中医界赴南京请愿，对抗"废除中医"的决议，并取得胜利。

孔伯华深感教育之重要，遂联合同道创建了北京历史上第一家中医高等教育学校"北京国医学院"，将其诊费的大部分收入用于办学，培养中医人才。该学院培养了大批中医人才，分布于全国，很多成为当地的医学骨干，承担起了继承和发展中医的重任。

中华人民共和国成立后，早过花甲的孔伯华先生仍坚持出诊，经常免费给患者看病，在群众中威信很高。孔伯华先生曾任第一、二届全国政协委员，原卫生部顾问。他是最早提出中西医结合的学者，曾任中华医学会中西医学术交流委员会副主任委员、北京中医学会顾问等职。1955 年在北京逝世，享年 70 岁。其著作主要有《脏象发挥》《时斋医话》《诊断经验》《中风说》《肺病防治手册》《传染病八种证治晰疑》等。

孔伯华先生去世后，其子孔少华被送到天津名医王静斋之子王季儒家中学习。1957 年，孔少华正式开始了职业医生工作，进入北京中医医院师从一代名医张菊人先生。孔家的家风影响了孔伯华、孔嗣伯、孔少华、孔令诩、孔令谦、孔德功等一代又一代人。

2021年10月，孔令谦先生陪我参观北京国医学院校史陈列室。当时，正值新冠肺炎疫情较严重的时期，医馆里静悄悄没有几名患者。我问孔先生，实体经营如此艰难，他有没有压力？他说，压力的确是有的。现在的望京馆，刚刚从一处几千平方米的地方搬出来。他记得自己的初心，是在2004年父亲孔少华先生离开人世后，他开始思考自己的人生。父亲曾经让他学医，但他没有选择。当父亲去世后，他终于决定去还父亲的心愿。孔医堂目前在北京有四家直营店，从业人员二百多人，医生二百多人，外地患者约占1/5，如今受疫情影响，医馆经营不佳。但他相信，困难会过去的。

据孔令谦先生介绍，孔医堂的命名，并不是孔家医馆，而是以孔子之孔取名的，意为大中至正，中医不应该有门派之见，讲究平衡的科学，更不要偏倚。中医只有先充实自己，才有光辉之伟大。此外，中医药的发展要靠全社会的力量，不能光靠中医人。

施今墨，浙江杭州人，中国近代中医临床家、教育家、改革家。他医术高超，活人无数，也治愈了许多疑难重症，毕生致力于中医药事业的发展，创制了不少新成药，献出约700个验方。1932年中央国医馆成立，他任副馆长，后创立华北国医学院并任院长。其子施小墨子承父业，在京开办施小墨中医诊所。

汪逢春，江苏苏州人，吴门望族，受业于吴中名医艾步蟾老医生。壮岁来京，悬壶京都约50年，名噪古都。毕生热心于中医药教育事业，努力提携后学。1938年曾任国医职业公会会长，并筹办《北京医药月刊》。1942年在北京创办国药会馆讲习班，为培养中医药人才做出了贡献。擅长时令病及胃肠病，对于湿温病亦多有阐发。著作主要有《中医病理学》《泊庐医案》等。

关月波，北京人，清末民初北京著名中医，擅长内、外、妇、儿及针灸各科，尤精内科、妇科。对治疗肝硬化腹水有独到疗效，并擅长治疗天花、麻疹、猩红热等时疫急症。

关月波之子关幼波，继承父业，为国家级名老中医。他1913年出生，自幼受到良好的教育，入私塾攻读四书五经，16岁起便与哥哥一起随父学医。其父一再告诫兄弟俩：治病救人要重义轻财，不能"为富不仁"，不准他们在中医业务上有一点懈怠。24岁正式从父临床学习，30岁时以优异的成绩通过考试，取得了医师资格。

关幼波是中医现代化的先锋。1978年，他和北京中医医院肝病科与电子计算机室开展科研合作，将他治疗肝炎的经验编制成"关幼波肝病诊疗程序"，在国内率先把中医学与先进的电子计算机技术结合起来。1980年被评为北京市科技成果一等奖。1982年6月完成了第二诊疗程序的研制工作，1991年8月在北京举办的国家"七五"科技攻关成果展览会上，被认定为国内先进水平。

关庆维出身名医世家，先后追随关幼波等中医名家。他不仅深入学习和研究中医药典籍，还全面参与中药的采集、鉴别、加工、炮制、道地性研究及药品生产营销。他非常注重人体本身的统一性、完整性及其与自然、社会的相互联系。治法上遵循同中求异、异中求同，辨症与辨证相结合，同时还将中医宏观抽象与西医微观具象相结合。发表过《慢性支气管炎的辨证论治》《中医辨证治疗三叉神经痛举隅》《中医对肝硬化腹水的论治》《狭义科学观正在扼杀中医》等多篇论文。2020年12月，被北京市认定为2020年北京老字号工匠。

柴松岩，1929年出生，国医大师、京都妇科名医。1948年拜师于中医伤寒大师陈慎吾先生，苦读中医经典。1952年至1957年，就读于北京医学院（现北京大学医学部前身），师从吴阶平、王光超、李家忠、严仁英等名师，接受现代医学的系统培训。1957年至今执业于北京中医医院。现任北京中医医院妇科教授、主任医师，兼任药品审评委员会委员、中国优生优育协会基金委员会顾问等职。2015年12月8日，获得中国福利会第十七届宋庆龄樟树奖，成为该奖1985年设立以来的125位获奖者中唯一一位中医行业获奖者。因治愈众多不孕症患者，她被渴望生育的家庭誉为"子孙奶奶"，为无数家庭带去欢乐和幸福。

北京的中医名家们，是中医的先锋队，在中医筚路蓝缕的发展道路上，四大名医后继有人，发扬了中医的光荣。而今，中医在北京各大医院的欣欣向荣，是历史瑰宝的生命璀璨。

晋善晋美——苍生大医有李可

在中医界，山西名中医李可人称"救命先生"。《李可老中医急危重症疑难病经验专辑》是教科书级别的必读本。他长期服务于农村患者，深知农民疾苦，对各科疑难杂症有独到的救治经验，是中医界独具特色的临床医家之一。

老先生于 2013 年去世，我悔恨自己的创作开始得太晚。如果能早一些开始，就能拜访到更多的名老专家！我的采访线索，得益于我的采访对象和读者文友，他们一个个向我推荐。我虽敬仰于李可先生，却苦于无从联系他的后人或弟子，于是我决定去他的书里与他"对话"。也是缘分，助理给我买了两本书，一本是《李可老中医急危重症疑难病经验专辑》，另一本是《圆运动的古中医学》，后一本书是由李可传承工作室编写的。通过采访他的学生严芳老师，让我对李可先生有了进一步的了解。

李可，曾任山西灵石县中医院院长、中华全国中医学会山西分会会员、《中医药研究》特邀编委，是"古中医学术流派"的带头人。1930 年出生，享年 83 岁，毕业于西北艺专文学部。逆境学医，1978 年经全省统考录为中医师，在灵石县人民医院工作。1983 年奉命创办灵石县中医院，晚年多次到广东带徒传艺，分别在南方医院、广东省中医院开辟传承基地和经典病房，轰动全国。他还支持医院在 2010 年开设经典科，用中医方法治疗危急重症，被称为"中医 ICU"。

李可从医五十多年，自拟经验方破格救心汤、攻毒承气汤等三十多种，为解救患者痛苦，苦练针灸，搜集简、便、廉、验的中医治法。又因求医者病种繁多，常贫病交困，他遂白天诊病，晚上挑灯苦读钻研，几乎未在凌晨一点以前睡过觉。正是那个特殊的年代和环境，造就了他攻克多种疑难病的能力。

他说，农村患者，非到危急时刻不敢言医，一旦发病则多为九死一生之局，因不及时救治而死者，屡见不鲜，人间惨事，莫过于此。为救危亡于顷刻，他被现实逼上急症的攻关之路。他一生治病用附子超过五吨，经治患者数万。

李可弟子郭博信的老家在灵石县两渡镇,其友张延宗之母患甲状腺癌,如馒头之大。经李可先生重剂治疗后消失,直到80岁高龄都未发作。对于当时的灵石县人民医院,急救是中医科的事,这在全国是绝无仅有的。

李可崇尚仲景学说,博采众家,私塾清末民初古中医学派鼻祖彭承祖,尽得精髓。临证具有独特的思维体系,治疗重症大病时处方药味多,剂量重,相反相畏药同用。从事中医临床五十余年,诊脉十余万人次,临证以人为本,"每遇急险重危症,使用剧毒中药救治,多获起死回生之效。疑难痼疾用之则立见转机,累起沉疴"。擅长以重剂救治心力衰竭、呼吸衰竭等危急重症,尤其擅用附子、乌头之类峻药抢救濒危患者,在国内颇有影响。同时他擅长用针灸急救,为成功辨证施救赢得宝贵时间,被著名中医大家邓铁涛先生称为"中医的脊梁"。

为确保疗效,他会亲自为患者煎药、灌药,直到脱险方离去。不仅如此,他的每一张正规处方都详细标明药品的炮制方法、煎煮方法、用水剂量与服用方法、用药前后的注意事项等,这些往往占了处方篇幅的一半,而这些往往正是确保疗效的关键。

剂量的突破是他自认为的唯一突破,他说这其实就是恢复古方的用法用量,其临证经验是急危重症用大剂量。

1981年考古发现汉代度量衡权,解决了历史上古方计量的疑案。上海柯雪帆教授对于"权"的数据进行了归纳整理:一斤=250克,一升=液体200毫升,厚朴一尺约30克,竹叶一握约12克。权的发现,是中医界复兴的大好契机。

古代经典名方中的量,和今天是不一样的。柯雪帆教授测定汉代的一两为今天的15.625克,一斤为259克。明代迄今,医家根据古之一两约今一钱的臆断,使用经方仅为原方的十分之一。沿袭至今,悬殊太大,计量过轻,不堪大任。不是经方不灵,是未能继承古人的真传。习用轻剂,固然可以四平八稳,但使中医丢掉了急症阵地。

经方一两李可按15克使用,在面临急危重症时,他常破格加大剂量。如附子的用量,李可治疗心力衰竭等急危重症时,倡用大剂量附子。他认为历代所用四逆方,主药附子仅10克左右,剂量显然不足。他通过考证《伤寒论》四逆汤原方,用生附子一枚,约合今之20克,假定生附子之毒性与药效为制附子之两倍以上，则《伤寒论》原方每剂所用附子相当于现代制附子 40~60 克，而历代用四逆汤仅为原方的十分之一至六分之一。以这样的轻量，要救生死于顷刻，诚然难矣！故他用附子治疗急危重症时，一般都用 100~200 克，且日夜连续进服，24 小时服用一至三剂，总量在 500 克左右。垂死患者有二十四小时用附子 500 克以上者，并未出现中毒现象。李可创制的破格救心汤，经大量临床实践证实，在急危重症的治疗上具有独到的疗效（《李可老中医急危重症疑难病经验专辑》）。

破格救心汤是李可倡导治疗急危重症必用的大剂量典型代表方。此方由《伤寒论》四逆汤类方、四逆汤衍生方参附龙牡救逆汤及张锡纯来复汤，破格重用附子、山萸肉加麝香而成。功用为回阳救逆，敛阴固脱，可挽垂绝之阳、救暴脱之阴。方剂组成为附子 30~100（200）克，干姜 60 克，炙甘草 60 克，高丽参 10~30 克（另煎浓汁兑服），生山萸净肉 60~120 克，生龙骨粉、生牡蛎粉、活磁石粉各 30 克，麝香 0.5 克（分次冲服）。病势缓者，加冷水 2000 毫升，文火煮取 1000 毫升，五次分服，两小时一次，日夜连服一至两剂；病势危急者，开水武火急煎，随煎随喂，或鼻饲给药，二十四小时内，不分昼夜频频喂服一至三剂。

李可认为，对心力衰竭垂危的患者而言，附子的毒性正是其起死回生药效之所在。他说："一般人不敢重用附子，乃因畏惧附子之毒性，但附子为强心主将，其毒性正是其起死回生药效之所在。当心力衰竭垂危，患者全身功能衰竭，五脏、六腑、表里、三焦已被重重阴寒所困，生死存亡，系于一发之际，阳回则生，阳去则死。非破格重用附子纯阳之品的大辛大热之性，不能斩关夺门、破阴回阳而挽垂绝之生命。"

当时，弟子们开展学术讨论，有人提出，"破格救心汤"效果这么好，是不是应该赶紧申请专利？李可说："救命的方子不保密，希望更多人知道。"这份情怀震撼了在场的每一个人，有人多年后想起来仍会深深感慨。其弟子清楚地记得，在李可临终弥留之际，仍语重心长地嘱咐弟子："保护好中医，保护好自己。"

在李可的临床经历讲述中，我看到了不少令人震惊的医案。如有位女青年因服用民间减肥药，经医院确诊为"特发性肺间质纤维化"，病情迅速恶化，肺功能丧失，最多存活二十五个月，医院建议做肺移植，遂来找李可先生治疗。2000 年 7 月 10 日首诊，到 9 月 26 日七诊，共用附子 9700 克，患者日渐好转，后患者带药回家。2001 年 4 月，患者回家七个月，病情大有改观。

还有一位患者，1941 年严重冻伤。1966 年双下肢冷痛。1976 年病情恶化，多家医院建议高位截肢。患者在 51 岁绝望之余求助李可先生。先生开方后，住在其家里，寸步不离，一剂药后患者安然入睡，连服三剂，症状渐渐消退，心绞痛及下肢电击样痛也消失了。后患者注射毛冬青注射液 15 盒，痊愈。追访到 1999 年冬天，患者 76 岁高龄，离休后协助居委会工作。

1964 年 9 月，李可先生见一流浪汉因为脉管炎截肢术后残疾，万念俱灰。他自制木板车以手代足，整日大醉昏睡。截肢处如电击剧痛，腐烂见骨。多次心绞痛发作，几次欲服安眠药求死。李可先生婉言相劝，鼓励其振作，尽力化瘀通络。几剂药后见效遂愈，但三个月后又托人求诊，见患处再次开始脓水淋漓，先生诊脉后问其原因，得知为犯房事之忌。生命根基动摇，年已六旬，后家人接回原籍，不知所终。

1990 年 1 月 7 日凌晨两点，有一对夫妻抱着患儿来家求治，手持医院病危通知单，跪地不起。患儿急性肺炎高热抽搐，危在旦夕。李可先生急忙针灸，患儿大哭出声，抽搐则止。开药取药回来后，凌晨三点先生亲自煎药，患儿已能吸吮乳汁，服药后脱险。

更有李可先生在民间得来治疗重症呃逆验方为患者治病的故事。他取人指甲，点燃后装入烟卷加麝香末 0.15 克，患者吸入立止，从而为辨证治疗争取时间。

弟子严芳回忆起第一次和恩师见面，是在一次全省中医调研工作中，当时严芳在太原一家宾馆的一楼大堂迎接李可先生。只见他刚进大堂，就跟进来几名患者，一位女士手里提着陈旧的编织袋，领着孩子和老人。李可先生对严芳说："请等一等，我先帮他们看一下病。"原来，这几位患者是从老家专程赶到北京求李可先生看病的，因为没赶上车耽误了时间，先生已经返回太原，他们又一路追到了太原。先生耐心给他们看完病后嘱咐："赶紧去火车站，现在还能买到回去的车票，就不用花钱在这里住宿了。"每个细节，他都为患者考虑得很周到。

苍生大医李可，的确是中医脊梁。在我此次创作的路上，常听不少中医人十分敬重李可，先生风骨，永存人间。

岭南中医药——成药芬芳看佛山

岐黄仁术岭南药，佛山成药传奇多。岭南医学是中医学重要的分支，祖庙是岭南人的精神寄托之处。

晋代名医葛洪，亲自上山寻找传染病源，无偿传授给村民治病养生之法，让岭南人有习医养生的习惯。

我们都知道大名鼎鼎的嵇康，但少有人知道葛洪的朋友嵇含。他原本是广州的一名刺史，称嵇康为叔祖父。他和葛洪一样，对草药和秘术充满兴趣，著有《南方草木状》一书，《晋书》里有他的官方传记。

《太平圣惠方》为北宋时期对中医药发展有深远影响的官修方书，主编之一陈昭遇就是南海县人。该书作者与御医广泛收集医药方书和民间验方，历时十四年成书，由宋太宗御笔赐序，颁行全国。据说成书后宋太宗十分欢喜，欲为陈昭遇重修宗族祠堂，而他跪谢圣恩，请求太宗将此恩德惠及故乡用于修葺葛仙祠，发扬家乡重医造药之风，让百姓健康长寿，太宗恩准，并赐赠《太平圣惠方》于祠。

佛山是岭南成药的发源地，千百年来民众对于中医有着特别的感情。拥有四百年老字号的梁仲弘，"岭南药王"冯了性、科场良师黄恒庵、跌打世家梁财信、儿科圣手马百良、古方正药集兰堂、医艺精通宝芝林、中外驰名源吉林、李众胜堂保济丸、精益求精西鸣堂、伤科泰斗李广海、捕蛇采药"蛇王满"等，在佛山人人皆知。

据说东晋成帝年间，葛洪与妻子鲍姑云游四方，在南海丹灶处几载煎熬，大功告成。当时，附近一位村民忽然得了怪病，身上起红疹，恶心呕吐，头痛发热，后因高热不止而死。不久家人也因同病而死亡，村里数户人家也出现此类病症。村里的老人说这是鬼神来了，赶紧祭奠山神吧。他们把村民统一赶到山庙求神灵宽恕，病患数量激增。"快请'葛神仙'下山来！"有人提议。葛洪夫妇赶到村里，掩面开始工作，并以艾叶涂抹四肢，去庙里了解病情。检查完毕后，他们告知村民："此乃瘟疫，不是鬼神之作，需要尽快找出病源。"熟悉情况的村民带路，找到了病患日常劳作的地方。葛洪一连数日细致观察，终于在草地里发现了一种比米粒还小的幼虫——沙虱虫。村民可能是被此虫吸血后感染了疟疾并相互传染的。他随即广采草药，制药布施，总算控制了病情。他还将预防方法教给村民，大家都对他们夫妇二人感恩戴德。

葛洪的《肘后备急方》是后学者们的指南，也让诺贝尔奖得主屠呦呦先生找到了希望。

听说抱龙丸是佛山甚至我国最早的中成药，至今四百三十多年不衰，我很好奇这到底是一枚什么样的药丸。1573 年，梁仲弘在佛山开医馆，他以"德、精、诚"为行医宗旨，不断钻研古方，制药从不粗制滥造。他研制出几种颇有疗效的蜡丸在医馆出售，其中以治疗小儿腹痛、吐奶的抱龙丸最负盛名。那时的成药以丸、散、膏、丹、酒为主，丸剂是常用剂型。刚开始他们的丸药是用蚬壳包装的，后来改用蜡丸还有一个故事。

明万历十六年（1588 年），皇子朱常洵突发高热，惊风抽搐且吐奶水，太医配的药味苦难咽，久不见起色。明神宗传令全国寻求良方。一位大臣将自己从佛山带回来的抱龙丸奉上，皇子服下后立见成效。明神宗大喜，重奖献药官员，并命人每年去岭南采办抱龙丸，渐渐地此药成为皇亲国戚、达官贵人家中的必备药品。两年后，朝廷又来采办，梁家人早已将药丸打包装上马车。采办官员苦恼地说，岭南到京城路途遥远，上次采办的抱龙丸因连日颠簸，不少外壳被震散损坏。于是梁仲弘想，如何才能避免这种情况呢？一天，他在制作药丸时不慎将一颗刚刚制作好的药丸掉进了蜡锅里，他急忙去捞，可是药丸已经被团团裹住。等蜡油风干，他用力一掰，药丸竟完好无损。于是他灵机一动，想到用其做药丸包装，后经多次试验，确实可行。

蜡壳包装的抱龙丸药效显著，携带方便，一经面世大获成功，很快行销全国。梁家扩大规模，兴建新医馆，名为"梁仲弘蜡丸馆"。这是佛山最早以本人名字命名的成药店之一，也是全国中成药老店之一。

现今佛山市禅城区的升平路，在二十世纪 80 年代以前，是当地最繁华的商业区，历史上称为豆豉巷。据史料记载，清乾隆三十二年（1767 年）仅在长约二百米的豆豉巷中就有二十七家经营中成药的店铺，到清中叶道光年间，中成药店铺达近百家，生产品种数百个，主要剂型有膏、丹、丸、散、油、茶、酒七种，从业人员千余人。

由于历史的兴替，战乱不断，到1912年尚有店号仅六十多家，后抗日战争爆发，成药产业一落千丈，只剩下三十七家。到中华人民共和国成立后，由于有岭南发祥地的底蕴，加上政策扶持，成药业得到复苏。

　　岭南人信奉中医，热爱中医，在祖庙这座地域文化的殿堂里，可以看到岭南医学对民众的精神影响。祖庙内设有叶问堂，咏春传正统，华夏振雄风。叶问是一代武魂，咏春拳承载一种精神、一种文化。馆内有一幅冬季行脉图，图旁是叶问亲笔书写的先师秘传总诀。其内容大意为：师曰生死要害诀，须知春夏秋冬四季分十二时辰，方可以断生死，若不大伤心之时不可行之。倘出外往别方或因路途险阻，偶遇恶人此手自不可忍。如非恶人，何必伤人之命也。此手出在三尖，何为三尖？虎尖、掌尖、眉尖，定要子午分明，百发百中。贤徒学习此手法须传师口诀，分明势力功夫，百中难晓，但使手须善而用之。若强者不能成功也，出手法须要虎尖掌尖落眉尖落掌尖，切不可乱伤人命。若乱伤人命是忘先师托付之言没去良心也。在馆内我还看到几则药谱和1956年叶问给弟子萧煜民的手抄药方。其中万灵丹的组成为乳香、没药、轻粉、朱砂、川芎、草乌、细辛、江子霜、蝉素、麝香等。另外，还有散毒饮、追毒饮等方子。可见，武术大师也是中医药的传承者。

　　在佛山黄飞鸿纪念馆，我领略了这位清末民初洪拳大师的风采。他1856年出生于佛山，1862年从父习武，有"少年英雄"称号。1886年父亲染疾卒，他在广州仁安街开设跌打医馆"宝芝林"。

　　岭南医学传奇故事多，走在岭南新天地，我好像听到了历史的回音。路过李众胜堂祖铺，知道了创始人是李兆基。他起初卖凉茶，后传说得到妙方将药茶改制成药丸，取名"保济丸"。其对感冒、食滞、腹痛、肠胃不适等颇有疗效，赢得众口称誉。

　　岭南成药知名度高，还有更多品牌故事，如儿科圣手马百良。广东曾流行一句宣传语：家有七厘散，毋怕小儿惊风同夜哭。话说清朝道光年间，马百良见妇人带孩子来看病，身无分文，跪求帮助。他为婴儿配好药后赠予妇人，妇人千恩万谢而去。他有感于当时患急惊风小儿甚多，便开始收集民间药方钻研各家方剂，独具匠心地创制出一种治疗小儿惊风的药，配方中大多使用平价药材，适合贫苦百姓，小儿用药剂量小，故售价更优惠，只需要用七厘，故称"七厘散"。从此马百良声名鹊起。

佛山武术氛围浓厚，出现了一批伤科名医，佛山市中医院的名科、名医、名药有口皆碑。中医骨伤科由著名岭南骨伤科专家李广海先生等人创建，是国内岭南代表性流派之一。在治疗骨关节损伤及骨伤科危重、疑难病方面，具有独特的诊疗风格和优异的疗效。他所创制的伤科跌打丸，是佛药名方，流传至今。

佛山市中医院有良好的民众基础，患者范围远及欧美、东南亚等地。佛山的功夫文化，如叶问、黄飞鸿、李小龙等大师对武术文化的传播与发展，也促进了跌打损伤传统中医药的发展。传统骨科是医院的特色科室，目前全院约有两千张床位，其中骨科床位就超过了一半。全年六万台手术中三分之二是骨科手术。伤科黄水、伤科油被患者信赖地称为"佛山神水""佛山神油"。

经过六十多年来的薪火相传，医院以"正骨十四法"为代表的中医骨伤科技术已发展为国内较具规模和优势的中医特色专科，"中医正骨疗法"（佛山伤科正骨）被列为第七批广东省代表性非物质文化遗产。医院坚持中医师承教育模式，通过国家级名老中医学术继承、名医工作室，营造勤思善学的中医教育氛围，培育中医药精英人才。

全国第二届百名杰出青年中医陈逊文，曾获得过全国中医药师承高徒奖。他的父亲陈渭良是佛山市中医院原院长、著名骨科专家。在李广海先生的弟子与父亲身上，他学到了不同的骨伤科理论和实践经验。他说，老一代中医人敢攻难关、自主创新、坚守中医、融合创新的大医精神和工匠精神是值得后学铭记敬仰的。回忆起父亲研究伤科黄水的艰难过程，回想起父亲对患者的责任感，陈逊文很感动地说："老中医最大的特点是医者责任感很强，无论病情轻重，都认真对待，总在用专业技能寻找简单便捷的方法帮助患者解除痛苦，不追求大处方。"

2000年5月，陈渭良教授牵头率先成立全国首个骨科疑难病会诊中心，聘请四十位全国知名骨伤科专家教授参加会诊工作，为众多各地转来的骨伤科疑难病例研讨提供精确诊断和优选治疗方案，使佛山市中医院的骨伤科诊疗服务范围扩大至更齐全的专科范畴，突破了以往以四肢骨折为主的瓶颈，包括手外科、脊柱、骨病、骨肿瘤、骨盆、小儿骨科、关节等专科全面开展，而且诊疗水平有了质的提升，既带动了自身年轻骨干的不断成长，也使佛山市中医院在国内同行中真正树立了威信。

佛山市中医院副院长、广东名中医蒋开平教授是首届佛山名中医之一，毕业于湖北中医药大学，1993年来到广东佛山寻找发展的机会。他认为中医药的环境在广东，岭南文化的家庭保健意识很好。他在佛山市中医院肝病科工作多年，和科室一起进步。他说，中医经过了长时间的考验，如果现在的中医人不自强自立，就很容易偏离方向。中医难以营利，一张处方一支笔，没有强大的功底，容易被强势学科轻视。中医要求理论扎实，要有中医思维，中医讲究德，中医人不能没有活力，要有斗志。

2021年9月，他挂职贵州省台江县民族中医院院长。开展东西部协作和健康帮扶是党中央推动区域协调发展、促进优质医疗资源下沉、增进人民健康福祉的重大决策。医疗队不仅提升医院医疗水平，还走进大山深处的苗家，为当地村民带去便捷的医疗服务。他从事中医、中西医结合内科肝病临床（科研）工作三十余年，临床经验丰富，可熟练运用中医、中西医结合方法诊治病毒性肝炎、中毒性肝炎、肝硬化、肝癌、脂肪肝、酒精性肝病、自身免疫性肝病等各类肝病，擅长运用中医经典理论或经典方药诊治内科常见病、多发病、疑难重症及中医体质调理，累积应诊患者已达五十万人次。

医院致力于传承岭南制药的传统技术，投建了全省最大的医院制剂中心，生产中医制剂十九个剂型，一百多个品种。作为一所1956年建院的全国示范性中医院，如何在当前的形势下守正创新？佛山市中医院党委书记、主任医师、重症医学博士后张斌认为，中医是哲学思想，首先要考虑人的感受，再考虑病。中西医融合，就是中医辨证思维的提前介入，中医是价值医疗的最好验证。

医院挂牌设立了广东省博士后工作站，希望加强中医药传承的高层次人才培养。即将成立的佛山市中医药研究院，将加强科研传承、整理、挖掘、创新和成果转化。医院的"体能"等产品大有开发价值。医院还将根据广州中医药大学、佛山市人民政府合作的相关项目，在中医本科学生培养上做人才储备。医院先后成立了熊继柏国医大师传承工作室、唐祖宣国医大师传承工作室。

张斌说，新冠肺炎疫情虽然带来了挑战，也为中医发展带来了机遇。西医的标准化要求，在中医领域并不能全搬套用。中医有个性化要求，不同成分的中药在患者不同病情阶段介入，效果也不尽相同。中医注重患者的整体观，人文关怀与治疗手段并存。

谈到中医院的发展，他说价值医疗是中医院的独特优势。所谓价值医疗，其基本理念就是追求性价比的医疗服务，以较低的成本取得医疗质量或医疗效果的最大化。这对于患者来说是非常重要的。价值医疗是为患者创造价值，也综合医疗状况和医疗全流程的医疗实践，检测医疗效果和费用。

在长达几十年的医疗粗放式发展中，过度医疗成为影响人们幸福感的重要因素。推行价值医疗，不仅仅是全民健康的选择，也是减少医疗浪费和提升服务效率的需要，更是提升医院服务能力、关注患者需求的途径。中医院一定要看到自己的价值，寻找自己的道路，不要在过度医疗中迷失方向。价值医疗，就是中医院的生存之道。

我终于理解佛山这片土地，它是武术之乡、中医药之乡。

在新冠肺炎疫情防控中，广州医科大学附属市八医院中医科主任、广东省名中医谭行华教授的名字被广为传颂。他从事传染病的临床、教学和科研工作三十余年，具有丰富的临床实践经验，擅长中医及中西医结合诊治肝病、新突发传染病，尤其对病毒性肝炎、肝硬化、肝衰竭、新冠肺炎、登革热有较深入的研究，成果丰硕。他研制的"肺炎1号"方，成为国家首个获批的院内医疗制剂，在海内外推广使用，为抗击新冠肺炎疫情发挥了积极作用，受到政府及媒体的广泛赞誉。

他参与制定国家登革热、艾滋病、肝硬化、H7N9禽流感、H1N1流感中医诊疗方案。曾获国家中医药管理局中医药治疗艾滋病试点单位先进个人、广东省优秀共产党员、广东省抗击新冠肺炎先进个人、广东省好医生等荣誉称号。

岭南中医药，是中医学中独具特色的一支流派，有极其深厚的历史积累，为早期中西医药文化的交汇之地，名医名人辈出，声誉远及海外。广东曾是长期位居全国前列的中成药大省。中药工业基础扎实，中医药科技资源集中，中药品牌优势显著，中医药教育体系发达，中医医疗实力雄厚，有良好的中医药群众基础和市场环境，也是中医药对外交流的前沿和窗口。

新安医学——万紫千红总是春

很多读者说高手在民间。在祖国的版图上，中医就如散落在各地的蒲公英，他们为保卫百姓的健康起到了重要作用。在安徽黄山采访新安医学，我有一个深刻的感受，新安医学有强大的生命力，也代表了中医药发展的顶峰时期。

新安医学是明清时期我国中医药学的典型缩影和代表，以北华佗南新安而声誉杏林。那些珍贵的师承学术链，是中医宝贵的财富。

2021 年 9 月 16 日，安徽亳州的华佗纪念馆举行纪念华佗诞辰 1894 周年祭祀典礼现场，一副对联昭然：祭祀苍生神医，苏被神州黎庶疾苦享誉寰宇；缅怀外科鼻祖，功启世界医林科技萌发辉煌。

在徽州文化浸染的大街小巷，我满心欢喜。我一家一家地寻访，坐着摩托车穿街走巷，夏天日光照射得青苔斑驳陆离，鼓励我一路过来寻找中医的路。

黄山古称徽州，地处皖、浙、赣三省的结合部，西晋太康年间为新安郡。1121 年改歙州为徽州。因历史上曾称为新安郡，学术上多称徽州为新安，故徽州医学也为新安医学。徽州地域文化是中国三大地域文化之一，一方山水养一方人，黄山的俊秀，让新安医学有其独特的地域性和独特性；新安江水的柔和，让新安医学更包容渗透。

2021 年 8 月，冒着酷暑，我在徽州大地寻找新安医学的历史渊源和今日风采。

东晋人羊欣，曾任新安郡太守十三年，他素好黄老，兼善医术，所撰写的《羊中散方》是新安医学最早的文献资料。

祁门是新安医学的发源之地，也是新安医学重镇，是中国御医之乡，我在历溪村的御医展览馆久久凝望。

中华传统文化昭彰于世，新安世袭医学誉满今时。

黄山市委书记凌云女士在谈起新安医学时如数家珍，她帮助我迅速领略徽学的艺术之美和人文之趣，也快速进入新安医学的采访状态。她娓娓道来徽学文化，新安医学的兴起，得益于徽学的兴盛。我国历史上因为三次战争导致人口大迁徙，中原氏族大量南迁，这些南迁氏族有仕宦之家、名门望族，也有文化精英，而徽州儒士聚集。

黄山市突出保护传承，做好以文养医文章。坚持以徽州文化的精神内涵来浸润新安医学，以新安医学的传承创新来丰富徽州文化，深入做好新安医学文化的研究、消化、吸收和展示、教育、传播等工作，做到古为今用、化古为今、古今交融，切实增强新安医学文化凝聚力、吸引力和影响力。

新安医学是黄山市的文化名片。作为新安医学发源地的黄山市，正在加快推动新安医学传承发展，奉献黄山力量、做出黄山贡献。2021年4月，黄山市举办了以"振兴新安医学、服务健康中国"为主题的中国（黄山）新安医学发展大会。黄山市委书记凌云、市长孙勇联合在《中国中医药报》上发表署名文章《全面振兴新安医学 全力服务健康中国》。黄山市成立了新安医学传承创新发展工作领导小组，制定出台了《新安医学传承创新发展实施方案》《黄山市生物医药与大健康产业高质量发展实施方案》，力争到2025年将黄山市建成在长三角乃至全国具有较强影响力的新安医疗旅游先行区和国际医养康养示范区。

黄山市还将抢救开发新安医学古籍文献精华，健全完善准确翔实的新安医学资源数据库，加快建设新安医学传承创新中心；加强与中医药机构、科研院校合作，依托新安医学名老中医，培养一批黄山本土中医药领军人才，打造新安医学国医名师品牌；积极引进一批高层次中医药人才和团队，提升完善新安名医堂等平台作用，让新安医学师承有序、后继有人。

"学而优则仕，学而困则商，学而仁则医。"在黄山，无论走到哪个地域，都有着浓厚的徽州文化特点："几百年人家无非积善，第一等好事只是读书"。

徽州人历来尊儒重教，徽商有贾而好儒的价值取向，有人也说徽商是"徽州文化的酵母"，他们用经济实力助学助教，也把资本投入医学。如清代徽商胡雪岩在杭州创办了胡庆余堂药店，吴勉学就是靠刻售医籍起家。

中原士族迁入后，南北文化融合，吸收南北文化发展起来的新安望族，对新安医学发展的影响极其深远。他们通过血缘家族，把医学同家庭、经济、文化组合在一起。

宋明理学昌盛，习儒业医者众多。程朱理学兴起，众多儒者学医，以医济世。宋代瘟疫流行，"家家有僵尸之痛，户户有号泣之哀"。程颐教导人们"病卧于床，委之庸医，比于不慈不孝，是以为人父子者，不可以不知医"。

明清时期的新安已成为全国三大刻书中心之一，刊刻了大量新安医家的医籍，为新安医学的总结、交流提供了极大方便，也为后世保存了大量珍贵的医学史料。

新安医学医家辈出，医著宏富。自宋朝迄今，见于资料记载的新安医家有八百多人，在医学史上有影响的有六百多人，包括五十多名宫廷御医。明清两代更是医学鼎盛时期，有中医人才"硅谷"之称。

《石山医案》的作者汪机是我国明代嘉靖年间的四大名医之一。《医宗金鉴》的编撰者吴谦是我国清代四大医家之一。《临证指南医案》的作者叶天士祖籍为新安。《新安医籍考》中记载，产生或成名于新安的医家撰写的中医药著作有八百多部。南宋张杲 1189 年著成的《医说》十卷，为我国现存最早的记载大量医学史料的医史传记类著作。江瓘的《名医类案》是我国第一部总结研究历代医案的专著。我敬佩方有执，他著的《伤寒论条辨》开伤寒错简流派之先河。我国第一部喉科专著《重楼玉钥》，是我采访的西园喉科郑园的祖先所著。近代中医推崇的"全国十大医学全书"之中，出自新安医家之手的有明代徐春甫的《古今医统大全》、清代吴谦的《医宗金鉴》、程杏轩的《医述》三部。陈嘉谟的《本草蒙筌》比李时珍的《本草纲目》还早。我采访的众多医家读过的《汤头歌》，是清代新安医家汪昂所著。

全国著名医史学家余瀛鳌先生曾说，新安医学的各类医籍在以地区命名的中医学派中，堪称"首富"。而新安医学在海外的传播中更受人关注。

在日本丹波元胤所著的《中国医籍考》中，共收载新安医家六十三人，医籍一百三十九部。尤其是朝鲜、日本两国，不仅通过各种途径吸收了大量的新安医学知识，而且整本翻印刊刻新安医家的许多中医著述，有些版本流传至今。

新安医学的学术创新也影响深远，一些理论创见和临床诊治方法，已经对当代中医学发展产生了深刻的影响。而那些经久不衰的名医世家，更是源远流长。据不完全统计，从北宋以来，世医家传三代以上至十五代乃至三十代的共有五十二家，歙县名医张扩传承一百三十年，成为新安第一名医世家。医博黄孝通历经二十六代，成为新安医学史上家风延续最长、历史最久、妇科名气最大的黄氏妇科流派。我也见到了有五百多年传承历史的郑氏西园喉科传人讲述先祖的故事，把我带入了历史风云中。

在徽州，我每采访一位医家，他们都会提到徐春甫。是呀，就是这位在北京的新安名医，1568 年在北京发起组织了"一体堂宅仁医会"，这是我国最早的医学学术团体，参加会议的有苏、浙、皖、闽、湖、广等地在京的太医和名医四十六人，其中新安医家二十余人。这样的学术交流，可谓引领时代风尚！

2000 年，黄山市评选的"徽州千年杰出人物"中，所选出的三十位古徽州最突出、最具有影响力的代表性人物有朱熹、陶行知、胡适、戴震、黄宾虹等知名人物，也有著名医家汪机和徐春甫。

历史，辉煌而厚重；现实，丰满而真实。在那些新安医家的家族链条里，我有幸一条一条地去寻找，去发现。

（一）定潭向有车头寺　半夜叫门一帖传

定潭张氏出现了一个又一个的传奇。

张扩是新安"张氏医学世家"的奠基人，据说他与范仲淹之子范纯仁关系十分密切。公元 1101 年，宋徽宗即位，下旨宣召范纯仁入京觐见，并任命范纯仁为观文殿大学士之职。此时范纯仁已经 75 岁高龄，又正患病，他唯恐自己的身体不胜远行，便请张扩来恳商。范纯仁问张扩："先生看我这次入京，能活多长时间？"张扩曰："根据范公脉象，不出半年。"范纯仁说："能让我平安到达京城，就全靠先生了。"于是张扩陪同范纯仁进京。进京后，范纯仁以年迈多病为由恳请宋徽宗准其回家养病，同时奏本请求徽宗封张扩为假承务郎（宋代科举中的特奏官衔名）。之后不到半年，范纯仁果然在熟睡中逝去。

张扩亦儒亦医，方术高超，但游走于公卿之间，为权贵所害，被贬职流放永州，49岁去世。他传医术于次子张师孟及弟弟张挥，侄孙张杲大有成就，著有《医说》十卷。

新安歙县张一帖一世祖，是张守仁。一直传到十三世张根桂，十四世张舜华、李济仁，十五世张其成、李艳、李梃、李梢，四百六十年来代有传人。

"张一帖"，是全国乡风文明村安徽歙县定潭村的骄傲。张舜华、李济仁先生的三子李梃，是唯一一个坚守在乡村的"张一帖"传人，他是如何传承发展"张一帖"的呢？李梃先带我参观了在建工程"张一帖医博馆"，徽派建筑在蓝天白云下令人赏心悦目。这里的非物质文化遗产小镇将让新安医学走向新道路。

随后到全国文明乡村定潭村参观新安国医博物馆，偶遇从深圳辗转找到此地来求医的张女士，她因小腿萎缩，在上海、北京、广东等地辗转求医，多方打听了解，请新安医学博物馆馆长、"张一贴"传人李梃老师把脉开方。她拄着拐杖，连连道谢。这一路求医，她经历了太多艰难。

在张一帖纪念馆里，我看到了国医大师孙光荣先生给李济仁、张舜华先生的嵌名联：济世活人德业彰，仁心妙术溯渊长，舜英根植神一帖，华树花开艳八方，大道先行明秘典，师传绝学启灵光，双星辉耀岐黄显，馨溢新安寿而康。

晚上，和着定潭村里的凉风，听李梃先生讲述自己的奋斗故事。谈到父母，特别是少年叛逆期和母亲的对抗，回忆起母亲的节俭生活和患者至上的医者之范，他和爱人都有些哽咽。

李梃是家里最叛逆的孩子，或许有一些原因。当时父母和兄弟姐妹都进了城，留下他一个人在老家。当他背起书包和行李兴冲冲地要去城里继续读书时，父母却希望他能留在家里看家，这让他顿时感觉人生的希望全部破灭了！他心里在怨恨父母的不公。

他想起对自己"狠心"的母亲，她这么多年从来没有改变过。她十分节俭，家里从来没有吃过好东西。偶尔父亲从城里回来改善生活，会买好几块豆腐，她总会吵着说："买这么多豆腐，浪费！去退掉三块。"好不容易等到过年，孩子们都等着吃肉，而她要留出一些做腊肉，有时因为舍不得吃，肉都发臭了。

一群饥饿的孩子，一位精打细算的母亲，怎么能不让儿子怨恨呢？李梃说，那时家里从来没有好好吃过一顿肉，母亲总是留着，到最后也没尝上新鲜味。这让我想起自己家里也有五个孩子的母亲，何尝不是这样呢！她们那一代人，就是在极度节俭中生活的。但正是有过这样的经历，才更珍惜今天的富有。

叛逆、对抗，这就是少年的李梃。真正有一次让他心疼母亲，是看到血肉模糊的母亲出诊回来。有一次，身怀六甲的张舜华出诊。冬天的徽州天气寒冷，地面湿滑。走到一个山坡上她突然失足滚落，不知道有多少米高，幸亏没有流产，被乡邻看见抬回了家。还有一次，她出诊实在太渴了，路边有卖一分钱一杯的茶，但是她舍不得。当她去小溪边喝水解渴时，突然滑倒了。锋利的叶片深深地刺入她的右眼，当时四周无人，她咬着牙把叶片拔了出来，伤口瞬间血流如注。她用手按压住眼睛，慢慢地走回家。当时李梃就哭了。

其实，家里人离开定潭村后，还会经常有一些外地的患者找到村里来，说要找母亲看病。李梃直接说："他们都在城里，你进城去找吧。"当患者络绎不绝地找来，有的甚至跪在李梃面前求母亲的地址时，他那颗坚硬的心又软了，不禁对母亲产生了敬意。

如今的定潭"张一帖"，有李梃在老家定潭坚守，八卦图、中药园、张氏宗祠、新安医学博物馆万象更新，吸引着四面八方来客。他已然成为一位民俗文化大家。在张一帖纪念馆里，我细细体会，中医药在世世代代的传承中发扬光大。

（二）新安寿康——方氏医家传仁义

在采访黄山市中医医院原副院长、黄山屯溪寿康诊所所长方炜煌先生时，他精神矍铄，80岁高龄仍坚持每日出诊。五十余年来兢兢业业勤于临床，坚持用纯正的中医思维、纯粹的中医疗法、"大医精诚"的精神服务患者。他继承父业和"寿康"名号，创建了"寿康诊所"，努力打造"新安寿康"品牌，为新安医学传承发展添砖加瓦。

在门诊，我采访了一些患者，他们都是父母辈推荐来就诊的。这是一个很有意思的中医传承现象，方家三代医者为乡邑三代人提供健康服务。一位60岁的女士向我讲述了三十六年前方医生用中药救治他儿子的故事，如今她带着小孙子又来找方医生治疗疳积。一位中医眼科的第九代传人，从上海回黄山来请方医生开方治病。还有一位女士，十六年前怀孕时经常出血，医院要求其做流产手术，因手术排队时间太长，她在回家休息期间有人建议找方医生。方医生把脉后，让她增强信心，服药保胎，后生育一健康男婴。此后，她自己和家人身体一有恙都会第一时间找方医生医治。

方先生思路清晰，向我讲述着他的学医故事。其父方霖魁，人称"寿康先生"，是当时的新安外科名医，救治了众多患者，他自小耳濡目染立志要做一名良医。1963年6月，父亲因病去世，临终前嘱咐他继续拜师习医。他即拜父亲好友、新安名医程道南先生为师，开启了学医的艰辛历程。

程道南先生是名医郭伯良先生之嫡传弟子，"全国五百名带徒中医药名老专家"之一，造诣精深，治病卓效，治学严谨，育人有方。在程老师言传身教和理论与临证"双管齐下"的指导下，加上自己原有的家学基础和勤奋钻研的努力，方炜煌先生很快就能独立应诊。1979年，在中医师考试中，他取得原徽州地区笔试第三名、屯溪市第一名的好成绩。

方炜煌先生走上中医之路，还要从他自身的一次经历说起。1960年，方炜煌先生上大学时到农村支援"双抢"，繁重的体力劳动，每日只有稀饭充饥，令他营养不良，体质下降，积劳成疾，高热发冷、咳嗽不止，经检查被确诊为"浸润型肺结核"，学校建议他回家休养。回家后经过父亲的精心调治，他的病情很快好转。他一边调理身体，一边在父亲的指导下誊抄医案，习读中医书籍，从而激发了他学习中医的理想和信念。于是他毅然办理了退学手续，弃教从医，立志传承父业。

但是，自费学医比他想象的要艰难很多。学医时，他因过度劳累旧病复发，出现了咳嗽咯血症状。当时他已成家生女，自费学医，没有收入，经济十分困难，如何才能治好自己的病呢？现实迫使他自己思考治疗方法。在程老师的指导下，他自拟养阴清肺、宁络止血的中药方，治疗后症状得到有效控制，但胸片检查显示有"肺空洞"形成。这是个棘手的问题，在当时的医疗条件下，西医也没有更好的治疗手段，怎么办呢？方炜煌先生又自拟了"白及粉猪苋膏糯米粥"进行调理，每日早上吃一碗，一个月后复查胸片，发现"肺空洞"居然消失了。五十余年来，此病未再复发！

我笑问这是一碗怎样神奇的粥呢？老先生回答："我在糯米粥中加入白及粉和由猪油、白蜜组成的猪豕膏。白及粉具有收敛止血、化瘀生肌的作用；猪油具有很好的养阴润燥、补肺止咳、通便解毒之功；白蜜有清热解毒、润肺化痰、理气消滞的效果；糯米具有补中益气、健脾养胃、止虚汗的作用。故此方适宜肺结核、病后体虚者食用。"

就是这样切身感受到中医药"简、便、廉、验"的神奇作用，让他成了一名中医。

方炜煌先生为人敦厚仁义，时刻以患者为重，对贫困患者多有体恤。方老退休后扎根于屯溪寿康诊所，"一切以患者为重，一切为了方便患者"。为了满足路途较远、病情复杂的患者及时复诊的需要，他经常利用休息时间在家接诊，家里的餐桌常常就是接待患者的诊台。他处方时常考虑选择价廉药物，尽可能将药价控制到最低，让百姓都能用得起药、看得起病。他还经常给生活困难的患者减免医药费，到偏远山区送医送药、开展义诊活动。"寿康"的仁者之心和精湛医术赢得了患者的信任与尊重，口口相传，常有世界各地的患者慕名而来。

我想起犬子近期脾气暴躁、食欲不佳，遂请方老先生开了个方子，小儿吃了10剂中药后，食欲大增，脾气温和了许多，脸上的痤疮也逐渐减少。没有想到效果如此明显，不得不佩服方老先生的辨证准确、用药精准。我妹妹听闻后，也电话联系方老先生，请求为其4岁女儿开方调理。

家族链传承是新安医学的显著特征，新安寿康方氏医家也不例外。方老先生培养了儿子方敏、女儿方霞成为新安寿康传人。方敏毕业于安徽中医药大学，他将家传学术思想与针灸推拿手法结合，成为针推脊柱病专家，是安徽省五一劳动奖章获得者、黄山市第六届政协委员、安徽省首批（新安医学）非物质文化遗产传承人。他还多次承担黄山市重大健康保健任务，受到广泛好评。

在寿康诊所，前来求医的患者络绎不绝，一整天方老先生和方敏医生都难得休息。中午时间，我亲身体验了方敏医师的推拿手法。因长期在外奔波，又伏案写作，故右边肩膀时常疼痛，我躺在治疗床上，切身感觉到方敏医生的推拿手法独到，几个治疗手法后，他让我抬起右手，并拉起我的右脚，此时我明显感觉到身体如有暖流通过，疼痛瞬间减轻。

我还现场观摩他给其他患者治病。有时会听到患者身体骨骼的异响，在我等观看者正诧异之际，患者却说："对了，对了，舒服了。"这不得不让我感叹他手法的神奇。

作为黄山市政协委员，他积极建言献策，多次提案。他认为，新安医学的世家传承，是中医学传承在徽州的特殊表现，要想有更好的发展，需要用开放的心态理解传承，新时代传承的不是家业而应是学术思想和妙手仁心；在传承人的培养和选择上，也不必限于家族，而要着眼于寻找合适的接班人。

方霞毕业于上海中医药大学医疗系，在安徽中医药大学第一附属医院从事内科临床医疗、教学、科研及业务管理工作，后被调到科学出版社担任医学高级编辑，拜访了不少著名中医药专家。在组织编写全国高等中医药院校中医案例版教材时，得到过国医大师邓铁涛的指点和认可。方霞退休后返回故里，现在寿康诊所开展临床医疗和医案整理工作。

在不同的历史时期，方氏祖孙三代秉承家学精髓，博采众长，并结合个人研习心得和临证感悟，在诊疗思路和治疗方法上均有所发展。

方霖魁擅长中医外科，治愈顽疾无数。一患者之子赋诗一首"着手沉疴起欢声动北堂，甚欣安且吉还冀寿而康，不吝怀中药全凭肘后方，药医今合一古道得重光"；并烧制瓷板肖像画，以赞许方霖魁高超的医术，表达求治其母的感激之情。方霖魁创建的"盘底药线引流法"，对治疗深层乳痈等外科疾病效果显著；其自创的代表经验方是"新安寿康一剂忍冬汤"。

方炜煌堪称中医全科大夫，擅长中医内科、外科、妇科、儿科等的疑难杂症，自创系列经验方，如"健脾清胃方""强身补肾方""扶正抗癌方"及"寿康养生系列膏滋方"等。

方敏自创"通督畅焦术"，以三焦辨证为指导，运用导引手法，对脊柱进行调理，达到畅通督脉、提升三焦气化功能、协调脏腑等作用，是治疗疑难杂症及养生保健的特殊手法。其经验方"通督回春丹"，可用于治疗脑梗死、抑郁症、甲状腺结节、颈椎腰腿病及心脑血管疾病等。

方霞传承父亲的临床经验，将"健脾清胃方""寿康养生系列膏滋方"应用于病后调理和养生保健。

寿康诊所申报的"新安寿康方氏通法流派传承工作室建设项目"被安徽省卫生健康委员会批准通过，将寿康诊所列为首批地域特色流派工作室建设单位。

（三）西园喉科——代有传人

在黄山，无人不知西园喉科。站在歙县郑村西园的微缩景观图前，我仿佛看到了西园喉科的历史风云。国家级非物质文化遗产传承人、西园喉科第十一代传人、85 岁的郑铎老先生声情并茂地向我讲述了家族的医学故事。

西园喉科系歙县郑村郑氏创于清康熙年间的中医专科，至今有近三百年的历史，世代家传，名医辈出，在江南享有"手到病除，杏林奇葩"之美誉，因其秘药医术在中华喉科领域至今仍居先锋地位。

郑铎乃郑氏西园喉科嫡传，在四十余年的临床实践中承祖求新，是全省乃至全国颇有影响的中医喉科专家，人称"喉科一绝，黄山一宝"。

面对祖上厚重的历史文化积淀，郑铎承上启下，亲授子孙喉科医业，培养其子女郑公望、郑园、郑葶成为喉科名家。郑氏"西园"开枝散叶，根深叶茂。郑铎之孙郑翼、孙女郑辛夷作为当今郑氏第三代、西园第十三代传承人，双双从业喉科，为郑氏西园喉科补充了新鲜的血液。

谈起孙女郑辛夷的专业选择，郑铎满眼都是希望与自豪。孩子向来没有提及过自己的专业理想，爷爷奶奶自然也不好过多干涉。他们期待后继有人，希望孙辈们能继承中医，但又担心孙辈们有其他的人生目标，老一辈人怎么能束缚年轻人的手脚呢？可就在填报志愿时，辛夷竟提出要学医！郑铎夫妇喜出望外，当郑辛夷收到北京中医药大学录取通知书的时候，全家欢腾了。

时光如水，已经身为祖父的郑铎，想起自己当年和祖父学习的光阴。1960 年 8 月，郑铎随祖父郑渭占一同调入歙县人民医院中医科。

同年九十月间歙县白喉流行，他们全力投入诊治中。这一年祖父已 74 岁高龄，除了要应对大量的日常门诊患者，还要应对突然间增多的白喉患者，忙得不可开交。最终他们全部用中医药治愈了当时的白喉患者。郑铎撰写了《36 例白喉中医中药治愈的报告》并上报，受到上级好评。

1964 年 4 月，郑铎与祖父回到郑村卫生院。早在清朝道光年间，为了救济平民百姓疾苦，郑氏西园就在村里先后开办了几处中药店铺，一曰"涵春堂"，一曰"养真堂"，均为前店后坊，尤其是"涵春堂"药铺做得很大，生意兴隆。对普通百姓不收费，这是郑氏西园早年行医的一条规定。清朝末年，郑家外埠商铺均关门停业，断了资金来源，家境陷入贫困，不得以处方行医售药，维持生计，但每遇极贫者不取分文。

郑铎还讲述了祖父经历的往事，惊心动魄，回味悠长。那是在 1942 年前后，56 岁的郑渭占医名远扬。这天，他如常坐诊，其六弟打理着郑家药铺，诊室内秩序井然。突然间进来一群士兵，为首的副官冲着他问道："您可是郑渭占郑先生？"他答道："本人正是，请问哪位看病？"副官行了军礼，并说："请郑先生随我们走一趟，有位危急患者，请先生救治。"渭占先生有些为难，有不少患者正在候诊，可来人不由分说，只好让六弟带上常用的器械及药品同士兵们出了家门。一行人出了西园大院，拐上郑村街头，平生第一次这样给人看病，患者是谁，得的什么病，要去什么地方，都一概不知。

汽车跑了一天一夜，天亮时停在了一座城镇外。士兵们拿出两块黑布蒙上了他们的眼睛，在一处房门前停下来后带他们进入房间。灯火明亮，真皮沙发上半靠着一个人，一群军官围着他，个个脸上都显露出不安，渭占先生心想此人定是高官。他看到患者肿胀得已合不上嘴，急促地喘着粗气，整个脸憋胀成青紫色，生命危在旦夕。此症为喉痈，又称"锁喉毒"。渭占先生诊察完毕后，转过身去，背对着患者解开了器械包，从中拿出一把手术刀，用酒精消毒后藏于右手袖中。他嘱咐六弟托盆辅助，然后用左手轻轻托起患者下颌，让其尽力张开嘴巴，只见脓肿已占满患者口腔，足有鸡蛋大小，塞其咽喉，呼吸十分困难。先前请来的浙江、江西等地的中西医生都站立在一旁直愣愣地看着渭占先生。只见他抬起右手，十分敏捷地对着脓肿最高处轻轻一刀切了下去，随即一股脓血喷涌而出，六弟迅速以盆接住。患者长长出了一口气，说道：

"是谁救了我一命？"在场的军官和医生们无不惊讶，向渭占先生投去了钦佩的目光。

之后渭占先生在患处吹敷了冰硼散，并让六弟拿出处方笺，研墨开方。几天后，患者完全康复，他们遂告辞返乡。临行前，副官带着士兵捧了两个盖着红绸布的托盘来到渭占先生的面前说："这是我们长官感谢先生妙手回春，特给予先生的嘉奖。"

回到郑村，郑渭占先生嘱咐六弟，去江西给长官看病之事千万不能对外人说，六弟一直守口如瓶，因而此事外界一直无从知晓。

"回忆起祖父的为医生涯，那可是一路艰辛啊。"郑铎又想起一件往事。1950 年，祖父带郑铎住在屯溪黎阳行医。一天，祖父因故被警察抓走了，判处有期徒刑 3 年。2 个月后，歙县白杨村有个患儿生病多日无法进食，已是命悬一线。家属用竹床将患儿抬到看守所，请求狱警让渭占先生出来给患儿看病。

狱警还从未遇到过这样的事，万分焦急的患儿家属对着狱警说："你们不让先生出来给孩子看病，这个小孩反正也会死，我们不要了。"说完患儿家属便将患儿连同小竹床一起放下，转身就要走。这可吓坏了看守人员，出于无奈，火速向上级请示，最终破例特批请郑渭占先生给患儿诊治。先生一看患儿病情危急，须赶紧用药。郑氏先祖郑梅涧所著的《重楼玉钥》记载有走马牙疳证，曰："症以走马名者，言其疾速，失治即殒故也。"经过层层请示，最后特批郑渭占回家为患儿配药。他先按证为患儿开了处方"清疳解毒汤"，同时调碾了"芦荟散"。一诊而效，三诊便获痊愈。不久消息就传开了，引起了不小的轰动，四方患者如潮，纷纷涌向监狱。

当时的县委为了顺应民意，决定让老先生在歙县府衙旁阳和门边的洪庙给人看病。最多的时候老先生一天要看八十多名患者。一年半过后，郑渭占先生获得释放。

在祖父的言传身教中，郑铎也成为一名深得人心的好医生。1984年 12 月，郑铎携子女郑公望、郑葶接受组织调遣，全部调入新组建的歙县中医医院，组建中医喉科。1985 年元旦，歙县中医医院正式开业。

如今，歙县郑氏西园喉科已发展成为祖、子、孙三辈共同携手打造的以医疗、教学、科研为一体的专科医学综合体，形成了别具特色的新安医学世家及喉科学术流派，并经黄山市科学技术局批准，创设成立了"黄山市西园喉科药物研究所"及其临床部（门诊部）。他们与国内多家医药企业合作开发的治疗喑哑和鼻炎等系列新药，也已进入最后审批阶段。"郑氏西园喉科"品牌已注册，先后被评为省级非物质文化遗产、国家级非物质文化遗产和传承基地；为国家首批中医流派工作室；郑铎获"安徽省名中医"称号。

在近五百年的医疗实践中，郑氏家传医学留下了宝贵的医学著作。其中《重楼玉钥》可溯源；《喉科秘钥》《医学正义》《愚虑医草》《松巢秘录》《证治合参》等著作都是喉科理论的重要文献。在郑家，茶余饭后的医案讨论就是学术研讨会。

祖辈的辉煌，是西园喉科源源不断的精神源泉；吾辈的自强，是西园喉科创新发展的动力；新生代的接力，是西园喉科传承的希望。

（四）中医药治蛇伤——一枝独秀

安徽省祁门蛇伤研究所是新安医学苑中一枝绚丽的"奇花"，可谓是中国中医药防治蛇伤的一张特色"名片"。目前其是华东乃至亚洲地区最大的蛇伤救治与科普基地，国家中医重点专科协作组成员单位。建所以来已累计救治各类毒蛇、毒虫咬伤患者 10 万余例，治愈率高达98.6% 以上，尤其擅长治疗五步蛇伤，技术水平在国内外领先。服务范围辐射到皖、赣、浙、苏、鄂、豫、鲁等全国多个省市，远到东南亚一带，创造了我国蛇伤救治的奇迹。

我正采访，听到了急促的求医电话，一位被毒蛇咬伤的患者从休宁县赶过来，看着高肿发黑的手部和焦急如焚的患者，医生陈鹏立即用所里研制的蛇药给患者进行外敷，并不断安慰患者。一位乡村大嫂和我聊起她的受伤经过。她今年 60 岁，在家中厨房被五步蛇咬伤，因原来有过一次蛇伤经历，于是她马上挤出毒液，并果断持竹竿把蛇打死，再赶到研究所来求医。

旁边还有一位正在接受治疗的女士心情大好，她的腿部尽管目前还有点发青，但比起入院时的情况，已非常万幸了。她是在山上被毒蛇咬伤的，整条腿迅速肿胀、变黑、疼痛难忍，从小腿一直延伸到臀部，蛇毒入侵，生命危急。幸亏家人第一时间送她来蛇伤研究所，她很自豪地对我说："蛇伤研究所就是我们的'救命所'呀！幸亏在我们祁门，要是在外地，我哪里还有今天！"她把自己的治疗情况发布在网络上，很多网友看到了她当天住院时的视频和每天的病情进展。现在病情好转了，网友们都为她高兴。

近年来蛇伤研究所研制的祁蛇七号方、祁蛇小分子肽等产品，在顽固性皮肤病、类风湿、癌症等疑难疾病治疗中发挥了独特作用。蛇药拓展治疗各类毒蛇（虫、蜂）咬伤、无名肿毒、顽固性皮肤病（湿疹、牛皮癣）、免疫类疾病（如类风湿关节炎、系统性红斑狼疮、痛风、强直性脊柱炎）、血栓性疾病、新型布尼亚病毒（蜱虫）感染等效果显著。

黄山市正着力打造"祁门蛇伤和蛇药"的品牌，并将"祁门蛇药"产业作为重点项目加大培育与扶持力度。

为什么要在祁门建立一家专业蛇伤所？这要从首任所长滕国强说起。1965 年 10 月，他受命组建祁门蛇伤研究所，关于建所有一段特殊的故事。

1965 年 5 月，黄山脚下一位生命垂危的蛇伤患者，在多方抢救无效时，请滕国强救治，他用了两颗蛇药丸灌喂，患者得救了。正值国家领导人访问徽州，听过汇报后，叮嘱要把这样好的蛇伤技术和蛇药发扬光大。很快，多位领导赴祁门县安排落实成立蛇伤研究所。1965 年 10 月 1 日，经省委、省政府批准成立了中国首家集"研究、治疗、产品"三位于一体的事业单位，即祁门蛇伤研究所。滕国强在家传的基础上，不断融入新安医家及民间蛇药经验。随后，祁门蛇药作为省卫生厅、国家卫健委的课题立项，历时八年，于 1975 年终于研究成功，1978 年荣获全国科学大会奖、全国医药卫生科技大会奖，同时获奖的还有屠呦呦先生的青蒿素。在祁门蛇伤研究所史馆里，还挂着那幅全国科学大会奖的巨照。1979 年我国首家蛇药厂——祁门蛇药厂建成，开始批量生产。独特的蛇伤疗法及祁门蛇药制作技术，享誉海内外。

对蛇伤患者夜访后，次日一早六点我去了曾国藩行辕——洪家大屋。1860 年，曾国藩的湘军大营和两江总督行辕曾驻于此，在那段艰难岁月里，曾国藩在日记中记载道："无日不在惊涛骇浪中度过。"尽管战事繁忙，他仍然不忘关心家人与友人，在写给弟弟的信中说道："祁门所产的白术，吾得了一斤八两佳品，分成三份，给老弟你一份，再给胡林翼一份，兄自己留用一份。"剪不断的乡土梦，家国春秋中医情。

随后我还去了祁门御医展览馆，祁门是御医王典的故乡。他被祁门人尊为当世医宗，"十年读书十年临证，存心济人存心济世。杏仁桃仁独活世间人，生地熟地当归方寸地"。这里陈列着历代祁门御医的画像。我居然在此还见到了祁门已知最早的御医康城，乃明代御医，祁门南乡礼屋人。

馆内不收门票，无人看管，有一些破败不堪。但要寻中医药文化的地域特色，不管多么偏僻，不管多么炎热，我都会去现场眼见为实。当方敏主任一行人来此地接我回程时，我才从历史的遥想中回过神来。

在黄山，你能见到不少很有建树的中医人。这大概是这一方水土滋养的结果。

沛隆堂是1738年新安名医程北聪在汉口开设的一家老药堂，后来毁于战火，被迫迁地徽州。在溪源程式宗谱中，我看到了中国著名中医学家程门雪。我有幸采访了程氏内科传人程剑峰。现程氏内科已被列入安徽省非物质文化遗产，世代薪火相传。

黄氏妇科也是安徽新安医学的一张"名片"。我向安徽省首批非物质文化遗产项目新安医学代表性传承人黄孝周老师了解了黄氏妇科的历史渊源。新安黄氏妇科始于南宋黄孝通（1138-1206年），他出身书香门第，稍长即专心钻研岐黄，1163年赴京考试，成绩优秀，被宋孝宗御赐"医学博士"而入太医院任太医。他医术精湛，尤擅妇科。晚年告老还乡于歙县行医，为新安黄氏妇科之始祖，后代多以医为业，至今八百余年，世传二十六代，代代有传人，被称为"医博世家"。

新安蜀口外科传承人曹恩溥先生是曹氏外科第五代传人，受聘在黄山市中医院名医堂轮班坐诊。

地域医学有研究中心的，全国并不多见。黄山市对新安医学一直都很重视。黄山市中医院院长、新安医学研究中心主任江国庆介绍说，黄山市新安医学研究中心主要从事新安医学文献的挖掘整理研究、新安医学非物质文化遗产保护传承、古今名方验方临床验证及中医药开发研究等工作，同时承担全市中医在职教育及中医药适宜技术推广工作，与国内中医药科研院所等机构有广泛的协作关系，是安徽省非物质文化遗产（新安医学）保护单位和安徽省中医药文化（新安医学）宣传教育基地。

黄山市在加快建设集中医预防、诊疗、康复及特色制剂研发等功能为一体的综合型皖南中医药传承创新中心，2022年达到三级中医医院标准，力争成为省级区域中医医疗中心和传承创新基地。

近两年黄山市争取了多个中央和省市重点专项资金项目金额达数百万元，加强市中医院临床业务骨干培养，将市中医院临床业务科室骨干"派出去"学习轮训，对接安徽中医药大学附属医院"引进来"一批高级人才，在市中医院建立徐经世国医大师工作室等多个专家工作站。加强科研项目建设，主持中医药循证能力建设、新安医学传承、中医药预防新冠肺炎等项目，推动新安医学成果转化，加快市中医院重点专病专科建设。

地域医学研究中心，可为可不为，在于是否对中医有感情。从黄山屯溪到祁门，有一个多小时的路程。祁门东街巷里有故事，汪家巷里有御医。明代御医官汪棠、徽州第一宰相汪伯彦都曾驻足于此。据不完全统计，自南北朝至民国时期，祁门史载御医二十一人，为中国御医之乡，名医二百多人，著医书四十余部二百五十多卷。可以说，祁门是新安医学的重要发祥地，尤其是出了汪机、徐春甫等在中国医学史上享誉盛名的医家。祁门胡氏骨伤科，源自少林伤科学派，肇始于清末，历经四代传承发展，享誉皖赣间一百多年。

2021年8月2日，我和新安医学代表们共同交流。黄山市卫生健康委员会主任方克家介绍了新安医学的历史渊源、现状和黄山市全面发展新安医学的举措。如果说明清时期新安医学代表了中国中医药在当时发展的高峰，那么现在黄山市人民政府对新安医学全面发展的投入，将切实传承、创新、振兴中医药。

他还谈到了新安医学名家集聚中心的建设。黄山市引导一批新安名医世家特色专科人才入驻市非遗创意产业园，建设新安医学名家集聚中心，将该集聚中心打造成为展示、保护、传承新安医学非遗技艺的重要窗口，吸引各方人士前来诊疗、观摩、体验、研学，促进健康旅游、保健养生等相关产业发展，创建国内一流、国际知名的新安医学非物质文化遗产传承发展中心。

对于新安医家来说，这是他们深切感受到市人民政府对新安医学的重视落实到位的举措。我赶到非物质文化遗产传承发展中心现场，看到各医家非物质文化遗产馆的徽派建筑呈现出来的传统文化魅力，新安医学的非物质文化遗产发展真正落地，但愿传承有新章。采访的各位医家说，新安医学曾经有过辉煌，在新的历史时期，国家对中医药发展十分重视，黄山市主要领导以徽学文化引领新安医学传承，必将再次创造新的辉煌！

2022年1月7日，黄山市中医药管理局挂牌成立！

在黄山，我看到新安医学学科齐全，各家传承历史悠久，学术理论有深度，医家之间精诚团结、相互帮衬，聚是一团火，散是满天星。这在全国都是少见的。

"南新安、北华佗"，新安医学是中国医药史的典型缩影，展现了中医在民间的勃勃生机。

黄山市委书记凌云深情地说："千年新安、名医辈出，药香盈盈、薪火相传。振兴新安医学，我们责无旁贷、重任在肩！"

这是新安医学之大幸，也是中医传承之大幸！

湖湘中医——橘井泉香续新谱

马王堆文化、楚文化影响下的湖湘中医文化，以"以德为先、心忧天下""思变求新、敢为人先""执中致和、道法自然""兼容并举、中西汇通"为精神特质。

山河辽阔，人间烟火，湖湘处处可见中医药文化。

橘井泉香的神话故事来自湖南郴州，市内苏仙岭、苏仙街为纪念苏耽而得名。传说他成仙离开家时对母亲说："明年有瘟疫等疾病流行，庭院中有水井和橘树，凡有患者前来求治，每人都给井水一升，橘叶一片，饮之可以立即痊愈。"果然，第二年前来求取井水和橘叶的人很多，无不应手而愈。郴州一中学院内有橘井，井旁有清代康熙年间留下的石碑，碑文中也谈到此故事。

在湖南长沙湖南中医药大学附属医院门口有两幅巨大的石壁画，一幅是岐黄论道，一幅是炎帝采药。在湖南中医药大学附属第二医院，我寻得张仲景祠故址。这位长沙太守白天忙公务，晚上坐堂，慈悲为怀，悬壶济世。坐堂行医，由他首创。湖湘中医，应是从此地发源而来的。

明代杰出的医药家李时珍多次到湖南岳阳药姑山采集药物标本。他为编写《本草纲目》，足迹踏遍药姑山，曾云："药姑山上百草全，只缺甘草与黄连。"他曾在此研究蕲蛇，写成《蕲蛇传》，当地至今流传着许多李时珍在此山采药时的趣闻逸事。

湖南涟源龙山有孙思邈药王庙，株洲有炎帝陵，神农在此尝百草。新化安化，中药材种植颇有规模。衡阳中医盛行，1982年全国中医工作会议在此地召开。

仲景堂前映晚霞，勤求博采继长沙。医林次第添新叶，辟苑何曾摘旧瑕，代有文章传海内，时怀寸心献京华。千秋史笔贻佳话，人才辈出放百花。

湖湘中医历史悠久，在西汉马王堆出土的文物中，有《五十二病方》堪称一绝。

2021年早春的长沙还有些冷，我第一次去马王堆汉墓遗址所在地，虽然出土文物都在湖南省博物馆，但来遗址看一看，总能找到历史的印记。湖南长沙马王堆，相传这里是五代时期楚王马殷的墓地。三号墓地的山坡上有些阴冷，我的思想也游移到了1973年12月，在马王堆汉墓三号墓发现了大批帛书和两卷医简。就在我脚踏的土地底下，有着几千年前的汉初的星相、医术、房中术等内容的文献帛书。

我赶到湖南省博物馆参观长沙马王堆汉墓陈列馆，在这里了解两千多年前的汉代生活方式，了解他们的生命意识。医书简两卷二百支，一卷内容与《黄帝内经》相似，讲的是养生之道，一卷是房中术，其中《养生方》《合阴阳方》《十问》《天下至道谈》等，涉及性保健和优生养生。

马王堆对于中医来说是一份非常有价值的"说明书"，其中的《五十二病方》比《黄帝内经》成书年代还要早，书中记录了五十二种疾病，提到了一百多种疾病的名称，记载了二百八十多个药方，所用药物二百四十多种，还记录用水银和其他药物混合，外敷患处治疗痈症，比西方早了一千多年。

《五十二病方》中还载有大量的巫术治病方，反映了汉初湖南地区保持着医巫一体的治病模式，并记载了祝由术治疗皮肤肿瘤、疣病的医方，能止血，治小儿惊风、毒虫咬伤、皮肤肿瘤、恶疮等多种疾病。该书是中国最早的方剂专著，是珍贵的医学遗产。据馆里资料显示，其是迄今所见最早最完整的医方专著。帛书原本没有书名，根据原有目录中共五十二个以病名为中心的小标题，学者们将其定名为《五十二病方》，真实反映了西汉前临床医学和方药学发展的水平。

站在《足臂十一脉灸经》经络图面前，我好奇古人是如何寻找发现经络的，这是现存最早的经络学著作。

出土的帛书《脉法》，全文只有三百多字，是目前所见最早提出人体气与脉的关系并确立虚实补泻治病理论的医籍，也是应用灸法和砭法治病的医学教材，书中提倡"寒头暖足"的保健方法。

还有更多值得研究的《阴阳十一脉灸经》甲本、乙本，《阴阳脉死候》《疗射工毒方》《导引图》《却谷食气》《养生方》《房内记》《胎产书》等。

《足臂十一脉灸经》和《阴阳十一脉灸经》全面讲述了人体十一条经脉的循行走向、所主疾病和灸法，是我国最早的论述经脉学说的文献。

有人说那个历史时期人们的健康观念是落后的，其实不然，古人在养生方面真的比我们更智慧。

我看到了辛追墓出土的犀角，这样的名贵药材，当时罕见，可能是从海外传入的。还有香具、香料，如辛夷、高良姜、陈皮、花椒、杜衡、藁本、佩兰等，这些很有药用价值又可做香料的药材，是主人的嗜好还是用于防腐、防霉、防潮呢？马王堆出土的香料药物有九种，是现存最早的中草药标本之一，有芳香祛湿、通气健脾、防腐杀菌、防病治病等多种功效。

湖湘中医有其独特的湘学基础，是中医药文化不可忽视的地域之光；湖南中医药大学是中医药高等教育的典型；湖湘中医五老，李聪甫、谭日强、刘炳凡、欧阳琦、夏度衡，让中医人无不敬仰；湖湘中医医院星罗棋布、各有千秋，谱写中医发展新篇章。

在湖湘大地，中医药从来都备受重视。1987年，湖南省人民政府印发了《关于加强中医药工作的决定》文件，1990年颁布实施的《湖南省中医条例》是全国率先制定的中医地方法规。1994年全国首届农村中医工作会议在张家界慈利县召开。2007年，中共湖南省委、湖南省人民政府印发了《关于加强中医药发展的决定》，2020 年湖南省委省政府印发了《关于促进中医药传承创新发展的实施意见》，并召开高规格的中医药发展大会。

目前，湖湘中医服务体系健全，1905 个乡镇卫生院有中医馆，全省的中医药服务覆盖率达 97.69%，湖南中药材品种有 5670 个，在第四次中医药资源普查中全国排名第四。湖南中医药人才鼎盛，科技能力强。多年来，湖南省中医药研究院的新药研发能力在全国处于领先水平，湖南中医药大学的药学院及省中医药研究院等都具有较强的研发能力。目前湖南省中医药研究院已经与湖南中医药大学分开管理，必将有效激发省中医药研究院的活力。

湖南中医药工业产业有一定的基础和潜力，但规模较小、布局分散，缺乏单品过十亿的大品种和产值过百亿的大企业。中医药服务业发展迅速，一些中医药健康服务企业快速崛起，这说明中医药健康服务业大有可为。

湖南省卫生健康委员会副主任祝益民说，新时代新观念，中医要与时俱进，用现代化的手段服务现代人。中医要培养现代中医，中医院要按照现代医院进行管理。在中医院院长培训班上，他提出：要让中医药人热爱中医，热爱不能停留在口头上，中医院医生都要会用中医药；中医要有为患者服务的机会。患者来到中医院，要用中西医结合的办法给患者介绍治疗方案，满足患者的健康需要，要提高中医服务的占比；中医发展要科学传承；中医药科普很重要，要让公众了解中医、懂中医、用中医，关键在于科普，中医要科学传承服务现代人。

作为现行的《中华人民共和国中医药法》第一稿的起草人之一，湖南省中医药管理局局长郭子华于 2005 年曾被抽调到国家中医药管理局系统梳理中医药法规，他在有关材料中谈了制约中医药发展的两个重要因素：一是管理上没有遵循中医药自身发展规律，没有按中医药的特点管理中医药，照搬现代科学、医学模式；二是学术上东施效颦，模仿照搬西医的评价体系。他在中医药管理中更注重宏观政策的制定，通过制度的优化来解决中医药行业普遍反映强烈的问题，创新管理、释放活力，团结一切可以团结的力量，用开放、包容的心态推动湖湘中医药的发展。同时聚焦难点、痛点与堵点问题，直面现实，以问题导向解决实际问题。

湖南省委省政府确定了建设中医药强省的目标，要把资源优势转化为事业和产业优势。主要通过实施中医药"服务提质""神农人才""科技创新""产业振兴""文化弘扬"等五大工程来实现。同时，在体制机制上深化改革，切实解决中医药发展的实际问题，如调整医保政策，提高中医药价格；创新改革中医药管理，在医联体内使用医院中药制剂；调整中医人员技术职称的评价体系等。

关于中医现代化，他说最重要的一点是中医文化传播，要用现代语言把中医药的道理讲明白，让更多人了解、相信中医药，还要充分应用现代方法发展中医药。所谓中医药创新，就是要用信息化的手段，让中医药适应现代化生活的健康服务需求。

中医学博士肖文明先生现任湖南省中医药管理局副局长，他说中医有不同时代的烙印，当今是中医复兴的时代。湖湘中医的生命力在临床，全省中医医院在全国第一梯队，县县都有中医院。一些地方中医院有自己的特色专科。

2020 年，新冠肺炎疫情暴发，肖文明先生有两个多月都吃住在办公室，在最艰难的时刻，他接到上级的指示，思考如何用中医战胜疫情。但面临的现实却十分艰难，他也听到质疑和反问："这个时候中医还来凑热闹？""中医只能参与，不能唱主角！"

那段时间他最焦虑的就是中医缺人才，真正的中医大家很难找，人才断层严重，这也是中医药行业发展最大的障碍。其次是缺标准，行业普遍在用西医的标准管理中医。他呼吁中医要"抱团取暖"，也要与时俱进，更要推陈出新，不是一个方子包治百病。以前，中西医并重并没有保证，中医的管理体制可谓"高位截瘫"，这些问题希望在中医药发展新时期得到改善。他说，中医药人有苦衷也有快乐，但一定要有精气神。中医药的春天已经来了，要主动拥抱。

2022 年 4 月 15 日，上海新冠肺炎疫情严重，湖南省援沪中医医疗队 606 名队员集结去往上海，肖文明担任领队，整建制接管上海浦东新区新场古丹路方舱医院，充分应用湖南疫情防控"中西医结合、中西药并用"的救治经验，为患者提供诊疗服务。

湖南省中医药管理局中药发展处 2019 年 8 月成立，时任处长肖军叶以创业者的心态全力推动中医药发展，湖湘中医宣传工作扎实有力，各项活动有声有色。热爱中医、主动作为，是她给我的印象。

湖南中医药大学是湖湘中医的学术高地，我采访了学校时任党委书记秦裕辉和时任校长戴爱国，在后续篇章中会重点介绍读者们所关心的现代中医药高校教育体制。

湖湘中医界有一位大家，虽然已经无法听到他的声音、看到他的本人，但是他的名字，被中医人传颂。是他，长期深入开展中医标准化、病症规范化的研究，建立起完整统一的中医病、证体系；是他，为首制定了国家标准《中医临床诊疗术语》，1997 年颁布后已在全国中医学领域推广实施，2000 年获湖南省科技进步一等奖；是他，早在二十世纪七十年代就开展了计算机辅助中医诊疗的研究，研制出我国第一台中医数字辨证机，填补了国内空白，后又研制成中医辨证论治电脑系统；是他，2002 年研制成 WF 文锋－Ⅲ中医诊疗系统，能对内、妇、儿科等进行全病域计算机辅助诊疗；是他，负责虚证诊法客观化、定量化研究，"内科疾病中医诊疗体系"多次获得科技成果奖。他就是朱文锋教授。

中医学术研究，是一座又一座的珠穆朗玛峰，攀登到顶峰的人并不多，而如朱文锋一样，传承创新都有突破的人就更少了。他既从中医基础理论出发，传承研究中医诊断学，又创新开拓发展中医现代化，研发中医数字辨证机器、研制诊疗系统，为中医药事业的发展，承受了多少难以书写的孤独，多少无以言说的委屈！这些，都随着他的早逝而飘远了。

中医界的局外人，或许并不懂得他的价值。但我们都知道，中医学的精髓就是辨证，辨证是中医学认识和诊断疾病的过程，是决定治疗的前提和依据。朱文锋教授创造性地提出以证素为核心的辨证体系，关键在于确定病变当前阶段的病位、病性等辨证要素。从证候到证素再到证名的三个认识环节层次分明，既容易理解、便于掌握，又能体现中医辨证的圆机活法。他归纳的证素（病位和病性）只有约五十项，却可以概括临床上任何灵活复杂的证名，为把握"证"的本质找到执简驭繁的要领。

重视中医基础学科的行业人士和我谈朱文锋，说他把中医诊断学这门最基础、最重要的学科研究明白了，为无数中医后人指明了一条道路。重视中医人工智能的专家和我谈朱文锋，说他发展了中医，让中医现代化有内涵，五十年前他的那些思想和科研，不是空洞的夸夸其谈，而是踏踏实实的科学研究。

朱文锋教授说："中医证候的内涵、实质是哲理、医理与临床实践的结合。中医药的发展要有突破，必须要符合现代化发展。"让我们记住他的名字。

说起湖湘中医，妇产科尤昭玲教授是大家公认的中医专家。她于1976年毕业于湖南医科大学（现中南大学湘雅医学院）。一位学西医的学生，却被分配到了湖南省中医药大学附属医院妇科，经常被抽调去写资料，她在阅读中医经典的过程中，渐渐对中医产生了浓厚的兴趣。

1980年，她参加全国中医研究生考试，完全靠自学考取了中医学研究生，当时身边的同学、同事都很诧异。在众说纷纭中，尤昭玲只有一个决心：既然考上了，一定要以优异的成绩毕业！

从此，她就在中医妇科领域开始了艰辛而漫长、苦研而甜蜜的追寻。这位站在西医妇产科前沿阵地的中医妇科人，立足于临床，用实力和结果让西医妇产科人理解中医。她说中医人不要单纯指望行政支持，要用疗效来证明中医的实力。中医能看病、会看病，更能看好病。她给患者的治疗方案通常是纯中药治疗。

学术争鸣是正常的，让西医了解中医，关键就在于中医要用临床结果来证明，从而与西医有共同语言，让西医认可中医。

1984年，31岁的她代表湖南省参加中华中医药学会妇科分会，因为年龄最小，当时被公开质疑。但就是这个曾经被学术分会质疑的年轻人，后来担任了中华中医药学会妇科分会会长、荣誉主任委员的职务，全国有十一个省市中医妇科学会带头人都是她的学生。迄今为止，她培养了九名博士后、五十多名博士、近百名硕士，医院徒弟有四十多人。

她翻开一摞单子给我看，并说："每一张单子就是一个孩子。"这些成功受孕的女人可能很少回来，但她的喜悦却如自己做了奶奶一样。

个性鲜明、立场坚定、活力十足、与时俱进。她不时吐出来的新词，让你有好好生活的振奋。在她教授的弟子交流群里，每日一语的分享，都是她用心写成的。读她的随笔，不少人都会泪流满面。她说自己是为女人而生的女人。

让患者不走弯路、不走回头路，如果解决不了就及时指路，这是她的行医原则。她说，作为医生，要说患者听得懂的话。在她看来，不存在西医排挤，因为她经常收到西医的邀请，有时西医解决不了的问题就需要找中医的办法。她被中华中医药学会评为全国中医妇科名医。

她说中医要为世界妇女服务，中医要走向世界。2020年美国生殖学会的学术主题是"唤醒卵泡"。早在多年前她就在《尤氏女科临证心悟》中提出，女人一生大约有两千五百个卵泡，约四分之一的卵泡担起生儿育女的责任。用中医的方法来温暖"冰山下"的卵泡，帮助她们长大，促进她们成熟、排卵，有利于减少患者痛苦的时间，也能减少医疗负担。

她还说，为人看病，视同为己疗疾。站在患者的角度，可做可不做的检查一律不做，能用便宜药的就用便宜药。

生育，就是民族生生不息的力量！尤昭玲，好似那个高举火把的人，照亮了无数家庭的希望！

中医人是湖湘中医的形象，而中医院更是湖湘中医的灵魂。采访湖湘中医，我多次听到那些熟悉的名字，每一个中医人的名字，就是湖湘中医枝繁叶茂的累累硕果。而这些专家，不少人都来自于湖南中医药大学附属第一医院。如第一代湖湘中医专家谭日强、夏度衡、李培荫、张怀安等的学术思想对中医界影响深远。国医大师孙光荣、熊继柏，全国知名中医药专家尤昭玲，全国名中医王行宽、刘绍贵等薪火相传。随后医院又涌现出彭清华、陈新宇、孙克伟、朱镇华、王孟清、王炜、张涤等一大批第三代学科带头人，成为中流砥柱。

医院突出中医特色、保护中药品质、发挥中医优势、传承中医精华，是湖湘中医的一块响亮招牌。

她的响亮，源于多年来立足治病救人、教书育人的两个基本点，以患者需求为导向，积极开展中医药研究。医院制剂药到病除，有三十多个医院制剂年产值过亿。作为湖南中医药大学的教学实践基地，医院承担了多学科的教学任务。医院每年承担医学本科各专业课程128门，完成教学课时2万多个学时，各项技能实验课14000多个学时。口腔医学专业被推荐申报国家一流建设专业；《指尖上的针灸》被列为国家级一流本科课程推荐项目。

她的响亮，源于人才强院战略实施、学术思想传承不息，国医大师、全国名中医、岐黄学者、长江学者、全国名老中医药专家学术经验继承人等人才济济。

她的响亮，源于专科学科齐头并进，区域龙头地位突出。医院有七个国家中医药管理局重点学科，五个国家临床重点专科，十二个国家中医药管理局重点专科，两个省级重点学科，十七个省级重点中医专科，协同建设，集群发力。

她的响亮，源于国家首批新药（中药）临床试验机构、国家中医药管理局稀缺中药材种苗基地和中药材炮制技术传承基地、国家中医肝病临床研究基地。妇科、眼科、针灸科成为国家区域中医（专科）诊疗中心。她还是国家中医药循证能力建设单位，眼科、针灸科、心血管内科、儿科被纳入中医药循证能力建设项目，并入选国家重大疑难疾病慢性充血性心力衰竭、小儿脑瘫中西医临床协作试点项目。

她的响亮，源于科研平台基础扎实，成果凸显创新能力。现拥有国家级重点实验室一个、国家技术创新中心一个、国家中医药管理局重点研究室一个（经穴－脏腑相关重点研究室）及一批省部级实验室、临床医学研究中心、工程研究中心、技术创新中心。近五年来，医院共新增国家级科研项目一百一十二项，获得国家科技进步奖二等奖两项，科研成果数量和质量在中部地区居于领先地位。医院正在申请建设国家中医药传承创新中心。

医院党委副书记、院长朱镇华，出生于中医世家，1988年开始学习中医，现为博士生导师，国家中医药管理局"十二五"重点专科学科带头人；承担国家自然科学基金、中医药专项等十项以上课题，获湖南省科技厅进步二等奖，主编著作六部；擅长行鼻、鼻窦、咽喉、耳等微创外科手术，对耳、鼻、咽喉、头、颈肿瘤的早期诊断及中西结合治疗有一定造诣，能充分运用中医药治疗慢性咽喉炎、感音神经性聋、慢性鼻炎、鼻窦炎、小儿鼾症及过敏性鼻炎等耳鼻咽喉科的疑难杂症，并取得了较好的疗效。

他上任后在医院管理、学科建设、医疗安全、人才培养等方面进行改革，解决了一些遗留问题；牢牢坚持公立医院的公益性，树立品牌，建立品质，不一味追求业务量；提升服务能力，扩大服务范围，尽力满足群众健康服务需求。截至 2021 年，已将医院的联盟单位扩展到 242 家。据悉，医院正在筹建中医药优生优育生殖中心，拟由全国妇科名医尤昭玲牵头指导。

2019 年，医院开展急救演练，各个科室统一协作。没想到 2 周后，急救演练竟派上了用场。一位产妇发生羊水栓塞，麻醉、血液、产科等科室高度密切配合，面对危急重症，医院处理能力大有提升，医护人员纷纷感叹演练的重要。医院还加强了中医急救体系的建设，开展全员急救考核。无独有偶，一位护士下班后看到有人倒在地上，立即实施急救并取得成功；一名医务人员突发脑出血，医院立即启动急救程序，20 分钟做好一切手术准备，使抢救顺利进行。

医院在推进中医国际化方面也硕果累累。在国内为境外客户提供中医药医疗保健、教育培训、文化宣讲等医疗服务，涉及美国、日本、迪拜、加拿大等三十多个国家和地区。同时建立迪拜分院，在巴基斯坦建立中药临床试验基地，在津巴布韦建立中国－津巴布韦中医药中心，在柬埔寨建立湖南中医中药柬埔寨中心，还拟在北欧建立门诊分部。

谈到中医药发展，朱镇华院长说，当前存在的最大问题就是中医的考核评价体系，一些有效的治疗手段缺乏评价手段，而完全套用西医的评价体系，容易导致中医成为现代医学的附庸。

您或许会问，很多人都知道经方之祖张仲景曾任长沙太守，他当年坐堂之处到底在哪里呢？在这次中医问道的路上，我多次拜谒张仲景祠故址，即湖南省中医院（湖南中医药大学第二附属医院）所在地。医院建院于 1934 年，院址即为当年张仲景坐堂行医之所。2006 年，长沙市人民政府在医院立碑，上刻"张仲景祠故址"。近年来，医院将仲景文化作为医院文化之魂。2021 年，医院设立了仲景文化建设办公室，专职负责相关工作。

医院党委书记杨声辉先生介绍说，多年来医院举办系列活动推广仲景文化：评选的首届医院名医及青年名医，面对张仲景铜像行祭拜仪式并诵读《伤寒杂病论》序；2021 年以国医节为契机，创办"医圣文化节"和"仲景文化月"活动品牌；定期举办"湖湘仲景文化沙龙"，面向医院临床医师、基层医师及经方爱好者，进行仲景经方临床应用经验介绍、仲景经典理论解析、中医古籍临床解读，深受欢迎。

他们组织仲景经方下基层活动，资深专家到对口县级医疗机构进行仲景经方讲座，义诊查房，助力基层中医服务能力提升；在经方下外科病房活动中，运用经方进行术后康复调理、合并疾病治疗及治未病等综合治疗，收效良好；依托工会组织成立了多支保健操队，开展一年一度的"仲景杯"传统保健操大赛；拟与南阳和北京合作，举办"京宛湘仲景经方论坛"；拟开展"中医绝技保卫战""寻访历史活化石"等大型寻访活动，预计将掀起新一轮的仲景文化建设热潮。

医院还将在新址建设仲景文化园，以"仲景文化"为主题，打造一个集临床医疗、养生保健、经典研习、文化体验、研学旅行、科普教育和休闲娱乐于一体的综合性文化产业基地。《长沙仲景文化园建设方案》上有"一祠一院、一街一廊、两馆三堂、四区五园"的规划，让人们满怀期待！

中医院管理是行业人士关心的问题，在当前的发展形势下，中医医院如何在激烈的医疗市场竞争中开拓出自己的天地？我走进湖南省直中医医院，对医院党委书记段云峰、院长伍世葵和湖湘名医专家教授等进行了专题采访。

株洲市中医院始建于1954年，后来成为湖南中医药高等专科学校附属第一医院，是湖南省卫生健康委员会的二级单位，属于省直属中医医院。现代医学的迅猛发展让人们对中西医学认识的差别逐步拉大，中医院相对于西医院的发展较为滞后，如何紧跟国家政策，扬长避短，发挥发扬中医药特色，合理布局健康产业，提升医院综合服务能力与竞争力，促进医院良性发展，已经成为摆在中医院发展之路上亟须解决的首要问题。

医院党委书记段云峰，兼任全国卫生健康思想政治工作促进会第三届理事会理事、湖南省卫生改革与发展研究中心研究员、健康报党建文化专家组专家、湖南省医院协会副会长、湖南省卫生健康委员会医院绩效考核评价办公室副主任等职务，曾获"湖南省百名书记谈初心使命征文比赛"二等奖。

他说，管理并不是简单的"脚痛医脚"，不能只考虑到局部问题，而应辨证施治，从全局出发。战略管理是中医院管理中最重要、最有挑战性的内容，并不是"空空如也的东西"，也不是"虚无缥缈的未来"，而是"神一样的存在"，直接左右中医院能否持续发展最重要的决策参照系。他谈到了战略管理之道。道就是医院的使命、愿景、价值观。他一直在思考中医院的使命到底是什么，过去大家为了生存一心抓收入，但未来医院为何而存在呢？医院领导班子经过多次反复讨论，结合国家宏观政策要求和医院的实际情况，将医院的使命确定为"中西医结合，服务群众美好生活"。

医院倡导"关爱员工、服务病友、创造价值、利益共享"的价值观。开展"方圆计划"，对过去的制度进行全面梳理，很多人认为年轻人难管，其实越是年轻人，越期望凡事有标准和规范，医院鼓励年轻人发声，提出新思想、新点子，不墨守成规，敢于突破现状。

医院重新进行组织结构的调整，在科室设置上突出中医特色，如中医妇科、全科医学科、中医经典病房、治未病中心、国医馆、针灸疼痛科、康复医学科、针灸推拿门诊、中医特色护理门诊等，同时开展疑难杂症的科室协同。

段云峰书记为帮助医院各个团队更好地完成设定任务，遇到困难找方法，需要资源就协调，需要鞭策或者鼓励他都能做到深入人心，保证战略目标真正落地，不会出现"辛辛苦苦又一年，成效改善看不见"。

"生是医院的人，老是医院的宝"。对于管理中医院退休二线和返聘的专家，段云峰的此观点很受同行们称赞。他认为，没有曾经为医院开疆拓土的"老臣"，就没有医院现在的大好局面，更不会有医院的美好未来，所有的行业应该都是如此。

他到医院之后进行了两次人事改革，对于新上任的年轻管理人员，聘请专业的管理顾问手把手指导。医院有退休和退居二线的专家近40名，他们有能力，对医院也充满感情，怎么调动他们的积极性，充分发挥余热呢？返聘专家是医院一支不可或缺的力量，是医院重要的品牌形象，其实只要信任他们，他们就一定能焕发"第二次青春"。医师自我价值的认可最能唤起人们的荣誉感和存在感，中医院更要有这样的人文温暖。

段云峰曾担任过团委书记，从他的谈吐中，依然能感受到对青年工作的激情澎湃。一个单位的凝聚力，需要这样有思想有激情的人。他说，把患者当亲人，把职工当家人，把工作当乐趣，把公益当责任，努力让人民群众不生病、少生病、晚生病！在湖南省直中医医院，我看到了一个特别有战斗力的集体，一个高效运行的团队。一家有突出管理效果的中医院，正以开创中医事业的饱满激情，服务"三湘四水"群众健康需要。他们以主动和开放的姿态，欢迎同行交流。

2022年4月，湖南省直中医医院伍世葵荣任院长。他是1992年从湖南中医学院（现湖南中医药大学）毕业分配到中医院工作的。他认为，做名好中医起码要有十年以上的磨炼，要善于总结、升华，传承积累，中医最重要的是要开放、接纳。

另外，医院还培养了一大批深得人心的专家。

戴娟教授是湖南省名中医，她认为中医不应该闭门造车，西医不应该高傲自大，二者结合取长补短，可能会闯出一条现代中医的大好天地！当今社会，人的体质、思想、生活方式已和古人不同，机械性地把古方套用在今天的患者身上不是很合适了，必须辨证施治才会有疗效。

湖湘名中医的金字招牌，是戴娟教授设身处地站在患者的立场，将心比心地把患者当亲人。在她温婉尔雅的对话里，患者感受到了亲人的呵护。

湖南省直中医医院"80后"的"老中医"张群先生，家传中医第八代，外公蒋戒三先生行医六十余年，在当地颇负盛名。一封密密麻麻的手抄稿，是患者刘让红的表亲伍震湘写的《感恩的故事》一文，发表在当年台湾的报刊上，这是个中医在海峡两岸飘香的故事。文中介绍了刘让红当年参加抗战、后因病回乡医治的经历。历史人文居然如此有趣，看到伍震湘的手稿，我发给了家乡的朋友、老家新化孟公镇现任田坪镇党委书记陈洪森先生，他说伍震湘就是他的舅爷爷！随后他的老父亲又讲述了一些往事。不管历史的河流奔向何方，感恩中医的故事却历久弥新。

在这样的家族传承下，张群报考了湖南中医药大学。2021年1月，他来到湖南省直中医医院治未病中心工作。他认为中医不要高高在上，应该回归到普通生活中去。2021年7月，新冠肺炎疫情较严重，张群受命紧急驰援株洲市新冠肺炎定点集中隔离救治医院。他代表了年轻一代中医的成长，2021年8月30日中央电视台《经济半小时》对他进行了采访。

湖南省直中医医院的宣传工作是值得推崇的，他们对中医药的宣传开放、跟得上时代，一些实时记录和发布，让更多患者了解中医院、信任中医院。

中医是中医院的独角戏吗？还是综合性医院的标配？中医对妇幼保健有何特别影响？优生优育关系到民族未来，关系到家庭幸福，关系到社会稳定。从这个高度来思考让中医在妇幼保健院发挥作用，做好出生缺陷预防，普及健康十分重要。

湖南是人口大省，妇女儿童约占全省人口的三分之二。湖南省妇幼保健院是全国建院时间最早的省级妇幼保健机构之一，也是该省首家三级甲等妇幼保健院、国家级爱婴医院。"母婴安全、儿童优先"一直是医院的服务理念，中医药成为妇女、儿童健康的守护神。

"十三五"期间，湖南省妇幼保健院协助推动湖南省出台了全国唯一一部地方性法规——《湖南省出生缺陷防治办法》，并协助制定了《湖南省出生缺陷综合防治方案》，保障各地孕产妇和新生儿享受同质化服务。医院也成为湖南省唯一一家国家级重点实验室（国家卫健委出生缺陷研究与预防重点实验室）的依托单位，建立了湖南省出生缺陷综合防治中心与救治中心。

中医药呵护女性全生命周期，特别是在孕前健康、孕中保健、产后调理方面具有极其重要的作用。湖南省妇幼保健院中医妇科于2008年被国家中医药管理局批准为"十一五"重点专科建设项目，医院曾被湖南省中医药管理局推荐为"全国综合医院中医药工作示范单位"，接受了国家中医药管理局委派的专家评审组的评估。中医药在妇幼保健中的应用工作得到了评审专家的好评，特别是医院自主研发的"阴炎净""盆炎灵""胎乐颗粒"等中药制剂、中成药成果突出，得到了广大患者的认可。

医院还在省内率先启动"湖南省妇幼健康服务联合体"建设，目前联合体成员已发展到一百一十六个。刘景诗院长说，中医在妇科和儿科健康维护上有独特优势，作为心系全省妇儿健康的湖南省妇幼保健院，将在健康管理、中医全覆盖、健康教育上更聚焦贴心为患者服务。妇幼保健院不仅提供生殖服务，而是服务于女性生命全周期。人文关怀服务越到位，医患联系越紧密，健康服务越将大有作为，妇幼保健院是所有女性朋友的健康"娘家"。他总是强调，希望大家把"仁爱"放在最先。

他曾经担任湖南省肿瘤医院院长，也曾在宁夏挂职工作，深切理解我国的医疗体制。在妇幼保健院显然比在肿瘤医院工作更有使命感。肿瘤医院更多地是思考如何拯救患者，帮助他们树立生活信心。而在这里，每天都迎来新的生命，孕育着新的希望。通过健康教育、产前检查、缺陷筛查等办法，每减少一个缺陷婴儿出生，就是关爱和帮助了一个家庭。

湖南省妇幼保健院的责任和使命，还体现在对贫困地区的对口援助上。2019年9月，国家卫健委确定甘肃省临夏州妇幼保健院、临夏州康乐县妇幼保健院为湖南省妇幼保健院的对口支援单位。2020年9月，刘景诗院长专程带队到临夏指导妇幼健康服务能力提升工作。

湖南省妇幼保健院的中医妇科历来有比较好的基础。老、中、青组合的中医妇科专家，是该院一道靓丽的风景。医院有中医妇科名老专家钱平教授传承工作室，钱平教授有丰富的中医妇科经、带、胎、产、杂症及内、儿科疑难症诊治的临床经验，是国家中医药管理局名老中医药专家学术经验继承工作指导老师。

中医妇科专家欧阳紫婷教授原本学习的是西医，后被选拔脱产西学中。她当时感觉学习中医很枯燥，好像难以走出固定的西医思维模式，常需要做思维转换。她毕业回到湖南省妇幼保健院工作，医院成立了中医妇科，她在临床实践中发现了中医在妇科上的优势。她说西学中最深的体会是面对患者，可快速判断用什么方法帮助患者解除痛苦。看病其实如开车一样熟能生巧。她希望基层医院重视中医在妇科中的突出作用，也希望中医院校毕业生热爱中医。

中医妇科博士罗岚主任很年轻，我问是否有患者看她这么年轻会有顾虑？她说听到质疑时也会纠结，有的患者慕名而来以为罗岚医生是位年长者，没想到是个"小姑娘"，但她用专业知识和真诚做了有力的说明。高门诊率、高复诊率是"80后"中医女博士出门诊时的一道风景。她研究生毕业后在医院师从陈淑琼教授，理论和临床的双重优势，让她迅速成长。

首届湖南省中医院中青年名医、硕士生导师梁惠珍博士，负责中西医结合科。她注重结合西医学，在妇科常见疾病的临床诊治及女性保健养生方面具有独到见解，倡导身心合一、内外同调的女性保健理念，擅长诊治各类妇科疾病、不孕不育症，进行孕前产后调理、试管婴儿的全程中医辅助治疗，尤其注重现代女性的亚健康综合调理，担任媒体医学养生节目专家嘉宾、基层中医适宜技术推广培训师，推广中医文化与养生理念。

该院健康教育工作有口皆碑，院领导高度重视工作创新与医院发展，定期开展妇幼大家谈，听取医院干部职工意见，群策群力推动医院可进步。我观摩了中医馆和病房，看到准妈妈们在这里调理身体、舒心待产，有位孕妇说，经过调理，她的睡眠比怀孕前好多了。可以说，去省妇幼保健院，不是去看病，而是去寻回美丽心情。女性对中医信任、热爱，中医也给予女性真诚的呵护，在生命的接力棒中，中医成为妇幼健康的保护神。

湖湘中医的魅力，不仅仅是医者出众、医院创新，在道地药材上更是有口皆碑。如湘莲、玉竹、黄精、吴茱萸、栀子、白芷、鳖甲、朱砂、雄黄等。第四次全国中药材资源普查的中药道地药材全国种植分布图中，湖南是黄精的道地产地。黄精品种多，但入中国药典的只有三种，即多花黄精、鸡头黄精、滇黄精。新化黄精就是道地的多花黄精。

早就听说新化黄精获得了中国地理标志，新化是中国黄精之乡。明嘉靖年间《新化县志》"食货志"中就有"新化主产二十多种中药材，黄精排名第一"的记载。清同治年间《新化县志》记载："黄精是新化年出产百吨以上的中药材之一。"

雪峰山脉东南麓中高海拔山区昼夜温差大，土质肥沃，生产的道地优质黄精块茎肥厚，多糖含量高。产品遵循古梅山道地中药材炮制技艺，九蒸九晒古法与现代食品加工技术相结合，醇香甘甜，自然原味。

2018年新化黄精种植面积约1.8万亩，综合产值突破3.2亿元。湖南黄精高峰论坛多次在此举办，来自十四个省市的国内外知名学者、教授、行业精英等八百多人共商黄精产业发展大计。

新鲜出土的黄精，真如太阳之草。"黄精"始载于《神农本草经》，其最早见于文学作品即嵇康的《与山巨源绝交书》。晋代张华的《博物志》曰："太阳之草，名曰黄精，饵而食之，可以长生。"唐代诗人杜甫曰："扫除白发黄精在，君看他年冰雪容。"等到我告老还乡，或可种得一片黄精颐养天年。

2021年12月，湖南获批国家中医药综合改革示范区。湖南中医药有文化、有底蕴、服务强、产业旺、人才足、科技兴、国际范、潜力大！

湖湘中医，是一汪清泉，是一池春水；是一座古堡，是一群金山；是一座矿井，是一座博物馆。她应该是最有内涵的地域中医流派，也是最有学术研究价值的历史瑰宝。无论是过去还是现在，更是遥远的将来。

川派中医——巴蜀岐黄有大道

自古以来，巴蜀大地就有"中医之乡""中药之库"的美誉。从汉代至明清时期，见诸文献记载的四川医家超过千人；四川省出产中药材七千多种，道地和大宗药材品种、数量均居全国之首。在中医药资源普查中，云、贵、川、湘的中药材品种是遥遥领先的。

川派中医源远流长，一直受到国家重视而不断发展进步。

《经效产宝》是我国第一部产科专著，由唐代昝殷所著，是川派中医为中医妇产科学留下的宝贵遗产。王渭川，川派妇科代表人，我国著名中医妇科专家，精通多种中医典籍，技艺高超，长于治疗内、妇、儿科疾病，在六十余年的医疗实践中，广采博取，不墨守成规。

不少人崇拜李斯识这位巴蜀名流。1936年他创办了四川国医学院，招生十三期，培养千余人。1956年，国家在全国建立四所中医学院作为学术传承基地，成都中医学院（现成都中医药大学）是最早建立的中医药大学之一，李斯识担任首任院长。

四川的针灸学发源很早，绵阳西汉人体经脉漆人、老官山汉墓经络漆人，都反映出针灸学的早期成就。目前针灸推拿学是成都中医药大学的国家级重点学科。

针灸学是中医的传统学科，在发展与传播的同时也面临着生死攸关的巨大挑战："针灸是科学还是巫术？""经络穴位究竟是何物？""针灸治病是确有疗效还是心理安慰？"面对这些质疑，无数专家展开了大量研究却未获进展。

2005年德国科学家以针灸治疗偏头痛为例的研究结果，再一次将针灸推到了风口浪尖上，其结论"中医传统针灸按辨证取穴治疗对临床疗效无帮助"引起巨大反响。该结果意味着传统针灸经络学说被质疑和否定，这无疑推翻了针灸赖以生存和发展的理论基础，针灸的科学地位被撼动。

谁来解答这个世界问题？谁来提供正确而有力的证据反驳？谁能让针灸学这门传统的学科获得现代科学的论证？是他，是他，就是他！他是梁繁荣，成都中医药大学首席教授、世界针灸学会联合会副主席、国家重点学科针灸推拿学学科带头人、国家"973"项目首席科学家、国家自然科学基金重大项目主持人、国家中医药管理局岐黄工程首席科学家、全国优秀科技工作者、国家"万人计划"教学名师、全国中医药杰出贡献奖获得者、第三届四川省名中医。是他！迎难而上，精勤不倦，主持了针灸领域第一个"973"项目"基于临床的经穴效应特异性基础研究"，带领团队开展了系列开创性的研究。

经过近四年的努力，他们不仅揭示出经穴效应特异性的基本规律，而且指出了其生物学基础。他们首次规范了非经非穴取法，得到国内外针灸界的广泛认可；从文献数据挖掘、临床疗效评价、系统生物学研究等方面初步肯定经穴效应存在特异性，回应了国外研究对经穴特异性的质疑；首次提出经穴效应特异性的基本规律——"经脉循行是基础，经气汇聚是关键"。

梁繁荣自幼就对医学有浓厚的兴趣。二十世纪五六十年代，国家百废待兴，又遇上三年自然灾害，广大农村地区物资匮乏、药品稀缺，具有简、便、廉、效等特点的针灸在当时的医疗领域发挥了不可替代的作用，也对梁繁荣产生了巨大影响。在改变命运的1977年，梁繁荣毅然报考了当时十分冷门的中医学专业，从"赤脚医生"到大学教授，再到首席科学家，一步步走来，梁繁荣与中医针灸结下了不解之缘。

2006年，国家设立重点基础研究（"973"计划）针灸项目，专门资助基于临床的经穴特异性基础研究，梁繁荣教授带领成都针灸研究团队成功夺标，争取到国家重点基础研究"973"计划第一个针灸研究大项目的支持。

2010 年 11 月，"中医针灸"被正式列入联合国教科文组织人类非物质文化遗产代表作名录，以针灸为代表的中医传统文化得到世界的认可，他为之激动。

2012 年，他将十多年针灸穴位的成果进行系统总结，成功申报并获得国家科技进步二等奖，这是四川省中医药领域第一个本省专家牵头的国家大奖。

2013 年，成都中医药大学发展困难时，四川省委省政府任命他为成都中医药大学校长，重任在肩！

2017 年，世界针灸学会联合会首次在全球评选针灸研究领域创新研究团队特别贡献奖，他带领的经穴特异性研究团队脱颖而出，获得世界针灸研究领域首个创新团队奖（全球只评选两个）"天圣铜人奖"。

这一切的荣誉，看似简单，谈何容易！

是他，给针灸学全新的注解！让针灸学有了新的生命！他首次提出循证针灸证据的分级标准；首次成功研制循证针灸证据数据挖掘平台；首次成功研制循证针灸临床决策辅助支持系统；编撰出版国内外第一部《针灸数据挖掘与临床决策》专著、《循证针灸学》专著。他和他的团队开创的循证针灸学，极大地提高了针灸的临床疗效和科学研究水平，加快了针灸现代化与国际化进程。2019 年，他获得"全国中医药杰出贡献奖"。2021 年，他被列为中国工程院院士候选人。

他带领针灸学科协同发展和创新团队建设，培养多名中青年创新领军人才和优秀青年教师，开创了中国针灸研究国际领先的局面，他培养的一百五十余名硕、博士研究生，分布全国二十二个省、市、自治区，成为当地医、教、研业务骨干。通过一系列国家重大项目的实施，带动了全国十九个省市针灸学科协同发展，形成了以成都为中心的针灸穴位效应协同创新中心。

2013 年，当荣获国家科技进步二等奖被授予三十万元奖金时，他将全部奖金捐赠给学校，资助家庭贫困的优秀本科生完成学业，面向全校设立了"繁荣创新人才"奖学金，鼓励具有科研精神的杏林后辈。"奖金于我只是数字，应该让它发挥更大的价值，希望有更多的年轻人加入到这项事业中来，共同传承和发展好民族文化。"

科研的路，如此艰辛而漫长，但是，"不怕辣、辣不怕"的巴蜀大地，却涌现出来这样令世界骄傲的中医人！

真正热爱中医的人，不管顺境逆境，不管荣誉诋毁，不管阳光风雨，在行色匆匆的坚定脚步中，在孜孜不倦的科研实验中，在严慈有度的教导中，在教书育人的淡泊中，他用一颗赤诚之心，向祖国母亲表达为国争光的铮铮誓言！

孟河医派——费马巢丁四大家

孟河医派在中医史上有着特殊的地位，孟河巢家中医药最早起源于隋朝的太医博士臣巢元方先生，他撰写了《诸病源候论》。

从清代乾隆到民国年间二百多年中，孟河巢家名医辈出、医事繁盛。当时孟河古城小镇内的街上只有三百多户巢氏人家，却有诸多名医，造诣高深，经验丰富，其学术思想逐渐成熟，形成了中华大地上大江南区域性中医药（学）流派学术文化——孟河医派文化。以上海巢崇山、孟河巢渭芳等为代表人物的巢家是孟河四大医派之一。

孟河医派的代表人物有费伯雄、马培之、巢渭芳、丁甘仁。他们不但有着高超的医技，还是全科医生，对患者极为关怀，有深厚的人文情结。

在清同治、光绪年间，著名中医巢崇山从孟河到上海从医。他祖籍原为河南，北宋徽宗年间家族迁居江阴，而后来到常州定居孟河。清代中期巢家已成为孟河的一大望族。其先人为乾隆年间孟河名医巢沛三，是巢氏家族中首位中医药大家，生活于费伯雄、马培之同一时代，但成名晚于他们。巢沛三的堂弟巢伯衡亦为孟河名医。

巢氏名医先后在两地成名，巢崇山在上海，巢渭芳在孟河，但二人并非一支所出。孟河巢家是孟河四大医派中医外科最杰出的代表之一。从清代末年至二十世纪九十年代中期，孟河街上仍有巢家名医巢渭芳、其长子巢少芳、孙子巢念祖、曾孙巢重庆等四代人一直在家乡孟河从医，这是极少见的。

巢崇山学验俱丰，为当时的上海名医，擅长内、外科，能以刀针治肠痈。现代中医学家秦伯未称其"于学识经验，两臻丰富，杰出之才也"。

著名中医教育家丁甘仁初到上海曾靠他提携，后来医名逐步名扬沪上，世人有"甘仁至申，崇山实为之介"之说。

上海一些医生也前后投巢崇山门下学医，并留有医案若干，如《玉壶仙馆外科医案》《巢崇山医案》与《千金珍秘》等。

巢崇山长子巢凤初，幼受庭训，刻苦钻研岐黄之道，尽得家传。随父侍诊数年，悬壶沪上，声名鹊起。巢崇山次子巢传九、孙巢克成先在孟河行医，后都迁移到上海发展。侄子巢松亭亦从医业。

孟河巢家名中医巢渭芳世居孟河，先经营中药材，后从事中医，他既拜费伯雄为父，又是马培之的入室弟子，尽得真传。巢渭芳生前著有医著、医案若干卷，可惜《巢渭芳医话》等毁于战火。在民国年间，孟河下滩一些地方曾发生过严重的血吸虫病，当时人们称之为"水肿病"。巢渭芳联手孟河其他地方上的一些中医医师，全力救治百姓。

巢少芳系巢渭芳长子，在孟河行医亦有一定的声望。长孙巢念祖是中华人民共和国成立后孟河卫生院第一任业务院长，秉承巢家祖业，世代为医，一直居于孟河。其长孙女巢文瑾也是二十世纪常州著名的中医妇科专家，一直在常州市钟楼医院从事中医妇科门诊工作，直至退休。

在江苏，传奇色彩极浓的一代蛇伤专家季德胜先生，祖籍江苏宿迁，一生与蛇紧密关联。中华人民共和国成立前，季德胜闯荡江湖数十年并定居南通。

1954 年，市政府为挖掘民间医药，遍寻名品古方。当时的市卫生局领导及著名医家朱良春亲赴一所破旧土地庙里诚邀季德胜出山。饱尝人间辛酸的季德胜，毅然决定把凝结着季氏家族六代人心血的蛇药秘方献出来，先在中医院小批量试产，后由市政府指定制药厂独家生产。季德胜蛇药片不仅在医治毒蛇、毒虫叮咬方面具有神奇独特的疗效，而且在抗病毒、镇痛及有关医疗保健方面的功效也日益显见。季氏蛇药广搜博采，集中了许多卓效的单方草药，起到"协同加强"的作用，疗效远远超过其他种类的蛇药，治疗功效超常广泛。

云岭医风——无问中西为民康

云南是少数民族最多的边疆省份，傣族是云南特有民族之一。傣医药是我国民族医药的南国之花。据史料记载，早在两千五百多年前，傣族就有了自己的医药。

《史书》还记载，早在两千七百年前，云南人就会使用矿物药丹砂，并将其作为真品，进献给周王朝。创作于公元十一世纪以前的《东巴经》中有关于中草药的记载。五百年前，相传为明代纳西族医学家用汉文所撰的民族中药典籍《玉龙本草》，书中记录了五百多味中草药。

说到云南，很多人自然联想到西南地区地处偏远，缺医少药。而云南洱源县山石屏麻风院，更是个与世隔绝的地方。人们通常会"谈麻色变"，麻风病是世界上广泛流传的慢性传染病，我国云南、四川、青海、广西、广东等地曾经流行。

2021年9月27日，中共中央宣传部以"一切为了人民健康"为题举行中外记者见面会。来自云南洱源县山石屏村的李桂科医师介绍了他几十年在麻风院工作的情况。9月29日一早，我和李医师相约在天安门广场见面采访。64岁的老人早早地在中山公园南门等我。在国庆的喜庆气氛中，我们的采访就在这里开始了。

李桂科高中毕业后被招工到洱源县卫生防疫站工作。1980年12月，他开始接受培训，为去麻风院工作做准备。

1981年4月，他23岁，正式来到洱源县山石屏疗养院工作。这里不通车，李桂科和一起去当地工作的几位同志都是走路进去的。他怎么也高兴不起来，说是疗养院，其实是一个与世隔绝的麻风院、麻风村，这是一个麻风患者聚居的村，全是土坯房，漏风漏雨。181名麻风病患者，各有各的症状。有的嘴歪眼斜；有的双肢残疾，在地上爬行；有的神情麻木，对外界毫无感知；有的皮肤溃烂；有的眼睛无法闭合……

李桂科此前并不了解麻风病，怎么办？现实的问题摆在面前。还好，他的妻子是卫生学校毕业的，于是他把妻子的所有书籍都带到了麻风村，边自学边请教。处理伤口、安排服药、给患者打针等，他一点点地学习，同时自学中医药知识，给患者治病。最难的是要给麻风病患者做思想工作，有些患者不相信自己的病能治好，抱着自暴自弃的态度，根本不配合治疗。如何激励他们树立生活信心，李桂科想尽了办法。

这样的工作环境，意味着很长时间不能和家人相处，亲人、朋友会怎么看待呢？李桂科坦然一笑说："从县城到麻风村有七八十公里的距离，到了村里，几乎没有业余生活，全是围着患者转。其实自己那时也有自卑心理，不好意思与亲人、朋友有太多的见面交流，怕给他们带来麻烦。"

我问他："这么多年，您就没想过要离开吗？"他回答说："想过呀！1983 年，县里要调我去地震办公室工作。得到消息后，我和妻子都特别高兴，终于可以解决两地分居的问题了。可是仔细一想，又觉得自己走不掉。一个医生，离开需要你的患者，于心何忍？"

1985 年，麻风村里的其他医生都回到县卫生防疫站开展治疗麻风病的工作，村里由李桂科一个人负责。

1990 年，大理州卫生防疫站又计划调他去麻风科工作。此时，他心里对麻风村已经有一个建设的蓝图。对他来说，麻风村就是一个小社会，麻风病患者的孩子难道要继续生活在长辈封闭的环境之中吗？于是，他要办一所学校，让麻风村里的孩子有书可读！

1993 年，麻风村里办起了学校。去哪里请老师？其他地区的老师都不愿意来。后来他就从麻风病康复者里请老师去教学。这所学校培养出了六名大学生、一名研究生。

1995 年，他们在黑潓江上架起了一座人行索道桥，方便村民走出去，也便于外面的人走进来。

1998 年，李桂科开始思考村里的居住问题，他四处筹集资金，建设新居。

2004 年，终于把麻风村的电线架起来了，使村民用上电器，看上电视。

平时，他要为村里一百多名麻风病患者做治疗康复。通过艰苦努力，他用十年时间，治愈了山石屏麻风院的所有患者，同时也治愈了洱源县洋芋山麻风村四十六名麻风病患者。他带着这些康复者劳动，带领村民克服了地震等各种灾害，盖新房、搬新居。

2014 年，山石屏麻风院更名为山石屏村，脱掉了"麻风"的帽子。他们还成立了党支部，村里开始种植核桃。

2017 年 4 月，李桂科退休后仍然选择留在村里，和村民们在山石屏村一起建成麻风历史博物馆，让村民们永远记住这段历史。

看着眼前这位长者，我莫名地感动。我们一起在天安门城楼前合影，一起祝福伟大祖国，祝福中医，祝福人民安康。

"一切为了人民健康"，是当今时代李桂科的人生选择，也是一百多年前云南中医药人曲焕章的毕生追求。

1880 年 8 月 27 日，曲焕章出生在云南江川县赵官村，幼年时父母先后去世，家境清寒，他早早外出谋生。一次，他突然剧烈腹痛，在生命垂危之际发誓："若能得生全，誓愿操习医业，以拯疾苦。"幸运的是遇到了医生姚连钧用草药治好了他。病愈后，他即拜姚连钧为师，随其入山采药、行医治病。几年后辞别恩师，在滇南一带行医。

曲焕章继承中医学，也向当地民族、民间医生学习，收集民族民间方药，苦心钻研。1902 年，他配制出能治疗多种伤病、使用简便、具有神奇功效的百宝丹（即云南白药）。1913 年，他在通海开设了曲焕章药房。十年后，他来到昆明行医开店，就在我站立的南强街。

他为当时的滇军吴军长治好了医院认为只能截肢才能保命的伤腿，吴军长十分高兴，安排军乐队在全城四处宣扬曲焕章的医术和百宝丹，并将他推荐给当时的云南督军，后来曲焕章被任命为东陆医院滇医部主任，并受赠"药冠南滇"匾额。曲焕章和百宝丹声誉极高，当时军队外出打仗，不少官兵都随身携带百宝丹。

1931 年，曲焕章辞去医院职务，专心行医、制售百宝丹。九·一八事变后，全国抗日浪潮席涌，曲焕章捐赠百宝丹支持抗战。张学良曾致电昆明商会："该市医士曲焕章报效百宝丹九千瓶，以供抗日军用，爱国心长，殊堪嘉，倘矣有需要，再行电达索寄。"此药成为抗日将士的必备治伤要药。这期间，昆明曲焕章大药房百宝丹年销量达四十万瓶，还远销东南亚各国及世界其他地区。

但是好景不长。1938 年 6 月，曲焕章被召唤到重庆，住中华制药厂内。此厂为重庆高等法院院长集股开办，以抗日为名，要挟曲焕章交出百宝丹秘方，由中华制药厂生产。曲焕章拒绝交出秘方，遂遭软禁，抑郁成疾，同年 8 月病逝于渝，时年 58 岁。法律顾问对其遗嘱进行审查，判定其妻缪兰英为制造继承人，并迅速登报以防伪造，后其妻掌管的曲焕章大药房继续生产百宝丹。

1955 年，缪兰英向国家献出百宝丹的配方，她担任技师，百宝丹被政府安排由昆明制药厂生产。1956 年，百宝丹改名为"云南白药"。

1995 年，此药被列为国家"一级保护中药"，其配方一直按绝密资料进行保存。此药具有很强的化瘀止血、活血镇痛、解毒消肿的功能，对跌打损伤、瘀血肿痛、外伤出血等有立竿见影的疗效。

中医药人的理想，无外乎救人疾苦。中医药人的艰难，自古以来都有。今天，中医药迎来生命的春天，中医在祖国的版图上，展示出全新的姿态。

2021 年 4 月，我从拉萨飞到云南，从高原来到昆明街上，我放下沉甸甸的背包，在彩云之南寻找我想要的答案。

听说云南省中医医院风湿病中心是全国颇有影响力的风湿病医疗、教学、科研中心；皮肤科在云南也很有知名度。我要去实地采访看看，这些强势学科到底是如何发展壮大的。

风湿病是南方地区的常见疾病，我经常看到一些老年人深受其害。云南省中医医院风湿病科是国家卫健委临床重点专科，国家中医药管理局重点专科、学科、特色优势学科继续教育基地，建有全国名老中医药专家吴生元工作室、云南吴佩衡扶阳学术流派传承工作室，在西南地区独树一帜。

自 1985 年至 2013 年，历经二十八载科学攻关，由云南省中医医院彭江云教授领衔的学术团队完成的"温阳通络法治疗类风湿关节炎的研究及临床应用"项目，荣获 2014 年度云南省科学技术进步奖一等奖，这是云南省中医界 1949 年以来荣获的首个省级科学技术大奖。

医院风湿病科以中医为主，中西医结合诊治类风湿关节炎、骨关节炎、痛风、强直性脊柱炎、系统性红斑狼疮、干燥综合征、硬皮病、骨质疏松、银屑病关节炎、多发性肌炎、皮肌炎、血管炎等疑难杂病，建有全省一流的风湿免疫实验室和关节超声室。

我走访病房，看到一些患者正在接受中药热敷、熏蒸、药物离子透入、药罐、针灸、穴位敷贴、蜡疗等特色疗法。如果我的家乡能开一家这样的中医馆多好，那些因风湿困扰腿脚不方便的老年人，能在这样的治疗呵护中减轻多少痛苦！

原云南省中医医院皮肤科是全省唯一的中医皮肤病重点专科，现升级为云南省中医皮肤病专科医院，有国家级名老中医刘复兴传承工作室。在学术学科带头人叶建州教授、欧阳晓勇主任医师的带领下，他们以中医特色为主、结合现代西医研究成果，创建了独特的诊疗体系。以银屑病、湿疹、带状疱疹、小儿皮肤病、紫癜性皮肤病、损容性皮肤病等为主要研究方向，取得了显著疗效。他们研制并开发出院内制剂十五种，对常见皮肤病具有良好的临床疗效，年门诊量达十四五万人。皮肤科中医疗法外治疗法也获得了云南省科技进步一等奖。

云南中医药大学 2003 年开始创办民族医药发展研究中心，建立民族医药学院，增设傣医学专业，培养了第一批傣医学专业本科生，招收了民族医学、药学博士，建立了云南省中医药民族医药博物馆、云南省傣医药与彝医药重点实验室，开辟了哲学社会科学研究基地。2006 年编写了我国首部傣医本科系列规划教材（7 部）。与湄公河流域国家开展民族医学学术交流，对周边国家民族医学研究有良好的示范引领作用。学术成果曾获云南省科技进步一等奖。

云南省中医医院姜丽娟教授是全国第三批优秀中医临床人才、全国名老中医药专家妇科张良英教授学术继承人、云南省"万人计划"名医、享受云南省政府特殊津贴专家。她是国医大师孙光荣教授云南工作站负责人，主编著作"中医泰斗专科专病丛书"《中医全科医学》《国医大师孙光荣教授中和医派临床经验集》《张良英妇科经验集粹》等 20 余部。

医院推拿科是西南片区诊疗中心，在全国排名前列，在全省学术上起着组织与引领的作用。该科医生经常去各地州市进行帮扶、开展学术探讨、解决疑难杂症、义诊，每月有一两次下基层开展省内医院的协作。副主任医师赵志勇说，中医要有开放式的心态。学术活动放到基层，也能帮助基层医生提高学术水平和临床医疗能力。社会上一些并不专业的机构推出的推拿按摩服务大多从经济利益出发，过度营销、畸形引导，影响了人们对推拿医疗、学术价值的正确认识。龙鑫主任医师说，中医传承周期长，培养一名合格的优秀中医医生需要漫长的过程和良好的成长环境。如果没有中医思维，则不利于学习成长。推拿的手法、功法训练也很重要。

抚今追昔，云岭医风，一切为了人民健康。中医地域之光，每一方祖国热土，都流传过中药芬芳；每一名中医药人，都在时代里感受过兴衰成败；每一个中医药品牌，都经历了正道沧桑。地域文化源远流长，中医药作为当地的民俗特色，和民俗文化、地域风采、风俗习惯相得益彰，在祖国的版图上，绽放出精彩之花。

中医药，是朴素的人民观，哪里有人民需要，哪里就有中医药，她从不哗众取宠；中医药，是实践检验出来的真理，哪里的文化厚重，哪里的中医药就更有生命力，她从不违背事实；中医药，是低调的价值观，含蓄谦虚是她的本性，和千千万万的中国人一样，她从不大吹大擂，但她却实实在在让人获益。她并不需要踩在别人的肩膀上证实自己的高大，也不贬低任何一种医学维护人类健康的作用。她的包容与博爱，就是人类传统医学最值得我们追求的普世精神！

第二节　医者意也中医人

中医、中药自古以来不分家。好医配好药，就如好马配好鞍。历代以来，大医者必会制药。医，代表了智慧、良心、术业、德行等；药，代表了仁心、道地、升降、沉浮等。

药王孙思邈的《大医精诚》说："凡大医治病，必当安神定志，无欲无求，先发大慈恻隐之心，誓愿普救含灵之苦，若有疾厄来求救者，不得问其贵贱贫富，长幼妍媸，怨亲善友，华夷愚智，普同一等，皆如至亲之想。见彼苦恼，若己有之，深心凄怆，勿避险峻，昼夜寒暑，饥渴疲劳，一心赴救，无作功夫行迹之心。如此可谓苍生大医，反此则是含灵巨贼"。"疾小不可言大，事易不可云难；医者要端正形象，性存文雅，志必谦恭，动须礼节，举乃和柔，无自妄尊，不可矫饰"。这是先辈对后学的教导。病家"延医治病，乃以性命相托。选择医生，关乎性命安危"，必择其人品端方，心术纯正，学有根底，术有渊源，而后延请施治。这是先辈对病患的理解。

"授受相传，原系一体，愿同志者毋分人我之心，共藏仁风之道。对于同道关系，倡导相互尊重，谦逊礼让。凡乡井同道，不可生轻侮傲慢之心，切要谦和谨慎，年尊者恭敬之，有学者师事之，骄傲者逊让之，不及者荐拔之"。"切莫道说是非，议论人物，炫耀声名，訾毁他医，自矜己德。若趁人之急，故意求财，用心不仁，冥冥之中有祸"。这是醒世名言，是先辈对同道的奉劝！

李可说，儿女性情，英雄肝胆，神仙手眼，菩萨心肠，可为医家座右铭！我采访国医大师和名老中医，听他们成长的故事，也听患者流传的医德；采访乡村医生和草药郎中，听他们的行医甘苦，也听他们的心声；采访中医文化大家，感受他们对中医药文化传播的影响。这一路，我问到了真正的中医人。

崔月犁：为中医而生

每一位中医人，都会念诵一个名字；每一位中医人，都在说中医坎坷不平的发展道路中，他的殚精竭虑改写了中医命运。这就是原卫生部部长崔月犁，他的名字和中医紧紧联系在一起。

一些支持中医药报告文学创作的老领导和热心的读者经常向我推荐阅读相关资料，张晓彤先生（崔月犁之子）有关中医的发言振聋发聩、心忧天下。我很好奇他的这种情怀从何而来，采访他和夫人刘敏女士，听他们讲述投身中医药事业、传承中医的故事。

张晓彤的父亲就是崔月犁，在1997年以前，这对父子在工作上毫无联系。崔月犁，原名张广印，1937年6月参加革命，同年12月加入中国共产党。那些险象环生的革命工作，一次次死里逃生。崔月犁心中有一个信念：正义总会胜利。1978年，他任原卫生部副部长、纪检组长，分管中医，后又担任原卫生部部长。

当时，中医药发展面临很多问题。他说，一把草药几毛钱就可以治病，为什么不做呢？他在任时，努力使全国两千多个县有了中医医院，但是缺医生怎么办？"民间有人，要把他们放到合适的位置上。"中医、中药都有师承，可以把民间的老中医请来，这需要很多突破。在打破常规、厘清思路、传承中医的道路上，他所做的一切，出发点都是人民的利益。

国医大师邓铁涛先生说，中医命运有如和氏璧之命运。中医在发展过程中曾遭遇多次灾难，但也幸运地遇到了坚定发展中医的智者。

1982年4月，崔月犁担任原卫生部部长、党组书记。中医界人士没有人不知道衡阳会议。有人说，衡阳会议是中医标志性会议，最重要的是端正了中医医院的办院方向和中医学院的办学方向。崔月犁先生亲自主持召开中医药发展大会。他发表了《我们要在中医事业上有所作为》的重要讲话，大声疾呼："中医不能打着梅兰芳的牌子，唱着流行歌曲的调子。中医要发展，关键在人才，中医教育要培养过硬本领的中医，不要弄成个中不中西不西，两个半瓶子醋。"他清醒而理智地看到中医界存在的问题。

在他的努力下，1986年国务院决定成立国家中医药管理局。崔月犁代表原卫生部党组向国务院94次常务会议作关于"卫生部建议国务院设立国家中医药管理局"请示报告的详细说明。会议最后决定：成立国家中医药管理局，中医专项补助费增加到一亿元，中药技术人员技术职称参照中医技术人员职称评定，中药饮片厂享受免税待遇。

谁知道这其中蕴含着崔月犁多少心血啊！1988年，国务院再次决定成立国家中医药管理局，对我国卫生管理体制进行重大改革。在他当选为中央顾问委员会委员后，他仍然关心中医药事业，不顾年事已高，经常深入基层调查研究。熟悉他的人说，他对基层干部几乎是有问必答、有信必回、有求必应。他的电话铃声不断，被人称为"永不停息的雷锋接待站"。

为什么他对中医如此深情呢？了解他的人说，他从人民的利益和政策的高度来考虑中医问题，没有偏见。他对中华民族优秀文化——中医药学有很深的感情，坚信中医药学的科学性。

1997年，崔月犁先生主持出版《中医沉思录》，此书收录了吕炳奎、邓铁涛、王绵之、朱良春、路志正等中医人士一些十分中肯的观点和意见，对于中医发展方向提出了宝贵的指导意见，在全国中医界产生了很大的反响。

在这漫长的岁月里，张晓彤只知道自己的父亲非常忙，父子之间的交流并不多。

崔月犁先生有个心事：中医药学的继承和发展面临着极大的挑战，老专家相继年迈，中医界后继乏人，西方的学术风气大有歧视中医之势。如何在古籍中正本清源，让中医后继者有正路可循？如何向世界介绍中医药？重新整理注释中医典籍，这是他的心愿。1997年，崔月犁先生发起中医古籍名著编译工作，他想选出百部经典医籍，详加注释，再翻译成世界多种文字。他需要助手，需要最懂他的儿子张晓彤来辅助启动这项重要工作。张晓彤理解父亲的心愿，便义无反顾地辞职，来到父亲身边，协助父亲工作。

1998年1月8日，崔月犁先生召集全国几十位名老专家召开筹备工作会议。国内著名中医专家干祖望、邓铁涛、朱良春、任继学、张灿玾、张琪、费开扬、路志正、焦树德等积极响应支持。其实，他已经很累很累了，自从发起这项工作，他更是把全部心思都放在了中医药事业的振兴上。他心脏并不舒服，中国医学科学院阜外医院的专家让他1月18日马上住院。可是，他还一心想要和中医专家会面，听取他们的意见，并把想法写给有关领导和专家，他的台历上写着1月22日上午要参加的4个活动，因此迟迟未住院。就在生命不息、奋斗不止的最后一天，他因心脏骤停而与世长辞。

面对父亲未竟的事业，张晓彤先生和夫人刘敏一直在思考，怎样完成他的遗愿，致力中医药文化传承？中医古籍名著编译整理，经费从何而来？老专家们一致表示支持，并开办北京崔月犁传统医学研究中心和门诊部，一定要用成果安慰他的在天之灵。就这样，张晓彤和夫人刘敏双双辞职，开始了中医药传承事业。1998年6月，北京崔月犁传统医学研究中心成立。1999年7月，北京平心堂中医门诊部成立。

北京崔月犁传统医学研究中心历经十余年完成了包括《黄帝内经素问》《景岳全书》《金匮要略心典》《医方集解译注》《脉经语释译注·濒湖脉学译注》《神农本草经译注·难经译注》等十八种（套）传统经典中医古籍的编译出版工作，共计耗资近七百万元。

自2014年起，在北京崔月犁传统医学研究中心和北京平心堂中医门诊部成立十五周年之际，设立"月犁传统中医奖"，每年出资百万元用于奖励"医德高尚、医道精湛、医理纯正、医术高明"的中医师，并授予"百姓信得过的中医"称号。

谈及中医药行业的问题，张晓彤先生十分痛心。他说："最核心的是要从中医药法规上解决问题，需要给中医松绑！"他找到一份刊登《中华人民共和国中医药法》的报纸，上面密密麻麻地写有他的思考。

"当前中医的空间并不多，有高超医术的老中医在全国的人数并不多。十四亿人口的健康需求那么大，但全面'西化'的脚步很快。要鼓励真正的中医科研，而不是挂着中医的牌子，实际上做西医的研究"。"中医教育的问题更突出，中医药大学真正的中医课程并不多。学生最后学得西不西、中不中"。拳拳真心，句句在理。他认为中医的优势，就是有优良的传统，有自己的理论体系。中医切莫在时代中连自己是谁都忘记了。正如邓铁涛先生说："中医人在工作中切记三个字：勿忘我。"

我阅读了一些崔月犁先生的工作笔记，读到他在首次全国中医药会议（衡阳会议）的讲话稿，读到他在血雨腥风中从事革命工作的经历，读到他艰难的八年回忆，感动于他的无限赤诚。

他到各地考察中医药工作，看到有的县医院设备简陋，卫生条件很差，没有诊室，走廊里连一把椅子都没有，病房内墙皮都掉了，病床上没有被褥，空着床板；看到不少患者或妇女抱着孩子坐在泥土地上输液和候诊；看到护士怕重名，在患儿头上贴着编了号的橡皮膏；看到上海来的医疗队给妇女做子宫脱垂手术，由于没有病房，只能在小学放假期间，利用空闲的教室，让妇女们打地铺，躺成一片。他看到这些心情很难过，沉重地说："这不是医院，是患者收容所。"

中医人，最重要的就是要有悲悯情怀，要理解真正的广大群众需要什么样的健康服务。崔月犁的心，时刻都牵挂着农民。"我是一名农家子弟，经历了父亲重病垂危的艰难，一场病就意味着一个家庭的崩溃。没有中医，千千万万的农村家庭就会陷入再度贫困的艰难。"

崔月犁是振兴中医的一面旗帜，是一个大写的人，一个为中医鞠躬尽瘁的人，一个高尚的人。

斯人已去，精神永存。我在各地采访，无人不提崔月犁。在西藏的有关医药卫生发展中，我看到了他的身影；在湖南的中医药发展历史中，我听到了他的声音；在北京和平解放的山河岁月里，我读懂了他的忠诚。

一位革命者在月光下行走的画面，时常在我的脑海中浮现。呕心沥血兴岐黄，真情实意为祖国。立身无愧于天地，志趋不忘为人民。在我的中医药报告文学采访中，我为这样无私、勇敢、真诚的革命者落泪。岐黄为笔，生民为笺，我愿为谱写健康中国奔走呼号。

在邓铁涛、干祖望、张灿玾等全国名医与张晓彤先生的书信往来里，我读懂了几代人的中医深情。

张晓彤先生，一名中医的力挺者。他为中医的传承做出了自己的努力。他潜心篆刻，大多作品均以中医为题材，如"阴阳者，天地之道也；处天地之和，从八风之理；精神内守，病安从来；恬惔虚无，真气从之；提挈天地，把握阴阳"等。在这每一方篆刻里，有他对中医的热爱，有他对生活的品位，有他对父亲无尽的思念。

张晓彤先生与夫人刘敏女士为父亲崔月犁写的《天地之间一棵草》一歌中，或许就是崔月犁的人生写照。

我是天地之间一棵草，

长在路边，长在村郊，

长在湖岸，长在山坳。

我无欲无求，只要一滴水，愿奉献大地春晓；

我平凡渺小，只要一缕阳光，就能与万物共同欢笑。

蒲辅周及学术继承人：说真话、干实事

在中国中医界，无人不知蒲辅周。且不说他曾经担任过国家领导人的保健医，也不说他在二十世纪五十年代的石家庄和北京乙型病毒性肝炎（简称"乙肝"）传染病中的作为，更不说他传承家学将祖父蒲国桢之医学思想发扬光大，只说说他读书的认真劲和对子女的严格要求，就让吾辈震动。

1968年，何绍奇教授从北京回到四川家乡，对蒲辅周的儿子蒲志孝说："蒲伯的学习精神真是感人至深。左眼患白内障，就用右眼看书，眼和书的距离仅1寸左右，这不是看书，简直像在'吃书'啊！相比之下，我们太惭愧了！"

2021年10月28日，我和蒲辅周先生的学术继承人蒲志孝先生、蒲永文教授、冯俊主任一起追忆他。

蒲辅周，原名启宇，1888年1月12日出生于四川省梓潼县城长溪乡的世医之家。祖父蒲国桢、父亲蒲仲思都是精通医道、名闻乡里的医生。蒲辅周在家居长，下有弟妹六人。全家靠父辈行医为生，家境清贫。他7岁开始上私塾，18岁便悬壶于乡里。他牢记前人"医乃仁术"

之教诲，故将名字改为辅周，取辅助贫弱、周济患者之意。1945 年，成都流行麻疹，蒲辅周常涉水到御河边和城郊群众聚居区，为他们免费诊治。

1955 年，原卫生部中医研究院成立，蒲辅周奉命调京工作。进京前，他回家乡为群众挂牌义诊三日，每天黎明即起，一直诊病到掌灯时分。抵京后，他在广安门医院内科工作。1965 年，他任中国中医研究院副院长，并曾任全国政协第三、四届常委，第四届全国人大代表，国家科学技术委员会中医专题委员会委员，中华医学会常务理事等职务。1975 年 4 月 29 日逝世于北京。

蒲志孝是蒲辅周之子，在二十世纪六十年代，他在家乡四川梓潼就已经小有名气。虽说有个在中医界名声大噪的父亲，可是他并没有得到父亲的支持。有一次，他和兄长蒲志忠向父亲提出希望跟师。父亲未加思索，直接拒绝说："易子而教最好。志忠跟李老（李斯识）、你跟陈新三，都不错。李老是四川名手，陈新三有多年临床经验，跟他们同跟我一样。"

二十世纪六十年代，蒲志孝希望到北京工作，父亲又拒绝说："你还是在老家，基层的老百姓才真正最考验你的医术，要求一剂药就要见效，这才是真正出人才的地方。城里的富贵病多，不一定有助于你医术进步。"

父亲对自己的严格要求，蒲志孝那时并不理解。有时遇到疑难大病，他只能写书信请教。父亲从不当面表扬他，也不允许他接触高级干部。

1972 年国庆节后，蒲志孝接到中国中医研究院（现中国中医科学院）的电报"父病危，火速来京"。于是他赶到北京，与兄弟姐妹轮流守护。一天，他独自在家，两位何姓老人来访，原来是原中央保健局的何妈妈和其弟弟找父亲求诊。寒暄之后，老人问怎么从来没有见过他。他如实回答说自己一直在老家从事中医临床工作。何妈妈一定要他帮弟弟诊病开方，蒲志孝几次推辞，因为父亲再三交代，不能在京给高级干部看病。何妈妈一边问了他不少医学问题，一边请求他开方："我家祖传三代都是中医，你中医学得不错，有自己的见解。我很奇怪，你父亲为何从来不讲你？"

没过几天，何妈妈介绍了一位部队院校领导夫人来，请求他去给陈院长看病。陈院长因为肝硬化已治疗很长时间，效果并不理想，八年的疾病如何才能见效呢？蒲志孝看过后，拟了处方，并写出了病情分析。回家后，蒲志孝父母知道他出诊的事，非常担心："你胆子太大了，你才31岁！陈院长的病多少医院治疗都毫无进展，你要是出了差错怎么办？你赶快回四川。"蒲志孝很不高兴地说："治疗陈院长的病，是我自己的方案，根本没有打父亲的旗号，我的事情我自己负责！"三诊后，陈院长好了很多，蒲志孝告辞回川。陈夫人希望他留在北京工作，而蒲志孝说："我不敢，父亲知道了要生气的！"

在陈院长家人和保健医生的请求下，蒲志孝把自己对病情的看法做了说明。他为自己因常年在基层的积累而能在高手如林的北京施展医技而高兴。陈院长家人多次向蒲辅周老先生征求意见，希望调蒲志孝来京工作，都被蒲老婉言拒绝了。蒲老后来干脆封锁消息，不让儿子知道。蒲志孝那时颇有怨言："我靠自己的本事走出来的路，又不是靠你，怎么断我的路呢？"蒲老去世后，他来京参加追悼会。父亲的学生一见到他就问："老师怎么从来不提起你呀？太埋没人才了！"

此后多年中医沉浮，蒲志孝才深刻理解了父亲。虽然身居要职，但一定也很有压力。他体会到了父亲的要求：越是艰苦锻炼，越能出人才。

2000年9月，某部队首长到敦煌视察突发脑梗死，入住军医大学附属医院，邀请蒲志孝、蒲永文父女参加抢救。各路高手齐聚医院，每日会诊。蒲志孝明显感觉到了压力，质疑的声音让他在治疗中如履薄冰。在情况紧急时他还是坚持己见，最终使首长转危为安，平安回京。有关部门为此给四川梓潼县政府发了感谢信。

蒲氏益元胶囊，是蒲家人用智慧做成的一剂良药，历经几代人的不断改进，为全国患者所追捧。在本书的创作中，我经历了人生最艰难的阶段，经常因为熬夜掉头发，白发也长了不少，蒲永文教授根据我的舌苔照片和面诊后，在蒲氏益元胶囊配方基础上帮我精心配置了胶囊，我遵嘱咐每天吃一粒，明显感觉到精力大有改观，让我能够坚持八个月的闭关创作，最终完成本书的创作。

四川是附子的道地产区。肉桂、干姜、附子习惯被列为孕妇慎用药，中医界对此褒贬不一，有的说孕妇万不可用，是有毒之物；有的说是回阳利器。巴蜀大地的医家，更懂得道地药材附子的妙用。蒲辅周先生曾指出："肝炎阳虚者，亦可用附子汤。"

蒲志孝和蒲永文经多次临床实践发现，如果用附子得当，反而能起到安胎、促进胎儿发育的作用。蒲志孝先生向我讲述了多例使用干姜、肉桂、附子助胎、保胎的医案，都没有损伤胎儿。他深刻地体会到：凡是阳虚寒盛而危及胎元者，干姜、肉桂、附子不但不伤胎，而且有助于胎儿发育，如久雨之天，阴霾过盛，草木不长，一旦离照当空，则万物欣欣向荣。而孕期过用苦寒损及胎元者，用参芪虽然补气助胎，但如用春日之阳欲化严寒之冰，病重药轻，所以要用大辛大热才可逐寒回阳。而盛夏酷暑用干姜、附子、肉桂时，宜用黄芩、黄连兼制其性，这是因时制宜。当然，他也不赞同附子用量过大，50~100 克这样的大剂量不可一用再用。

蒲志孝先生长期在四川梓潼县工作，被评为"四川绵阳十大中医"。在和他的谈话中发现，八十岁高龄的他中医思维很活跃，对现代术语无不精通。

为了试验药性，年轻的蒲志孝也曾犯过错误。十多岁时，他用 15 克巴豆捣烂煮水，自己喝后口腔出血，此后多日口腔总是有血腥味，几个月后才好转。他和父亲讲述此事，父亲批评他太胆大了，因而此后他用药都特别小心。

对于中医名家来说，远程诊疗习以为常。蒲志孝先生从二十世纪九十年代就开始网络诊疗。他说网诊很方便，但缺点是患者有时反映问题并不准确，这就要求医生有非常丰富的经验和扎实的基础知识，多在临床中摸爬滚打，才能根据患者的表述和大量临床经验来做出精准判断。在蒲氏中医的网站上，我们能看到几十年来全国各地患者的诊疗体会。

在家传医学的影响下，蒲永文从成都中医药大学毕业后，也回到家乡四川梓潼县中医院工作。后来她继续求学深造于北京中医药大学，跟师国医大师薛伯寿，为全国第三批名老中医药专家学术经验继承人，也是蒲氏中医第五代传人之一。她从事中医临床三十多年，善于用温阳法治疗各种杂病，将其灵活运用于冠状动脉硬化性心脏病（简称冠心病）、高血压、糖尿病和保胎等。她传承蒲氏中医的诊疗思维，辨证论治，辅以西医微观具象，从对证的干预入手，达到对疾病走势的改变，或截断或扭转或减慢其进展，自如地病证转换，将西医对病的认识转换成中医的证型诊断，无缝连接。诊断是治疗的前提，只有正确的诊断才能提高治疗效果。

我问她身为蒲辅周先生的后代，是否有压力。她说的确有，但一直都在努力。她深受三种教育体系的影响，即蒲氏中医家传教育、院校教育、国医大师师承教育。这三种教育方式其实都很重要，但理论学习后有时会没有感觉，还需要去临床实践。

每次放假回到家乡，她就跟随父亲出诊实习。她必须早于父亲赶到医院，提前做些准备工作。诊病时，父亲会问她对一些疾病的看法，有时也会毫不顾忌她的情面，无论现场有多少患者，都会十分严厉地批评她，但她都能接受。父亲常说，中医人必须有足够的临床经验，才能识破疾病的"七十二变"，要找到最接近真实的答案。

在她学习中医的过程中，会有思想转不过弯的时候。如何找到老师的思想和父亲的思想结合的最佳路径，这是个问题。随着自己临床经验的增长，蒲永文认为，每一张方子都是活的，正如爷爷蒲辅周说的一样，不能用死方去治活人。

她多次实践用附子治疗孕妇。有些女性患者身体素质不好，往往孕期有流产或胎儿畸形的情况。她跟踪患者服用中药后的身体变化，深切体会到，不是所有有毒的药物都要被排除在外，如附子。她希望国家对中药的管理更加科学。

通常糖尿病的并发症较严重，一些足部病变的患者接到截肢的通知时，往往痛不欲生。蒲永文教授经常接诊一些足部严重溃烂被医院宣告无治的患者，经她精心调理后恢复如常。这让医生同行不敢相信，糖尿病足除了截肢，居然还能这样保全患者的肢体！这就是中医药与众不同的实力！

蒲氏中医学术传承人、中国中医科学院眼科医院冯俊主任谈起往事。二十世纪九十年代，他第一次和夫人蒲永文教授回到四川梓潼县，现场看到当时的患者找岳父求医，一剂见效，三剂见好。他亲眼见到中医在基层的作用，不禁感叹道："这才是真正的中医！"这样的现场对他的职业生涯影响深远。他在眼科方面的建树，如剔络化瘀等一些治疗方法的创新，都来自蒲氏中医和唐由之老师的启发。中医眼科医生要求有内科功底，他开的每一张方子，都有蒲氏中医的影子。

谈到传承创新，三位中医大家都谈到，中医的生命力在于临床和疗效，国家要在传承上有机制，把疗效评价纳入传承体系。蒲辅周先生用自己的学识和临床实践，为中医长脸争气。在蒲氏中医传人身上，我们感受到的就是踏踏实实做人、认认真真看病、兢兢业业为医的人生态度。蒲氏中医是中国中医一支重要的传承链，更是中医人世世代代值得称道、回味的人文故事，这也是中医人的荣耀。

唐由之：花开花落两由之

中国中医科学院眼科医院是有故事的，中医眼科的发展壮大，诠释了中医的传承创新，推动了眼科医院的创建。

医学界没有人不知道唐由之。就是他，用中医疗法给国家领导人治好了白内障。1975 年 7 月 24 日凌晨 3 ：55，刚做完手术仍蒙着眼睛的国家领导人盲写下鲁迅悼念杨杏佛的诗，签名后送给了唐由之。诗曰："岂有豪情似旧时，花开花落两由之。何期泪洒江南雨，又为斯民哭健儿。"

说起这台手术，是一个十分艰难的决定。这是一台需要中国最高核心层会议决定的手术，也是备受关注的手术，更是中医、西医力量对比的手术。

1975 年年初，在人民大会堂会议室，唐由之作为中医组的主要成员参加这次党内最高级别的扩大会议，议题就是研究国家领导人所患白内障的手术治疗问题。西医组由张晓楼做汇报，介绍了研究情况，结尾时说有 85% 的成功把握。当领导问中医组的唐由之时，他也谨慎地回答有 85% 的把握。

自 1957 年开始研发的白内障针技术，就是古法新用的中医传承创新，并在 1966 年通过了原卫生部组织的科研成果鉴定。

曾经因为一些特殊原因，唐由之不能到医院病区做手术，也不能到门诊给患者看病。1969 年，中国医疗卫生界有个重要工作，其工作重点是向广大农村转移，唐由之有机会走出京城，到农村医疗队当巡队医生。

在广西桂林，他刚刚帮助患者揭开敷料，患者就高兴地叫了起来："我看见了！我又可以动手做菜包子了！"他听到唐由之耐心地教授当地医生深有感触："你这人太好了，这么细心传授手术技巧。我做菜包子拌馅都躲着我的徒弟呢。"唐由之笑着说："医学研究学无止境，只有大家一起来做，才能不断精深啊。"

自 1975 年 7 月 13 日起，唐由之带着他的医疗小组住进了中南海，对即将接受眼科手术的国家领导人进行十天的术前准备。他负责讲解医治方法，请其配合手术任务。为了让领导人了解眼科相关知识，唐由之另辟蹊径，吟诵唐代诗人白居易的一首有关治疗眼病的诗："案上漫铺龙树论，盒中虚贮决明丸，人间方药应无益，争得金篦试刮看。"

古人用金针一拨，如日当空，豁然明朗。唐代就已经流行的针拨内障古法手术，经过千年光阴的流转，加上西医学方法和技术、器械的改进，已经成为一种中西合璧的手术。

7 月 23 日是手术的日子。按照预定方案，小组各就各位。秘书被要求播放一首《满江红》的弹词，唐由之全神贯注地说："我先给您点药水，同时要在这里打一针。""好的，你打吧。"领导人安静地躺在手术椅上。唐由之知道，这支麻药打下去，比冲洗泪道还要痛一些。"这个药水是给您的眼睛做表面麻醉的，同时把眼睛里的泪水、不洁的东西冲掉。如果留到嘴里，是咸的。"实际上，他已经拿起手术刀，开始手术了。这是他反复做过几千次的动作，这套技术不是中医古籍里固有的，也不是西医教科书上的，是经过唐由之创新的白内障手术。几分钟后，他如释重负地说："手术做好了！""这么快，我以为还没开始呢！"领导人很意外。就这样，手术顺利完成。

唐由之的眼科手术，就是响当当的中国品牌。他曾为柬埔寨、朝鲜、印度尼西亚等多国首脑做过眼科手术。

唐由之精心培育的眼科，即将长成参天大树，这或许就是中医眼科的道，一门学科促成了一桩伟业。正如他所说："印度尼西亚总统瓦希德来中国治眼病，成为促进投资建设眼科医院医用大楼的'酶'，激活了数十年积累和沉淀的成分。"

国家斥资一个亿要为中国中医研究院眼科医院建设综合大楼。当时消息在眼科医院传开，所有人都兴奋不已！2000年，完成了立项、开工前的准备和施工期工作。2001年3与28日，眼科医院综合医疗楼举行开工典礼。2002年11月30日，医疗综合楼正式投入使用。

2021年3月，当我走入眼科医院的一层，唐由之眼科小组与国家领导人合影的巨幅照片映入眼帘。采访唐由之学术继承人巢国俊主任，眼科博士生导师接传红主任，唐由之学术传承人、首都优秀名中医冯俊，听他们讲述医院的建院历史和老一辈人的奋斗，崇敬之情油然而生。

中医啊，你应该为有这样忠诚的追随者、奉献者而骄傲。他们为你添砖加瓦、增光添彩，让你更加璀璨动人！

国医大师孙光荣：肝胆两昆仑

孙光荣，耄耋之年的他还在一线奔波劳碌。他的精、气、神和斗志，感染着年轻人。"仁心济世功同良相，仁术济人泽被苍生"，这副对联送给他是最合适不过了。难怪中医界的人都说他是真孝子、真汉子、真才子、真中医巨子。

在长达两年的中医药报告文学采访过程中，真正让我敬佩到泪流满面的人并不多。

在采访路上跌倒、鼻出血快晕过去时，我没有哭；在高原之上，工作强度大、头痛欲裂时，我没有哭；在面对一些不理解和不支持工作的人时，我没有哭；我费心费力只为讲述中医人的故事，看到一些势利的眼光，我没有哭！然而，崔月犁的肝胆、张舜华的自强、李伯藩的无私、强巴赤列的智慧、索巴的奉献、孙光荣的情怀，让我情不自禁落泪！这些人，也更加鼓励我，一定要克服困难，一定要把中医药报告文学写好，要把真实的中医药介绍给读者文友！

这人世间，有一种付出，永远不能用得到多少来衡量！

2021年新春采访见到孙光荣先生时，我惶恐赠书《小康之路》，请先生指正，我写的是"明医救人，中和拯世"。先生悉心为我患糖尿病、冠心病的父亲把脉开方。父亲三十多年前因中医得福，如今养老再受益。我此前也从未看过中医，今日难得有机会，请先生把脉。母亲一直说手麻，服用先生开的药后效果立竿见影。信中医者有后福。

国医大师孙光荣教授，是北京中医药大学文化研究院院长、主任医师、研究员，第五届中央保健专家组成员，首届中国中医科学院学部委员、执行委员，首届全国中医杰出贡献奖获得者。他兼任多职，从医六十三年来，集朱丹溪、李东垣两家之长，总结形成了独具特色、确具疗效的中和医派学术思想。

我认真拜读了《明道》《明医》，从一些领导专家的题词里看到了一位呕心沥血为中医的大家。全国人大常委会原副委员长彭珮云题曰："传华夏之光，扬中医之荣。"中医界的老革命、中医药事业的奠基人吕炳奎先生题词曰："杏苑英才承先启后，医界志士继往开来。"

从幼拜父亲为师学医开始，孙光荣就立下誓言"慈悲为怀，当一名好中医"。几十年来，他坚持"三不"：从不收患者及其亲友的礼金、礼品；非病情特别需要不开大处方；不迎合患者求治心理贬低他医。他说，为医是很有讲究的，不能当"商医"，不能当"伶医"，不能当"霸医"。以德为先，就是他的行医准则。

他提出中医师承教育、中医药文化建设、中医药特色优势，在开创高等学历远程教育上所做的努力，可谓是为国家、为民族谋先机。近二十年来在国家中医药管理局设立并实施的全国中医药优秀人才研修项目中，他担任了一至四批的中医药经典培训班班主任。他临床带徒、亲自授课、言传身教、提携后进，桃李满天下。这一千余名中医优秀人才和近二百名入门弟子都是全国中医药界的顶梁柱。

他著作等身，执笔《中藏经校注》《中藏经语译》，著有《中医古籍整理入门》《医用文言基础学》等，主编《中国历代名医名术》《中医养生大全》《中医药防治疾病知识百问：农民工读本》等，出版作品达一千多万字。湖南长沙马王堆出土的古医书，因年代久远，原简缺漏而难以理解，孙光荣先生早在1985年就进行了认真研究，并发表文章《〈生方〉文试补》。当我辗转找到此稿阅读时，感慨万千。

这是一位为国分忧的国医，他关心支持国家中医药事业的发展，积极参与国家及部分省市中医药发展规划的调研、起草、论证工作。他敢于直言，在《中国中医药报》《经济参考报》"学习强国"上刊发系列文章，受到广泛好评。湖南中医药大学等中医药高校已将其辑释的系列文章纳入思想政治课教学。他对患者几乎有求必应，从不考虑自己的身体是否需要休息。对中医真爱一生，对中医存在的问题也毫不留情。

我的脑海里一次次闪过孙光荣先生的成长历程。

他的父亲孙佛生老先生是安徽人，著名中医，兼通文学、史学、哲学，精研天文地理，擅长诗词、歌赋、书法，是当时的知名人士，曾为不少政要和社会名流治病。抗日战争时期逃难到湖南安家，后来曾为湖南省政府领导进行医疗保健。

他从小跟随父亲学医。父亲去世后，他全心全力侍奉母亲，每天上班前，总是推着轮椅先陪母亲到附近公园走一走，下班回来先向母亲问安。为了让母亲安度晚年，每年要选两三个地方陪同母亲出游，每次出行的开支都是自己解决，从来不要求家族凑份子。

在农村，孙光荣做过十六年的医生工作。农村是片广阔的天地，要想大有作为，需要个人的努力耕耘。在那段艰难的日子里，孙光荣除了应诊出诊就是看书。

孙光荣善于学习，也在浏阳市人民医院系统地学习过西医，诊疗水平突飞猛进，凡是他诊疗的患者都说有显著效果。病看得好、字写得好、文章写得好、对患者态度好、药费少，这"四好一少"成为广大患者和老百姓对他的评价。

而师从李聪甫，那是因为机遇垂青有准备的人。1978年，原卫生部决定在全国开展选拔中医师的统一考试。成绩优异的孙光荣被录取到湖南省中医药研究所。1980年3月，他正式担任李聪甫的助手兼徒弟，并兼任理论研究室学术秘书。在师承学习的七年半期间，真传授受，耳提面命，师徒情深。

李聪甫是湖湘中医五老之首，当代著名中医学家，中华人民共和国成立前，他曾在湖南湘潭、湘乡、新化、溆浦、沅陵等地行医十多年。1940年，他将自己的经验著成《麻疹专论》一书，因在湘西南麻疹流行地区救活了婴孩无数而名动医界。他热爱中医，捍卫中医，公开抨击错误观点，明确中医学的宝贵价值，但是他并不反对传统中医理论与西医学有机结合。在他主持湖南省中医进修学校工作期间，吸收开业中医师进修，组织他们系统学习解剖学、生理学等西医学知识。他的医德与医术成就，堪为行业楷模。孙光荣就秉承了他的医风。

通过各种渠道找孙光荣先生看病的人很多，因为他对久治不愈的杂症如脑瘤、肺癌、肝癌、乳腺癌、卵巢癌、皮肤病、脾胃病、失眠、不孕不育、精神疾病等都有非常好的疗效。正是由于他有在农村工作的经验，他深知患者的苦楚，也理解患者的难处，所以能不收钱的一概不收。这么多年，除特需门诊外，他一直都坚持义务看病。

当一名好中医不容易，当一名中医教育家更不容易。因为理解中医教育的精髓，孙光荣把自己的后半生交给了中医教育。1998年春，他建立中医药教育资源库，创立二十一世纪中医药网络教育中心。1998年9月，他去有关部门汇报创建中医药现代远程继续教育实体的思路和方案。出发前突患急性肠胃炎，发热、呕吐、腹泻如注，同行都担心他无法出行，但他说必须去！服用了藿香正气水等中成药后，他带上大卷卫生纸，就这样登机了。

为了搞好中医药教育，他在花甲之年重新出发，从湖南到北京开始艰难的教育创业之路。2002年5月深夜，63岁的孙教授连续写文章长达十多个小时，匆匆起身时突然晕倒，造成锁骨骨折。虽然带着满身疼痛，他却清醒地意识到，有些工作不能耽误。他坐着轮椅，逐一拜访有关领导和专家。

这一路走来，他做的哪件事容易呢？他创建湖南省中医药研究院文献信息研究所、湖南省中医药科技信息中心；创办《中医药时代》《中医药导报》《中国中医药远程教育》等杂志。他是中医药远程教育的主要创始人，创建中华中医药在线、北京中医药大学远程教育学院。他创建中华中医药学会继续教育分会，建立湖南省多个门诊部，创建中和医派，成立国医大师工作室。

他孜孜不倦地追求，苦研注经地奋斗，硕果累累。如《中藏经》的整理研究获得国家中医药管理局科技进步二等奖；获得"全国自学成才奖"；《中医药防病治病知识百问：农民工读本》获得中华人民共和国成立六十周年中医药科普图书一等奖；《当代名老中医典型医案集》荣获中华中医药学会学术著作一等奖；荣获中华中医药学会"终身成就奖""全国中医药杰出贡献奖"等。

孙光荣年届六旬转战北京，湖南业界人士风趣地说："湖南人有两个'北漂'最让人敬佩，一个是六十岁的齐白石，成了国画大师；另一个是六十岁的孙光荣，成了国医大师。"

2003年，全国优秀中医临床人才研修项目开班。这是国家中医药管理局为培养顶级中医临床人才所开展的重大项目，至今已经培养了四批。这些学员通过省级、国家级层层选拔、考试，择优录取，培训三年，考试合格后结业。其层次要求高，培训要求严。每次培训少则五百人，多则上千人。孙光荣先生担任这个项目的中医药经典培训班的班主任，可以说是国内最大的培训班班主任了。这是对中医药事业的传承和守正，对中医药事业发展的开拓和创新，这是他对中医药教育事业最大的贡献！

社会大众如何认识中医药？领导干部怎样重视中医药？这都需要社会舆论和传媒来引导思想、普及知识。很多人知道一句古训："上医治国，中医治人，下医治病。"但当下一些中医执业者，虽娴熟中医用语，但甚少联系治国理政之思考；领导虽有执政之实践，但甚少研究中医之用语。孙光荣先生遂辑录了国家领导人讲话中体现中医观的部分，并予以详细诠释，让全国人民理解治国方略"祛邪扶正，标本兼治"。他写的系列文章深受广大群众的欢迎。

很多中医人关注国家的政策，但又把握得不是很准确，如国家强调要遵循中医药发展规律，那到底是哪些规律呢？孙光荣很快总结出了中医药发展的八大规律，即运势兴衰同步规律、文化枯荣共济规律、疗效促成崛起规律、知行合一传承规律、跨界融合创新规律、共谋共建共赢规律、医药统筹共进规律、强基固本必兴规律。多位领导称赞他是目前唯一比较全面阐述中医药发展规律的专家。

2007年11月，他在北京第一次收徒就为弟子们制定了《医师规》，经新华社《经济参考报》发表后，成为广为传颂的中医执业规矩。"生命至贵、病人至上""清廉自律、干净执业""严谨尽职、规范执业""勤求博采、精益求精"……他如是说，也如是做。

一位中医家，心里有他的弟子万千，更有民众的真实渴望。正如《中国中医药报》总编辑王淑军写的那样"中医之士孙光荣：进与病谋、退与心谋、上为政谋、下为民谋"。

国家卫健委原副主任、国家中医药管理局原局长王国强在《明道》

发布会上深情地说："致敬孙光荣国医大师，是表明我对他知行合一、德艺双馨的敬佩。"

我们要学习他德业双修、大医精诚的医德医风，精勤不倦、不断创新的学术态度，甘为人梯、诲人不倦的大师风范，忠诚事业、无私奉献的赤子情怀。

他关心支持推动国家中医药事业的发展，实事求是、敢于直言、勇于担当，多次向国务院主管领导直接呈报意见和建议，得到了领导的重视和批示，发挥了国家咨询专家的重要作用。

中国工程院院士、中国中医科学院名誉院长王永炎说他"秉承大医精诚之风范，诠释中医学理之真谛，可谓恰逢其时的一代名医"。

孙光荣有句名言："答应了别人的事，只要还有口气，趴着都要爬过去完成！"这还真是湖南人的个性：不怕死、耐得烦、吃得苦、霸得蛮！

2016年8月17日一早，孙光荣之子孙文正接到朋友电话说："你父亲'血肉模糊'地在我这里！"孙文正很吃惊地说："你别开玩笑，他在家里睡觉呢！""那你听听他的声音，你看是不是"，对方说。随后孙文正立即开车去往医院。原来父亲半夜在卫生间摔倒了，门牙被摔掉一颗，担心吵到家人，于是自己打车去了牙科医院。在父子相见的瞬间，孙文正竟没有认出父亲来！他两个眼睛红肿成了一条线，右边的脸比左边大了三倍！就是这样，他还是坚持参加次日湖南中医药大学第一附属医院的学术讲座暨国家中医临床研究基地启动仪式，为湖南省中医骨干做了长达九十分钟的专题报告。当天下午他又飞回北京，参加8月19日的全国卫生健康大会。现场的高层领导看到他的脸很担心，而他却轻松地说："只是不小心磕了牙齿，听报告没问题，请各位放心！"

给人看病，他从不收礼金、不收红包。患者过意不去，他就安慰说："信不信，我若收了你的红包，方子会不灵验。"这样患者只能乖乖听他的话了。

孙光荣是一名当之无愧的中医战略家、中医文献学家、中医文化学者、中医临床家、中医教育家。每每看到他奔波忙碌的情景，内心总是无限感叹，和大师相比，我们还有什么理由说累呢？有什么资格不去努力呢？与他的无私奉献相比，会有多少人汗颜呢？

在本书创作中，我常请教于先生，他常在百忙之中给予指导，带病承担审读书稿之繁重任务，并予以指导、作序题词，让我十分感动，也激励着我要继续努力。

国医大师熊继柏：忠心耿耿唯精诚

在湖南中医药大学的家属区，我见到了国医大师、中国中医科学院学部委员、湖南中医药大学博士生导师熊继柏先生。他上午出诊，下午接受采访，时间安排得满满的。

我们的话题自然从新冠肺炎疫情谈起，2020年春节大年初一的下午，他和家人驱车四百多公里回到了石门老家，准备在家乡好好休息几天。还没来得及和家乡的亲人说几句话，第二天清早他就接到了湖南省卫生健康委员会领导的电话，请他尽快回长沙主持中医高级专家组会议。于是他大年初二晚上就赶回了长沙。

这一路汽车飞驰，他的脑海里却浮现出自己经历的非凡岁月。1974年，他曾接诊了一万多名流行性麻疹患者。16岁开始行医看病，在农村行医二十二年，他对瘟疫流行心中有数。

面对突如其来的新冠肺炎疫情，中医如何作为？熊先生有两点坚定的信念：中医必须主动介入参与防治，中医有能耐防控疫情。于是他开始写报告。在2020年抗击新冠肺炎疫情中，他出任湖南省中医高级专家组顾问，主持并指导制定了完整、系统的中医药诊疗方案。方案公布之后，受到全国中医界的普遍认同，好评如潮，并被全国许多省、地区广泛应用，收效甚好。

正如2020年2月5日他在讲解新冠肺炎诊疗方案时说的一样："这次疫病的发生和流行，对全体中医是一个很大的考验，既考验我们的医德医风，也考验我们的医疗技术和医疗水平。我们不单单是要有决心，更重要的是要有办法，而且要有准确的办法，要有准确的施治法则，要有准确的预防措施，这才能够真正为人民的生命和健康负责。"

湖南省最初发现的39例新冠肺炎患者是由熊先生亲自处方施治的，在中西医协同作战下，这些患者均获愈，"战役"取得了初战的胜利，并为广大中医药人员抗击新冠肺炎疫情提供了有效方法，奠定了坚强信心。

当时，娄底市有两个危重患者，熊先生亲临一线诊治。陪同他去重症监护室的同志都非常紧张，担心他有感染的风险。护士长要求他穿两层防护服，戴双层手套。"中医把脉就靠手指，双层手套怎么能把脉准确呢？"他坚持只戴一只手套，另一只手要把脉。护士长着急地说："不行，您可不能有任何闪失！"随后老先生便自己拿着剪刀，把手套上的三个手指套剪掉，并开始给患者正常把脉。一位患者满口都是血，我问他有过生命危险的考虑吗？他说新冠肺炎不是皮肤接触，是口鼻呼吸道传染，他有足够的信心保证自己的安全。

2021年湖南省张家界及株洲市突发新冠肺炎病例数十例。一个月后，张家界的三十例患者核酸未能转阴，并且出现了两例危重患者，一例是老人，另一例是小孩。熊先生到湖南省中医药管理局做视频诊疗，并当即处方。一周之后，两例危重患者转危为安，三十例核酸阳性患者核酸也全部转阴。

谈到如何发展振兴中医，熊先生说，现在复兴中医可谓天时、地利、人和。中医要正确看待自己的优势和特点。中医有三大优势，即完整的理论体系、五千年极其丰富的实践经验、奥妙灵活的辨证施治法则。中医是有自己完整理论体系的，"十大学说"就是中医的理论依据，即阴阳五行说、藏象学说、经络学说、病因病机学说、病证学说、诊法学说、治疗学说、针灸学说、养生学说、运气学说。

说中医没有理论依据的人，是完全不懂中医。中医的生命力在于临床，"夫医药为用，性命所系，必行方智圆，胆大心细"。中医药曾经在人民心目中有很高的威望，人们信任中医能解决实际问题。若忽视临床，中医就失去了生命力。中医在一段时间内威望不高，是以上这些问题引起的，发展中医、振兴中医要解决这些问题。另一点关键在人才，要着重培养有理论、有实践的中医药人才，除了学校培养外，还要师承与院校、师承与临床结合，真正做到传承精华，守正创新。

在熊先生的诊室，我看到了电视台的媒体朋友和各地慕名而来就诊的患者们。一位耄耋之年的长者，从不间断一天出诊，每天从早上六点多起来开始忙碌。从16岁开始在乡间行医，到成为一名国医大师，其中的奋斗经历和悲悯情怀，有待我们细细品味。

熊先生从事中医临床六十余年，同时从事中医高等教育教学工作三十余年，主讲中医经典课程，并任湖南中医药大学中医经典教研室主任。他擅长中医内科、妇科、儿科，善治疑难病症、危重病症，诊治疾病精于辨证施治，理法方药熟练，临床疗效卓著。其理论功底扎实，临证经验丰富，辨析思维敏捷。2006年曾受邀专程赴非洲为阿尔及利亚国家总统治愈了疾病，为中医享誉世界做出了重要贡献。

他论著颇丰，公开发表学术论文百余篇，撰写出版中医学专著二十多部，其中独立著作有十二部。其《内经理论精要》一书，先后被英国大英博物馆、牛津大学图书馆和美国国会图书馆列为藏书。他任副总主编的《黄帝内经研究大成》一书，先后获国家新闻出版署科技图书一等奖，国家中医药管理局中医药基础研究二等奖。近十年来，他带教中医高级学徒三百余人，不断为中医传承做贡献。

2020年，在防治新冠肺炎疫情中，他出任湖南省中医高级专家组顾问，所定方略在全国好评如潮。同时他亲临一线诊治、抢救危重患者，取得满意疗效，荣获湖南省立大功人员奖。

熊先生写过一首八秩小传："束发蒙蒙入杏林，晨昏朗朗诵医经，悬壶济济遵国手，桃李芳芳结园丁，古稀碌碌无止歇，耄耋昂昂仍耕耘，勤勉朴朴彰本色，忠心耿耿唯精诚"。从他的成长可以看到中医"童子功"的重要，也能看到中医师承教育的重要，更能看到一位中医人的真实人生。

"善言天者必应于人，善言古者必验于今"，看着他忙碌的身影，看着围在他身边聆听教诲的弟子，我仿佛看到中医药复兴的曙光。先生拨冗为海燕书院题词"淳道全德"，我将此送给诸位读者文友，若人人努力，则世风日上。

国医大师李济仁、全国道德模范张舜华一家人

（一）中医之家耀中华

在当代中医界，国医大师李济仁与夫人张舜华名医双馨，五子四博导，可谓中医之家。

李济仁先生是国家级非物质文化遗产"张一帖"代表性传承人、中国中医科学院学部委员、全国首届"国医大师"、国家中医药管理局重点学科"中医痹病学"学科带头人、中华中医药学会终身成就奖获得者。他的治学格言是"源于新安，立足国学，重视临床，走向科学"。最擅长治疗痹证、痿证。他有一个很好的治痿方，组成为补骨脂20克、巴戟天15克、杜仲15克、千年健15克、肉苁蓉15克，具有培补肝肾、强健筋骨之效，适用于肝肾两虚、肝肾阴亏之筋骨痿软、筋骨萎缩，肾精不足、脾肾阳虚之筋骨痿软、筋骨萎缩等。

李济仁先生的夫人张舜华是新安医学终身成就奖获得者，2021年获得全国道德模范荣誉称号。她出诊不辞劳苦，采药不虑险远，疗疾不计富贫，深得新安医学之真传，其精湛的医术在皖、浙、赣等地的患者中赢得了广泛声誉。她的治疗风格具有用药猛、择药专、剂量重的特点。她还改进了"十八罗汉"家传末药秘方，对外感病、肠胃病的医治独具神功。

我刚开始听到"张一帖"时，以为是骨科跌打损伤的药，后来才知道此帖非彼帖，是我见识短浅了。2021年7月，我来到安徽徽州采访，听新安医学名家的传承故事。

"张一帖"的传人张根桂20岁就闻达于新安，而立之年对家传末药加以整理完善，创立四季加减法。他推崇数方并用，往往一剂起疴回春。近代著名经学家、古文字学家、教育家吴承仕先生患有顽疾，在京城遍访名医治之而不效，后回家乡听说定潭张一帖，便慕名前往，经张根桂治疗痊愈。他惊叹张氏家传医术之神奇，特书赠之：术著岐黄三世业，心涵雨露万家春。

可是，张根桂由于膝下无子，常常郁郁寡欢，唉声叹气。按照祖上家规，"张一帖"是传男不传女的，当自己唯一的儿子夭折后，张根桂哪里还能看到希望呢。他的大女儿张舜华当时只有12岁，提出要学医，却遭到了父亲的严厉拒绝。父亲身体已经不太好，却还要天天出诊。张舜华十分孝顺，晚上经常出去迎接父亲回家。

后家里人商定在张根桂出诊时让女儿张舜华陪伴照顾。由于家规很严，她只能装作哑巴，不许说话。这给张舜华提供了学习机会，她用心观察，悉心记忆，一有机会就拿出古籍医案认真对照，悉心揣摩。她的孝心和认真感动了张根桂，父亲心中传男不传女的想法有些动摇了。为了让父亲放心，她写了保证书，决定不出嫁。父亲看着好学的女儿，终于答应教她学医，但有个要求：学好后要么不嫁人，要么就找个"上门女婿"，要守规矩。

后来歙县小川乡的李济仁出现在张根桂面前。1945 年，为了进一步提高自己，16 岁的李济仁辞别老师，前往定潭毛遂自荐，拜师"张一帖"。因为家里没有男孩，李济仁的到来改变了张舜华的家庭氛围。慢慢地，两个年轻人的心灵靠近，但他们各有各的医技。张根桂可能没有想到，"上门女婿"还成了一代国医大师。

1953 年，张舜华在定潭开业行医。这个 1935 年出生的女"张一帖"，已经是很有威望的女郎中了，很擅长生死脉诊。有一次她接诊了一位奄奄一息的患者，诊脉后她轻声对家属说："救不了，今晚准备后事吧。"傍晚时分，患者家属来告知患者已经可以坐起来吃饭了，请张舜华再开药。但张舜华心里有数，安慰家属回去好好照顾患者。半夜时分，患者去世了。

1957 年 9 月，张根桂积劳成疾，英年早逝，从此张一帖诊所交到了 22 岁的张舜华一人手上，越来越多的患者想找她看病。当年腊月初二，邻乡白杨镇的一位伤寒患者高热不退，差人赶来求诊。按照母命，次日正是她和李济仁的婚礼。可是，来人所描述的病情让她十分担忧，于是毅然背起药箱赴诊去了。

患者家里请了三位医生，若每位医生的药服后两个时辰高热仍不退，就换服下一位医生开的药。患者服了张舜华的药后当即退热。当她拖着疲倦不堪的身躯回家时，已经是第二天晚上，结婚喜宴早就结束了。当地人称张舜华"铁打身体，马不停蹄，上到北京，下跑遍农村"。大家称呼她"老舜"。

1958 年 2 月，时任上海市委书记的柯庆施来到徽州。他对"张一帖"早有耳闻，听取县委汇报后，专门询问说："'张一帖'家里有宝贝，有家传秘方，你们要重视啊。"这对当地领导触动很大。当年 4 月，张舜华把家传秘方无偿献出；6 月，张舜华担任定潭新组建的联合诊所副所长，后诊所改为定潭卫生院，她担任业务副院长。

1959 年，李济仁被调到安徽中医学院（现安徽中医药大学）工作。

此后的二十多年中，张舜华一个人带着五个子女，并照顾两个妹妹和母亲，用柔弱的肩膀撑起了一个大家庭。在徽州，无人不识李济仁，但更多人敬佩张舜华。

2021年7月底，我到安徽黄山采访了张舜华及其家人。她已九十岁高龄，回忆起当年自己在乡村行医的往事历历在目。一位当年的船工说，那时船工们只要看到张老师背着药箱和孩子、举着火把急匆匆走过来，都不敢打扰她，怕耽误治病救人，一定是用最快的速度送她过河。她每次返回的时候，总有船工请她看病开药。一次，一名船工生病，只服了张舜华开的一剂药就治愈了。这位船工想要答谢她，她说："不要，如果真要答谢，就给村民们放场电影好了。"定潭村里的免费电影，很多次都是为答谢张舜华而放映的。后来，黄山市委书记凌云接见了张舜华一家，我也亲历现场。

从"张一帖"一世祖张守仁起，张氏后人代代为医，传承至今已有四百六十余年的历史。为了提醒后世子孙，张守仁定下了"孝悌忠信、礼义廉耻、自强精进、厚德中和"的十六字家训，并要求后世子孙铭记于心，遵行不悖。

张舜华与丈夫李济仁一起成功还原了尘封历史的六百六十八位新安医家、四百余部新安医籍，参与撰写、出版了《名老中医肿瘤验案辑按》《新安名医考》等著作，主持校注的《医津一筏》《素问灵枢类纂约注》等多次获奖。

他们不仅躬身于新安医学的继承与传播，成就斐然，其五个子女张其成、李艳、李梃、李标、李梢，在不同领域也各有建树。其家庭被评为首届全国文明家庭，并亮相2017年中央电视台春节联欢晚会，入选中央宣传部主办的"砥砺奋进的五年"大型成就展，还荣登中共中央纪律委员会、国家监察委员会网站"中国传统中的家规"。

（二）中医文化名家张其成

2021年7月，北京中医药大学研究生院里，张其成先生的办公室有些古风味道。窗台上的葫芦韵味留长，"易风佛心儒风道骨"是张先生的手书，好似国学之精髓。"华枝春满，天心月圆"，弘一法师的偈语格外有意。

谈起自己的成长，张先生笑着说起了自己的出生使命，每个家庭都有自己的故事。1958年，他出生于安徽徽州歙县。他的父亲是李济仁先生，他随母姓张，原名张其枨，"枨"取半张半李之意。

徽州有独特的地域文化，三个徽州人如南宋大儒理学家朱熹，清代朴学大师、《四库全书》的专职纂修官戴震，中国现代思想家胡适，影响了中国近代文化历史，或许，也影响了张其成。

父母都是医生，从小他就看到家里人来人往，喜欢安静的他一般都会在楼上看书。后来父亲进城工作，母亲在老家带着五个子女给人看病。节假日父亲回家，张其成和弟弟妹妹们只有这时才能感受到父爱。

父亲不会游泳，却会站在水里教孩子们游泳。一路上，父亲会讲论语，让他对对联，在他心里，博学多才的父亲就是自己的人生榜样，那时他有一个远大的志向，一定要去北京大学读书！

在他的记忆里，妈妈是个非常了不起的女性。小时候生活非常艰苦，家里几乎每天都会有孩子生病，都是妈妈一个人照顾。外公张根桂五十多岁去世后，留下了一些债务。身为长女的张舜华，承担起照顾母亲和妹妹的责任，自己还要养育五个子女，与丈夫又两地分居，生活清苦可想而知。

在报考大学时，张其成第一个梦想就是要学中文，当一名作家！后来，他考上了徽州师专中文系，获大专文凭。求学之路比起治学之路，要艰难很多，当了三年中学老师后，他于1983年成为安徽教育学院中文系本科学生。或许是父母的影响，他终究还是选择了中医之路。

1985年，他成为北京中医学院（现北京中医药大学）基础医学系硕士生，师从钱超尘教授。1988年，他毕业后被分配在南京中医药大学任教。

有理想的人，会朝着自己的目标奋进。他一直没有忘记去北京大学的梦想。他说，一个人，在年轻的时候树立理想是件很幸福的事情，一旦有了目标就不再迷茫，会清醒地知道自己要去哪里。和我一起采访的犬子，也承载着康家的使命，或许，张先生的这番话，对他很有启迪。

年轻的张其成也在思考自己的前途和命运，做一名临床医生，好像不是他的毕生所求，他认为从医只能治人身体的疾病，而弘扬国学、启迪心智，是更重要的事！

1994年，北京大学哲学系向他敞开了怀抱，著名哲学史家朱伯崑教授收他为弟子。有了哲学基础，他感觉更有了解释中医的底气。获得北京大学哲学博士学位后，他又进入北京中医药大学中医学博士后流动站，开始了中医哲学、中医文化学的探讨之路。

从1999年开始，他先后担任北京中医药大学医古文教研室主任、中医文化研究中心秘书长、图书馆馆长、管理学院院长、国学院院长、中医药文化研究院院长，同时担任教授、博士生导师，现在还担任"张其成名师工作坊"导师、易学与儒释道医学研究所所长等。

作为全国政协委员，他的一些反映民众心声的政协提案，如推动中医药文化国际传播认同、将中医文化纳入国家文化战略等提案，不少都被采纳。而传递民众呼声的免费医疗提案，则得到社会热议。

作为国家级非物质文化遗产的传人，父母对自己一生的教育和影响深远。新安医学和徽州文化引领他走向今天，他成立支持国学教育研究的公益基金会，资助下一代传承弘扬中华优秀传统文化，在北京大学、山东大学、北京中医药大学设立奖学金、奖教金，开设公益讲堂等，都是为了让更多人理解中华文化的核心价值。他希望青年一代要有文化传承的使命感和责任感。

在这个时代，如何处理精神与物质的关系，考验着不少名门后代。家族财产如何安排，精神财富如何传承，张其成教授讲述了他们家庭的故事。李济仁先生2021年3月去世后，全家非常悲痛。但面对父亲留下来的财产，子女一致表示放弃继承，统一捐赠给政府。此前，李济仁先生也已把个人的一些财产捐赠给六家博物馆。

张其成，是第十二、十三届全国政协委员，享受国务院特殊津贴专家，北京张其成中医发展基金会理事长；2019年被人民网评选为"健康中国十大年度人物"，并被誉为"国学养生第一人"；主持国家社科基金重大项目"中医药文化助推中华优秀传统文化复兴研究"等省部级以上项目十余项；出版学术专著四十余部。

（三）安徽省名中医、国家重点学科"中医痹病学"学科带头人李艳

李艳从小就有个愿望，要当一名好医生，像父母一样为患者解除病痛。她跟随父亲李济仁学习中医，从事中医临床工作近四十年，继承新安医学诊治经验并多有创新，临床上擅治痹证（风湿病）、痿证、胃病、肾病、肿瘤、冠心病和妇科等疑难疾病，特别是在风湿病的治疗上，经过多年的临床实践，不断总结经验，提出了风湿病"寒热三期疗法"等特色诊治方法，明显提高了治疗有效率。她曾主编全国高等医学院校西医专业本科规划教材《中医学》。

2016年12月，她代表全家赴北京参加首届全国文明家庭表彰大会，受到国家领导人的亲切握手接见。2017年1月，她代表全国文明家庭参加中央电视台春节联欢晚会，同年5月获"安徽省巾帼建功标兵""安徽省三八红旗手"荣誉称号。

读到她在父亲去世一周年时写给父亲的一封信，我潸然泪下。

老爸，我又想您了，昨夜辗转反侧，眼泪止不住地淌了下来……

想起您在荣获第六届全国道德模范时的提名词"他誓卫医道，诚信行医，力求用最小的成本、最短的疗效治愈患者，一直秉承舍医送药的优良传统。行医六十余载，以仁心仁术、济人济世为铭，诠释大医精诚要义。从二十世纪八十年代以来，为国内外一万余人次的患者提供了无偿函诊服务。他的五个子女也在中医药不同领域各有建树，成为当代中医传承的典范"。这是对您一生的真实总结啊！

老爸，您总是以德教育我们子女及学生，做人要和善，遇到事情要多替别人着想。您在87岁高龄时还无偿到革命老区为环卫工人进行义诊，您把自己喜爱多年的字画捐赠给了博物馆。您又是"和"的化身，对待患者或者生活中遇到的事情总是和和气气。

老爸，您走后我们化悲痛为力量，老妈在您病危期间就坚强地说她要举起新安医学的旗帜；大哥张其成荣聘山东大学讲席教授，参加全国政协会议，为中国医学和人民健康献计献策；我也在皖南医学院成立了新安医学研究中心，要把您的临床经验和学术思想继承好、发扬好，服

务于百姓；老三李梃完善和建造新安国医博物馆，黄山市非物质文化遗产小镇"国医双馨"的牌坊已经矗立；老四李标也密切关注中医药学的发展；老五李梢主编的第一部网络药理学著作已于去年正式出版发行，他带领的清华大学北京市中医药交叉研究所也如您所愿发展起来了。您临终前关心的《济世仁医》一书也已出版了，这一份份成绩都是在您榜样的力量指引下取得的。

您反复跟我说中医要走向世界，不创新不行，一定要有实际的数据来解说中医，征服世界。

您可知道，您走的时候有深圳、北京、广东等各地的患者赶来为您送上最后一程。有位深圳的张姓患者动情地说："我感激李先生解决了我十多年的胃部顽疾。他就是一座精神灯塔，永远照亮着我健康生活的努力方向。"老爸，思念如水，我们会在您的期待中努力。

（四）清华大学博士生导师、清华大学北京市中医药交叉研究所所长李梢

中医如何面对社会的质疑？如何找到中医的科学研究方法解答疑问？李济仁、张舜华的幼子，清华大学长聘教授、博士生导师，清华大学北京市中医药交叉研究所所长李梢教授，为中医现代化寻找出路，建立了全球首个综合性重点大学依托信息学科设立的中医药交叉研究机构。李梢说，父亲李济仁先生给予他人生指引，希望他为中医找到适合的科学道路。母亲张舜华的言传身教，对他的人格形成产生深远影响。他接受了传统中医学教育，也接受过北京中医药大学的现代教育，师从王永炎院士，后来在清华大学自动化系师从李衍达院士。

从二十多年前的迷茫孤独开创探索，到国家杰出青年、国家万人计划领军人才、李时珍医药创新奖、中医药国际贡献奖、全球前2%顶尖科学家等荣誉加身，他努力的初衷都是为中医药学科寻找新的道路，为家族的中医传承发展寻找新的方向，为中医学子探寻新的发展道路。中医人不要怕质疑的声音，不要怕困难和孤独，中医和现代科学交叉融通，也有非常乐观的前景。

他主编的第一部网络药理学著作已正式出版发行；主持制定的国际

首部网络药理学指南入选了"2021年度中医药十大学术进展"。

他的科研方向是网络药理学、生物信息学与中医药现代化。他传承发展家族医学的有关科研成果已得到成功转化，推动了新安医学的创新发展，还在解决胃癌等重大疾病防治上取得了显著成效，被评为"2020中国全面小康十大杰出贡献人物"。

国医大师潘敏求：肿瘤"克星"不忘初心

潘敏求教授的名字，是我1995年第一次写报告文学时熟悉的专家，那时他研发了我国第一个治疗肝癌中药新药"肝复乐"。当年，我写了两万多字关于肝复乐研究开发的报告文学。至今快三十年了，我因中医药文学创作再次走近潘教授，无论时光如何变迁，一名全力以赴解救患者疾苦、以临床为本科研为魂的大医，初心从没有改变。

我国肝癌的发病率较高，潘敏求教授在国内率先制定了肝癌中医诊疗规范化方案，并获湖南省科学技术进步二等奖；他创建了我国省级肿瘤医院第一批中医肿瘤病房，形成了集医疗、科研、教学于一体的中医肿瘤学科团队，现已发展成为国家中医药管理局重点学科和重点专科，并成立了肿瘤研究所，下设七个病区，医护人员有一百八十余人，年门诊量近十五万人次；他致力于中医药文化传播，多次在英国、德国、美国、韩国、菲律宾等国际学术会议交流或应邀讲学，得到了国内外学者的高度重视和广泛关注。

肿瘤的治疗和研究一直都是一个深渊，它在凝望着所有人，深渊里有无助和恐惧笼罩着肿瘤患者，潘敏求怀揣着信心和光，照亮着他们。

他常教导学生们要热爱中医、相信中医，最重要的一点是要有医德。他在临床一线坚持了五十年，已诊治数万名患者，是国内外采用中医及中西医结合治疗肿瘤颇有影响的专家之一。每逢他出诊的日子，患者们从四面八方涌来，包括美国、韩国、新加坡、菲律宾等国外的患者，本省患者更是比肩继踵。在他出诊的前一天下午，患者家属们就在门诊大厅里排起了长队，后来经组织研究决定通过电话预约挂号，即便如此，也要预约排队到两三个月以后。这些都被潘教授看在眼里，痛在心里。常年的劳累使他的健康状况大不如前，医院领导担心他身体吃不消，便安排了一周半天的门诊，而他却要求一整天。

2016 年 7 月，潘教授的痛风复发，右踝关节及右脚肿胀疼痛难忍，已无法行走，老年疾患缠身，生活已非常吃力，但在出诊的日子，他仍不顾家人劝阻，在助手的搀扶下准时来到门诊，许多未挂到号的患者在诊室外面守候，他都坚持为他们诊治。

潘教授勤于传道授业，提携后人，培养了一支集医疗、科研、教学于一体的中医肿瘤团队，先后培养博士后、博士和硕士研究生六十余名，其弟子遍布国内外，其中多位优秀弟子现已成为省名中医、享受国务院特殊津贴专家、有突出贡献专家、学科学术带头人。

为了探索治疗肿瘤的方药，1978 年，潘教授跑遍全省八十多个县区，收集了上千个有关治疗肿瘤的秘方、偏方；又北上长春、北京，南下广州，东赴上海，西抵重庆等地，登门拜访求教我国各地有名望的医学专家；通过孜孜不倦的学习与临床经验的积累，1996 年编成了《中华肿瘤治疗大成》（约 160 万字），该书是我国第一部系统论述和归纳中医药治疗肿瘤的巨著，涉及内、外、妇、儿各科百余种恶性肿瘤，"填补了我国传统医学治癌无系统书籍的空白"。

他还拟定了肺复方治疗肺癌，益气调腑汤治疗大肠癌，金石颗粒剂治疗鼻咽癌，四物消瘰汤治疗淋巴瘤、乳腺癌，活血化瘀、疏风通络法治疗脑肿瘤，解毒散结法治疗妇科肿瘤，癌复康抗放疗、化疗毒副反应，阳和汤加减治疗肿瘤骨转移等系列治疗常见肿瘤协定方和治法，其中肝癌的治疗法则、养阴清解法治疗肺癌的法则被全国高等中医院校六版教材录用，益气调腑法治疗大肠癌的研究于 2003 年 11 月发表在湖南中医药导报第九卷第十一期。

他主持了多个国家级、部级和省厅级课题的研究，共获成果奖十项（均排名第一）。其中"肝复方治疗 II、III 期原发性肝癌的临床和实验研究"获 1992 年国家中医药科技进步一等奖；《中华肿瘤治疗大成》一书获 2004 年中华中医药学会科学技术奖学术著作优秀奖；"肝复乐片治疗肝硬化的临床和实验研究"获 2004 年湖南省科技进步三等奖；"原发性肝癌中医药诊疗方案规范化研究"获 2007 年湖南省科技进步二等奖。1997 年，他编著的《中医内科治疗大成》（约 130 万字），是我国完善病种的中医诊断及疗效标准、系统论述和全面总结中医药内科治疗的又一专著。在他领导下研发的院内中药抗癌制剂有肝喜合剂、肝喜片、癌复康片、三王止痛膏、金石颗粒剂等五种，他先后主持、参与二十余项中药新药临床研究。

他在学术上斟酌古今、融会贯通，敢于提出自己的见解。他认为学术上若刻板僵化，死抱教条，人云亦云，就谈不上学术的创新与进步。没有学术的进步，就谈不上中医学的繁荣。

以潘博教授为代表的学生们更是在他的影响下，时刻谨记"不忘初心、不为名利"，一切以患者为中心，心无杂念，一心只为把病看好。

国医大师占堆：恪守本真承医德

这位八岁开始在门孜康（现西藏自治区藏医院）学医的藏医大家，爷爷、父亲、叔叔都是藏医。在他苦学成才、为藏医药发展无私奉献的几十年里，他的初心梦想都只是当一名好医生。至于从科室主任到副院长，再到西藏自治区藏医院院长和国医大师，这些职务和荣誉都是他从来没有想过的。谈起强巴赤列国医大师对他的影响，他依然清楚地记得老师每周在医院讲藏医史，每堂课他都认认真真听过。而老师在业务上的指导、在管理上的提点、对医德医风建设的想法等，他时刻牢记在心。西藏自治区藏医院在社会上的口碑不错，大家都反映医生态度特别好。在1996年到2014年他担任医院院长时期，坚持给新人进行岗前教育，传承良好医风。

谈起自己的成长经历，这位朴实的藏医大家，谦逊得让人感觉像见到邻家的长辈。他回忆起年轻时在农村医院工作的时光。二十世纪七十年代，湖南邵阳地区的医疗队在他所在医院援藏，国家对藏区的支持历史悠久。他依然记得那些工作细节，十分感动。2019年，他荣获全国中医药杰出贡献奖。

他说，藏医历史悠久，文献诸多，历代名医成就很多，因此藏医是国内传统医学重要的医学体系之一。国家重视藏医学，藏医学必将得到世界的尊重，一定会有更大的发展。

在这部报告文学创作过程中，占堆先生经常帮助我把握藏医学常识，修改指导书稿内容，他还特地为我题词"弘扬传统文化致力以德树人"，我想这也是文学工作者努力的方向。

国医大师唐祖宣：以德行中医之道

"臣本布衣，深耕南阳"，这是先人诸葛亮的人生誓言，也是国医大师唐祖宣的人生写照。

"自来宇宙垂名布衣有几，能使山川生色陋室何妨"，这是诸葛亮的气宇豪迈，也是唐祖宣的奋斗情怀。

2021年12月，我来到河南省邓州市，这里是世界邓姓的发源地、张仲景的出生地，也是老一辈革命家习仲勋的祖居地，还是千古名篇《岳阳楼记》的诞生地。

2014年，邓州市中医院院长唐祖宣被评为国医大师。2020年12月，他被聘为中国中医科学院首批学部委员。

这位来自县级基层临床一线的国医大师，从学徒到大师，是师徒传承自学成才的典范。他是中医界连任五届的全国人大代表，是名副其实的大医医国的榜样。

唐祖宣生于1942年3月，在基层行医六十多年。他出身贫寒，少年时就立志从医，当过茶童，捡过大粪。后有长者见其诚实，建议他学门手艺，把他推荐到街道印刷厂工作。厂旁有个中医诊所，每天开业、闭店都有沉重的木门需要搬，他每天热心去装门、关门、打扫卫生。诊所里的医师见其勤快，安排他负责"抓药"。后来他从印刷厂调入诊所工作，开启了他的中医之路。

求知的人，善良的心，必有机会垂青。当时有位名老中医周连三先生是位孤寡老人，唐祖宣便照顾他的起居。后来老先生决定收他为徒，问："你想当什么样的医生？要是图个养家糊口，你背背汤头歌，学着开个方也行。要想当大医，你得读中医的经典《内经》《难经》，读《伤寒杂病论》"唐祖宣的梦想，就是要当个大医！1958年，他师从河南省名中医周连三，他像儿子一样伺候师父，并为师父养老送终。1963年他学徒出师，1969年送别恩师，他下定决心，一定要继承恩师遗志，精研仲景医术，攀登岐黄殿堂！

因为来自农村，国医大师更懂患者甘苦。他栉风沐雨，潜心钻研，经常和患者同吃同住，观察记录患者的病情变化和用药反应。1973 年，他尝试对脱疽（周围血管病）进行分型治疗和固定方剂，开创全国先河。他对仲景典籍极为推崇，在总结前人精华的基础上不断创新，擅长温阳法的运用，形成了自己的学术观点。他在周围血管病方面取得了丰硕成果，获河南省科技进步一等奖、河南省重大科技成果奖，研发出国家三类新药"脉络舒通颗粒"，发表 136 篇学术论文，出版学术专著近百部。

新冠肺炎疫情期间，他发挥中医药特色优势，为疫情防控做出了贡献。他还受聘担任同仁堂境外中医专家组组长，向全世界五十多个国家和地区提供了中医防治国际方案。

唐祖宣先生是中医学徒出身，深感师承工作的重要性，多年来致力于仲景文化传承发展、薪火相传。他每年在国内外各类学术论坛讲座近百场，毫无保留地讲授仲景经方临床运用经验，传播学术精髓。从二十世纪八十年代起，他开始收徒培养，徒弟们现在都已成为临床骨干。当选国医大师七年来，他先后带徒博士生导师、主任医师二百六十多名，遍布全国各地，还有一些外国学生。国家为他成立了学术研究室，应邀在国内外中医机构设立国医大师工作室九十一个。他组建学术团队，给拜师的学生交任务、压担子，要求把学术经验和他们的临床实践经验相结合，整理经验，加强研究，编著学术著作，促使他们成长。

他牵头成立张仲景展览馆，建设弘扬仲景文化的阵地和窗口。在这里，我看到了最完整的医圣介绍，看过不少中医药文化馆，我以为此展览馆对张仲景的成长介绍是最让人感动的。工作人员胡锦辉详细介绍了每一块墨玉的故事、每一块展板的来历，好似与医圣之间，有千年的相约。六十五块墨玉的仲景绘画雕刻，一百二十块总面积为 43.2 平方米的独玉雕刻的《伤寒论》和《金匮要略》，成为镇馆之宝。这是玉石雕刻大师王春会历时五年创作的。她说是德艺双馨的国医大师唐祖宣改变了自己的命运，能有幸做点力所能及的事情感到很荣幸。

唐祖宣先生在国家级学会、协会牵头成立七个分会，每年举办活动，坚持不懈地弘扬仲景文化和学术。2008 年，他获得"河南中医事业终身贡献奖"。

从二十世纪八十年代末开始，他就为中医药立法奔走呼吁，三十多年来一直未曾放弃，2017 年 7 月 1 日《中华人民共和国中医药法》正式颁布实施，完成了他一生的心愿。

1989 年，他把邓州市中医院率先建成全国示范中医医院，邓州市创成首批全国农村中医工作先进市。2017 年，邓州市中医院新院投入使用，正在向创建三级中医院迈进。

站在古朴之风的邓州市中医院里，我感觉这是全国"最好"的县级中医院。在与刘炯、陈坤、胡锦辉三位年轻中医药工作者的对话中，我感受到了他们对唐祖宣先生的无限崇敬。

唐祖宣曾获河南省重大科学技术成果奖、河南省科技进步一等奖、自学成才奖、中华中医药学会授予的终身成就奖、全国中医药杰出贡献奖，并荣获中青年有突出贡献专家、中国好医生、中国好人等称号。

他身兼数职，他所获得的荣誉与其贡献相比，不值一提。他是纯粹的国医大师，一直在永不停歇的奋斗路上。

国医大师尼玛：患者心中的太阳

有一些遗憾，总是发生在等待中。我一直期望等本书出版后去见一见国医大师尼玛，2021 年年底，在我想采访他的时候，他的健康情况不乐观。听到他逝世的消息，我心里的痛又多了一分。名老专家已经走在离去的路上，我的问道之路，出发得太晚了。

尼玛，在藏语里是对太阳的尊称，象征着光芒与希望。与尼玛的弟子青海省藏医院原党委书记、副院长昂青才旦先生的采访，让我了解了这位藏医国医大师的奋斗人生。

尼玛 7 岁出家，心中种下菩提，一生以渡人利众为己任。21 岁行医，许下誓言竭尽所能为患者服务。50 岁，他创办青海省藏医院，擎起青海地区藏医药发展大旗。85 岁，他仍然坚持诊病、讲学、采药、制药、做科研。他一直保留着舅舅甲乙活佛传给他的医术和医疗器械，甲乙活佛是共和县德高望重的老藏医，一生救人无数。

"医生应不断自我提升以精进医术。"这是尼玛的信念。他向老师次成嘉措系统学习《四部医典》和《晶珠本草》等藏医药理论。为了照顾老师的饮食起居，他将老师接到了甲乙大队医疗合作社，师徒二人在当地行医、办培训班，服务当地百姓。1968年，他被选派到青海省中医院进修，系统学习了人体学、诊断学、中医学以及外科手术的知识，学成归来后，尼玛和次成嘉措一起筹建甲乙合作医疗站，"甲乙尼玛"的称号也是在这个时期出名的。

"我小时候就听说海南州有个'甲乙尼玛'，医德高、医术好，身边人都很崇拜他。"昂青才旦先生自幼以尼玛为榜样，如今他早已成为尼玛门下高徒，不仅习得医术，更传承了尼玛对藏医药事业的满腔热情。

1978年，尼玛前往青海省高原医学科学研究所藏医科开始藏医院的筹建工作，与他一起来到西宁的还有几位从青海省其他州县召集来的藏医专家，包括安华先、牛朋措等人。当时分配的是两间十平方米不到的瓦房，两人一间屋子，搭两个铺子中间放张桌子就什么也放不下了。他们只有一间药房可供使用，药房就是这几位专家的办公室，看病、取药、划价收费都在这间逼仄的小屋子里。药剂科的大夫安华先，则是在病房前的果树下寻一块大石头，铺上羊皮垫子，露天办公。在极为艰苦的条件下，四位专家开始坐诊，开始了藏医院最早的医疗服务。

1983年10月，经过艰苦筹建，青海省藏医院正式挂牌成立，尼玛出任第一任院领导。在藏区，有一味治疗心脏病的"神药"——七十味珍珠丸颇受欢迎，且极其珍贵，牧民们甚至会用一头牦牛或一匹骏马换一颗药丸。当时青海藏区没有人掌握七十味珍珠丸的炮制技艺，只能从千里之外的拉萨"门孜康"采购。尼玛决心要将"佐太"（水银洗炼法）的炮制技术带回青海，他两次奔赴西藏，请求大师前往青海传授炮制技艺，并立下誓言，今后凡是以利众为目的的单位和个人向他求教炮制技艺，有生之年他必定亲临指导和传承。1978年，西藏藏药大师在青海黄南州举办了第一届"佐太"炮制传承班，将技艺传授给尼玛等青海省藏药专家。尼玛践行誓言，耄耋之年依然奔走于青海省各州县先后举办了三十八届炮制传承培训班，手把手进行传承和培训。

传统的"佐太"炮制工艺，祛锈、去毒等十六项工艺须将水银倒入特制的石槽内，再分别将辅料进行反复碾磨、清洗，炮制时间长达六十多天，而水银极易挥发，炮制人员中毒的事件时有发生，同时蒸煮流程中经常出现火力过猛溢锅或过弱不沸腾的状况，影响炮制质量。为解决传统工艺中存在的问题，尼玛尝试探索机械制药，他亲自前往上海中药机械厂，依据水银和辅料碾磨的原理，结合经验深度思考，特殊定制炮制专用机械球磨机，并改进电火炉，以解决人工炮制蒸煮流程中火候不均的问题。他还提倡"辅料决定炮制质量"，编纂完成青海省藏医院院内标准《藏药"佐太"炮制工艺与辅料质量标准》。从此，曾经一粒难求的七十味珍珠丸也实现了量产，造福了更多的高原百姓。

冯平女士曾是中华工商时报的记者，她曾遭遇健康考验。2007年，雷菊芳女士带她去青海找尼玛老师看病，她依然记得当时还有一位中国药科大学研究生毕业的患者因肝硬化腹水同时求医，价格低廉的藏药让他们的健康难题得到了解决。

在尼玛的医疗理念中，医学是不分民族、不论国界的，相互取长补短，为患者提供更好的医疗服务才是最重要的。行医不只是一份职业，更是一生的修持。不敛财、不谋权、不自负，待患者如亲人，不分贵贱，一视同仁。"尼玛精神"已经成为医师们的榜样和力量。

尼玛，藏族，1933年12月出生，青海省共和县人，主任医师、博士生导师，曾任青海省藏医院名誉院长、藏医首席专家。从事中藏医药工作七十余载，是全国老中医药专家学术经验继承工作指导老师，中华中医药学会终身理事。2017年，被授予国医大师荣誉称号；2019年获"全国中医药杰出贡献奖"；先后参加《藏医临床札记》《藏医药选编》和《全国中等藏医学校试用教材》等著作的编写和整理工作；参加并主持"藏医药浴治疗类风湿性关节炎疗效观察""藏医治疗乙型肝炎临床疗效观察"等科研工作；1990年在他的亲自主持和指导下，在青海省藏医院首次成功生产了藏药名贵药品"七十味珍珠丸""二十五味珍珠丸""二十五味珊瑚丸"，填补了青海省珍宝药品的空白。2022年1月，尼玛的专著《藏药本草》和《藏药炮制》由青海民族出版社出版发行。

云南省"最美中医"李伯藩：医界之清流

在云南大理，不少人知道李子宽老中医的名字，而今天，李伯藩比他的父亲更有名气。全国农村中医药工作先进县——宾川县有深厚的中医药文化底蕴，中医药依然是大部分宾川人防治疾病的首选。

2021年4月，我从西藏飞到云南大理。大理宾川县是水果之乡，葡萄、沃柑特别甜，还有软籽石榴远销海外。大理州宾川县工商联主席、云南省劳动模范唐军先生，与延安精神研究会会长冯志军先生陪我采访宾川有名的全国"最美中医"李伯藩先生。

他是宾川县中医院的老院长，退休后在自己家开展义诊，不收患者挂号费、诊疗费、药费，帮助患者解除痛苦。后来，天南海北的患者越来越多，有关部门专门设立了李伯藩工作室。

赶到现场时，工作室门口已排满了全国各地来就诊的患者。他们都是通过各种渠道了解到李伯藩先生对疑难杂症有特别的良方。有关数据统计，2020年李伯藩先生工作室的义务门诊人次近十八万。

李伯藩出生于中医世家，为家族传承第四代学术继承人。他18岁参加工作，20岁只身一人深入山区创建乡卫生院，后又艰苦创建宾川县中医院。他擅长治疗肝胆病、脾胃病、糖尿病、肾功能衰竭、心脑血管疾病，尤其治疗各类肿瘤方法独树一帜，成为云南医学流派中一支有影响力的学术流派。

1963年，二十出头的李伯藩被派到山区拉乌彝族乡，成为当地第一位医生。如同石缝中的生命，越是艰苦越要顽强生长，李伯藩走村入寨行医救人，和乡亲们一起建立了拉乌卫生院。

1982年夏天，一场突如其来的传染病疫情震动了宾川，疫情来势凶猛、传染力强、死亡率高，发生在距离县城三十多公里的一个半山区，一天之内接连有二十人被传染，当天就有四人死亡，剩下的十六人被送到县人民医院时已经奄奄一息，危急的重担压在了李伯藩的肩上。患者的病情越来越重，其中一人全身深度黄染、周身浮肿、高热不退、无尿，甚至陷入深度昏迷，生命垂危。

上级已经下达指示把患者全部转到州医院抢救，但是患者家属却再三恳请李伯藩改用中药。在千钧一发的时刻，李伯藩沉着冷静，凭借渊博的中医知识、深厚的医学功底和丰富的临床经验，片刻给患者开出了药方，谁也想不到，竟然神奇般地让患者起死回生！这在方圆百里名噪一时，李伯藩的名字也烙印在了宾川人民的心里。

也是在这一年，衡阳会议"全面继承和发扬中医学"的春风拂动了宾川，李伯藩提出创办宾川县中医医院的构想。从1982年挂牌成立时的几间旧瓦房，到如今医院建起两万多平方米的门诊楼和住院部，从过去单一的大内科发展成有内科、骨伤科、针灸康复科、老年病科、妇科等多学科综合的现代化科室。

耄耋之年，退而不休，执着在临床，一心为民。

2001年，本该退休的李伯藩主动延长了五年多的工作时间，就在2006年光荣退休之后，他无数次毅然决然地拒绝了多家医院返聘和高工资待遇的机会坚持义诊。他常说，钱财生不带来死不带去，政府给的退休工资已经足够了。

据不完全统计，从退休至今，接受过李伯藩义诊的患者人数达近百万人，如果他自己开诊所，应该会有一笔可观的收入，但是他没有这么做。他一生清贫，却如春风化雨，沉淀了流芳岁月。他把中医药文化的温润刻进骨髓，用苍生大医的崇高谱写人生，这是中医药文化永远闪光的根脉和底色！在这物欲横流的时代，李伯藩是医学界的一股清流。我问他这样坚持累不累，患者不理解时烦不烦，他说他最大的乐趣就是帮人看好病。他低调朴素，虚怀若谷。

2014年11月26日，李伯藩荣获"全国离退休干部先进个人"荣誉称号，是云南省唯一获此殊荣者，受到国家领导人的亲切会见。他先后被表彰为云南省模范工作者、最美医生；荣获云南省第三届"道德模范提名奖"，并荣登2014年4月"中国好人榜"。

普映授先生是中医爱好者，他每到周末来跟着老师做义诊。他说师父树立了榜样，不计报酬地为患者看病、解除痛苦，更坚定了学习中医的决心。

在这一路采访中，我看到了有些人生财有道，也看到了少数人利益至上，但李伯藩用自己的所学之长，毫无保留地无偿奉献给社会，这不是所有人都能做到的。

经方名家崔书克教授

中医经方名家、医院管理专家、高校管理专家，崔书克教授集多重身份于一身。是的，他是全国优秀中医临床人才，曾是河南中医药大学附属第三医院副院长、河南中医药大学洛阳校区的党委书记。但无论他的职务怎么变化，他的患者都称呼他"尊敬的崔教授"，他的学生都爱戴地唤他"我们的崔老师"。

2022年3月3日，在人们的热切期待中，崔书克履新南阳市中医药发展局党组书记、局长，兼任南阳市中医院院长、党委副书记。全国中医药综合改革试验区——南阳，迎来了为中医药事业创新发展绘制蓝图的专家型领导。

回来了，回来了，他从南阳出发，又回到了这片熟悉的土地。他在医圣祠里一次次徘徊，每一次都有新的感悟。医圣故里迎来了最懂他的人，他也回到这里领悟到了新的使命。

"一万年太久，只争朝夕"是奋斗者崔书克的人生写照。而他的人生本色，则依然是医圣最期待的杏林翘楚。

2022年6月25日，我慕名而来，在河南中医药大学附属第三医院国医馆跟诊半天。崔书克教授一早八点多到达诊室，里里外外已经坐满了患者，他抱歉地说："早上七点多接了几个求诊电话，处理了一些问题。刚刚又在医院一楼遇到两个熟悉的患者，给了些建议。"患者们笑着说："知道您忙呢！"

崔教授的学生们已经按部就班地写好了病历，安排患者有序候诊。来的大多数都是复诊的患者。有感觉生活无趣、说自己胡思乱想的患者；有说头痛不适、脾胃不好的患者；有慢性胃炎、糖尿病多年的患者；有睡眠困难、精神抑郁的患者；有患甲状腺囊肿、顽固性鼻炎四处求医未果，说崔教授开的方子非常见效的患者；有在北京的医院看了半年不见好，回到河南找崔教授治疗的患者；有长期生活在北京，却在父亲的建议下远道而来找崔教授看病的患者；有肿瘤术后寻求中西医治疗的患者；也有受亚健康困扰，求医生良方的年轻患者。崔书克教授对每一位患者把脉都十分细致，问诊都会详细问到睡眠、情绪、饮食、运动、大小便等情况。看完病，开好方子，又要根据患者不同的情况给予不同的医嘱。他对一位高血压患者说："你不要排斥西医西药，只要能达到治病效果，就都可以用。中医、西医，治病第一。"一位感觉肝部不适，1998年体检查出肝部弥漫性损伤的患者，急于开药，说："请您帮我开几剂药回去试试看。"崔教授耐心地建议说："你先去做个彩色超声，把以前检查的单子拿来对比看一下，看看有什么变化，我们再对症下药。""好的，听您的。"我发现这里的患者丝毫没有犹豫，每一个人都欢欢喜喜来，高高兴兴走。还有一位患者开门见山地说："我感觉没什么症状了，但还是想再吃几剂药。""刚才把脉看您的情况是不错了，不必再吃药了。"崔教授建议。

患有臁疮二十八年的常先生，六十多岁，一坐下就掀起裤腿，让大家看到了那条沧桑苦难的腿。二十年前他骑自行车时被脚蹬划破右下肢小腿内侧，出现四厘米长的伤口，未引起重视，之后伤口出现红、肿、热、痛、化脓加重。当地诊所治疗效果不好，辗转于全国四处求医无果。2021年5月22日，他找到崔教授就诊。当时患者腿部皮肤严重溃烂，皮肉缺损，面积约有20厘米×8厘米大小，流黄脓水。患者说痛得厉害，没办法走路。常先生翻开当年手机拍摄的照片，我不忍直视，如果得不到良好的治疗，他可能早已失去了这一条腿。那样的病情，可以想象患者有多痛苦。

对此，崔书克教授诊断为太阴少阴合病赤小豆当归汤证，经过几个月的经方治疗，常先生保住了这条溃烂的腿！他按捺不住激动的心情，说："好啦！好啦！"那笑容如孩子一般灿烂。

每一位就诊的患者都由衷地感激说："崔教授，您开的中药特别见效。"无论是年迈老人还是年轻小伙，他都关心患者的情绪与心理，嘱咐要保持良好的生活方式。他说，中医的疗效、患者体验的过程、患者的感受与评价，都是评价中医的重要指标。他很赞同特鲁多医生的一句至理名言：偶尔去治愈，常常去帮助，总是去安慰。

经方名家的成长，是医圣张仲景文化的熏陶，是中医药人孜孜不倦的求索。

1969年5月，崔书克出生于医圣故里南阳。他今天对每一位患者都如此耐心，是因为他的人生经历锤炼了他的人品。衡量一个人有一个最简单的标准，就是看他如何对待普通人群，因为那里藏着他最真实的教养和人品。而衡量中医也有一个最简单的标准，就是看他的方子到底管用不管用。崔书克的求学之路，是一步一个脚印脚踏实地积累来的。他的梦想，就是做一名真正的中医人。

崔书克本科毕业于河南中医药大学中医系，博士毕业于南京中医药大学。在经方的问学之道上，他从来没有动摇过信念。成功的人大多有一个特点：自己认定了方向，就会锲而不舍地坚持。

近年来，他带领团队先后开展了多个中医药科学研究专项，如基于东汉末年社会大动荡背景下《伤寒论》中以人为本理念的挖掘与分析，栀子豉汤对失眠小鼠作用及机制研究，基于方证分析理论对补气活血饮合经方治疗老年期痴呆的临床观察和文献研究等。同时，他在《中医杂志》《中西医结合杂志》《中医研究》《人民日报》等发表了"《伤寒论》六经辨病思维探赜""基于六经辨病理论的新型冠状病毒肺炎诊治探讨"等多项研究成果。

不少中医人都说，经方是中医药文化留给我们的宝贵遗产，而如何应用经方，则是中医传承创新的重要内容。要让经方在今天的时代根据病症的特点与时俱进，这需要中医人有足够的沉淀，有尊古而不循旧的智慧，有不拘泥于一方一病的宏观视野。清代徐灵胎则言："仲景之方，犹百钧之弩也。如其中的，一举贯革；如不中的，弓劲矢疾，去的弥远。"《经方图骥：临床路径 60 首》，就是崔书克教授对仲景经方的实践真知，他追求的就是一举贯革之效。正如患者的反馈，无一不说崔教授之方奇效。从他的作品自序或可了解其思想。

余年少习医，立志于治病救人，为一方良医。始临证，辨证论治必悉心，理法方药求完备。然，虽有疗效者，但不效者亦甚众。处方深思熟虑，效果心中无数。一段时期，诊治越多，心中迷惑亦越多。

迷惘中，再诵《伤寒论》，以六经辨病，用方证分析，再试于临床，常一剂知，二剂显，立收桴鼓之捷效，顿开茅塞之感悟，疑虑消除，信心陡增，仿佛云开雾散，忍不住击节称叹。医圣宏论，病下是证，证下是方，方随证立，方证一体。方证分析是后学者登堂入室的钥匙。

习中医从经方入手，临证以六经为纲、方证为要。六经辨病，方证结合，使得中医理论不再文深义奥，也一下子激活了过往所学，以前的积累也使得诊治更客观准确。比如太阳病之太阳中风，桂枝汤主之；太阳病之病人气喘，目如脱状，越婢加半夏汤主之。诊断甫定，治病的方子随之而来，诊疗一体，有效解决了时方治病"最后一公里"的问题。

仲景之书，大论擎天，六经既出无他论，三代以下唯斯人。诸医家对仲景学术代有昌明，异彩纷呈。感谢医界同仁在经方实践中不断探索，发皇古义，融会新知。

崔书克对经方之研究，是学术之路，是治病救人之方，也是他的学生们开启中医药大门的钥匙。正如国医大师唐祖宣为其著作题词所言：经方路径是学习经典的捷径。

陈裕湘说："崔老师六经辨病的思想对我影响很大。他严谨细致的学术态度，对任何患者均持平等对待、极富耐心的工作态度，我也一直在学习。他平实做事、解决问题，不见喧哗，只有静水深流。"

学生张天元就在跟师学习中茅塞顿开："我爷爷是老家的'赤脚医生'，父亲在当地上的卫生学校，他们学习了《汤头歌诀》《濒湖脉学》等中医四小经典，但没有系统学习。我在大学本科时感觉对中医经方经典运用较少，自从考上研究生后跟着崔老师才开始学习运用经方。刚开始背《伤寒论》原著条文觉得晦涩难懂，而读了崔老师写的《经方图骥：临床路径 60 首》，觉得由浅入深，临床效果也确实好。"

老师对于学生的影响，不仅仅是理论引导，还有在门诊时的切身体会。张天元在门诊时发现，有些当地医院已经放弃治疗的患者，来找崔老师寻求最后的一线希望，最终得到有效治疗。一位脓毒症患者在当地医院的重症室住院，所有的抗生素治疗效果都不理想，高热一直不退，白细胞计数一直特别高。崔老师用中医药辨证治疗，第二天体温就降至37℃了。跟诊过程中使张天元对大医精诚的含义有了最深切的体会，不避亲疏，一视同仁。

杨莹莹心目中的崔老师是比较严厉的，她很敬畏。但她知道老师威严中有慈爱。一位师兄家里比较困难，老师还会送衣服给他穿。同学们都知道老师特别忙，但是从来没有听到老师说过一句很忙、很辛苦、很累的话，这是无形之中树立的榜样。崔老师因材施教，根据每位学生的特点，指导学生承担不同的工作任务。虽然老师平时话并不多，但是总感觉每一句话都很有分量。或许是老师对自己要求比较严格，他在引导学生时也总是希望"你还能再做好一点，再完善一下"。在这样的期待中，学生也找到了自己努力的方向。

康璐就读研究生时跟师崔书克教授，她说老师对于经方研究有自己独到的见解，临床运用经方治疗疾病疗效甚佳。每次门诊患者都特别多，从全国各地而来。他经常用患者能理解的语言跟患者讲病情、谈治疗。他治疗疾病大多采用经方，主张精准治疗，方子大都药少、佳廉、效佳，通常三剂药内就要有效，疗效相当好。他经常教育学生说："医生不只是要治病，还要多关心患者，全方位帮助患者。"

经方传承，如仲景思想，花开大地。2021年7月27日，"健康中国 县在行动·县域医共体能力提升工程"项目张仲景经方传承工作室授牌、拜师仪式在连州市医疗总院中医院举行。五名连州中医医师现场拜崔书克教授为师，成为首届张仲景经方传承工作室的学员。2021年10月24日，唐河县中医院举行张仲景经方传承工作室签约授牌仪式。县中医院七名中医学者拜师，并表示以"承仲景精神，创经方品牌"为使命，运用经方造福百姓。

2022年4月7日，"南阳市中医抗疫国际远程医疗中心"在河南省南阳市中医院首次开诊，现场连线了远在莫斯科的12岁俄罗斯男孩柳沙。2021年，他曾患新冠肺炎，现被诊断为1型糖尿病。由崔书克带领南阳市中医院医师王志甫、庞建国、郭权、董军等人组成的南阳市专家团队，借助远程会诊平台，通过当地中医师详细了解柳沙的病情，经细心会诊、充分探讨与交流后，为柳沙拟订了中医治疗专属方案。

经方名家崔书克教授，他所有的努力，只为中医做点事，只为帮助有需要的人。智者少言，勇者无语，平时他并没有太多的语言，然而他的患者、学生，他的国内外高徒，却在他的经方里领略到了他对中医无尽的热爱，对事业永远的忠诚。

崔书克教授，河南中医药大学教授，主任医师，博士生导师，曾任河南中医药大学第三附属医院副院长，河南中医药大学洛阳平乐正骨学院党委书记；兼任中国中医药信息学会张仲景研究分会会长，国家中医药管理局中医药文化科普巡讲团专家；荣获"全国优秀中医临床人才""全国优秀科技工作者"等称号；长期致力于仲景学术思想研究和经方临床路径实践，擅长应用经方治疗内科杂病、血管性疾病、老年期痴呆、失眠、下肢静脉血栓、臁疮、压疮等；主要作品有《六经辨病》《中医巧入门》《脑病辨证施治策略与案例》《脑卒中防治一点通》《经方图骥：临床路径60首》等。

中医药文化名家何清湖：经世致用扬中医

《传世藏书》是学术界的永恒经典，担任子库医部的主编何清湖是位中医药文化名家。

何清湖，湖南省政协常委、湖南中医药大学教授、湖南医药学院院长。他三十六年的教学、临床与科研实践产生了良好的学术影响，他参与系统构建了中西医结合高等教育体系，创立了中医治未病学与亚健康学学科体系。

1980年，他参加高考考入湖南中医学院（现湖南中医药大学）。14岁读大学成为当时的一段佳话，19岁毕业分配到湖南省中医药研究院开展中医情报研究。在那段青葱岁月里，他博闻强识，广泛阅读古籍文献与期刊，为他以后的工作奠定了深厚的学术根基。

1987年，他考上研究生，师从湖湘中医泰斗李聪甫，在古代文献中孜孜以求。在深厚中医底蕴的滋养下，以及"惟楚有材，于斯为盛"的湖湘文化熏陶下，何清湖的学术造诣得到快速提升。

1993年，他在上海中医药大学攻读博士时做了一件文化界的大事，引起了社会高度关注。著名国学家季羡林先生组织编写盛典《传世藏书》，何清湖受邀担任子库医部的主编，完成了一百一十三本中医古籍的整理，形成一千七百万字的传世之作。如此宏伟的工程，不到三十岁的何清湖举重若轻，游刃有余。

1997年，他被调入湖南中医学院教务处工作。站在中医高等教育的视角，他当即推动教学改革。1998年，他开始担任基础课部副主任，牵头筹建中西医结合系，基础课部教育教学工作如火如荼、蒸蒸日上。他不仅学术成果累累，而且行政管理能力突出，受当时学校领导重用，负责湖南中医学院更名工作。

2007年，他开始担任湖南中医药大学副校长，这一干就是十四年，被行业誉为中西医结合教育学家。2012年教育部明确将"中西医临床医学"列为国家教育本科专业。

2021年1月，何清湖被调任为湖南医药学院院长。除此之外，他还身兼数职，如教育部中西医结合专业类教指委副主任委员、湖南省中医药文化研究基地首席专家、国家中医药管理局中医男科学重点学科带头人、国家一流专业中西医临床医学负责人等。

何清湖对湖湘中医的理解，来自于他的博学多才和真诚坦荡。他同时担任三个学科的博士生导师，分别是中西医结合临床（男科方向）、中医亚健康学、中医文化学，这都非常考验学者的智慧。

如何科学看待中西医结合？怎样包容仁者和智者不同的观点？其实，学科不仅仅是学科，需要格局和胸怀。中西医结合，中西协同，既是学科概念，更是行为概念，为了临床疗效最大化。

在中西医结合的思维上，他曾提出狼和羊的观点。有人说西医是狼，中医是羊，狼来了会把羊吃掉。其实，狼有时不一定吃羊，羊也不一定害怕狼。现实来讲，羊和狼会共存。羊讲究调和温驯，狼讲究侵略进攻，他们相互促进，不断赶超对方，并各自强壮自己的族群。作为患者，能清醒地看到羊的优势和狼的不足，理解狼的特性和羊的个性，如何抉择治疗方式，需要明智的医生帮他做判断。

在我看来，何清湖就是传播中医药文化的"领头羊"。他首倡"中医＋"思维，并运用该思维致力于中医理论及科学研究之中，尤其是在该思维指导下进行治未病相关学术理论体系的系统构建与探究。他主编学术专著、教材二百余部，发表学术论文四百余篇；培养博士后、博士、硕士近百名。

那一部又一部的时代力作，不仅仅是中医药文化的梳理，更是下一代人求学的灯塔。《中华医书集成》《马王堆古汉养生大讲堂》《现代中医临床诊断学》《中西医结合思路与方法》《中西医结合临床教学案例》《五十二病方释义》《中西医的抉择》《中医哲学智慧思考》《中西医结合思与行》《中医文化之研究》……这些作品无不凝聚着他的学术智慧与治学勤勉。

很多学者，终其一生都难以找到那把引领学术之门的钥匙，而何清湖却在中国传统文化的深海里潜游。他的每一部作品，都是扎扎实实的学问，总能走在学术前沿。

与何清湖教授面对面交谈，他思维敏捷，语速飞快，有着典型的湖湘知识分子的特征。相比年轻时的他，前额已经发亮，头发稀少。做学问的人是真辛苦，我在几部作品的出版创作中已经深有感触。而何教授既要处理行政事务，又要带教授课，还要做学术研究。真不知道他的时间是如何挤出来的。同行们笑着说，他还是家风典范，经常买菜做饭。

形而上者谓之道，形而下者谓之器。在何清湖的作品里，我们能找到中医之道，理解中医药文化的世界观和方法论；也能读到中医药文化落地的"器"，实实在在的马王堆医学文化、湖湘中医文化、中医文化传播、跨文化传播等，精神独立、思想自由，观点独到，落地有声。

学术最怕什么？我以为，怕人云亦云，怕阳春白雪。学术最盼什么？我以为，盼解决问题，盼接上地气。采访中得知他领衔成立了马王堆医学研究院，我为此举叫好。湖湘医学，在中医历史上有如此多闪耀之处，马王堆医学令世界瞩目，理当深度开发。马王堆医学研究院的成立，将为湖湘医学的可持续发展插上"翅膀"。

眼科专家接传红与导师高健生：名师出高徒

接传红高考时选择学医，后考上中国中医科学院高健生教授的研究生，导师深深影响了她。

高健生教授是首都国医名师，精读古籍，博览群书。他科研思维能力强，熟读中医古籍，研究中医哲学思想，首创"益气升阳举陷，益精升阴敛聚"治疗大法。他曾任中国中医科学院广安门医院副院长、眼科医院院长，国家药品监督管理局药典委员会委员，为研究员、主任医师、博士研究生导师，全国第四、五、六批师承老师，博士后合作导师，享受国务院政府特殊津贴专家，国家中药品种保护审评委员会委员，国家药品审评专家，《中国中医眼科杂志》副总编辑等。

他从医五十五载，长期从事中医眼科的临床、科研与带教工作，在中医眼科各个领域，运用中医诊疗方法诊治眼科疑难病，具有很高的学术造诣和独特的临床经验。在长期临床研究中对角膜炎、葡萄膜炎、视神经萎缩、青光眼、糖尿病视网膜病变、眼肌麻痹、多发性硬化症、甲状腺相关眼病、眶内淋巴管瘤等一些疑难眼病，有较好的治疗效果。

高健生教授引导接传红走上了中医科研道路，指导她读《秘传眼科龙木论》，并对该书进行了两次校注整理再版，发现并指出古籍中青风、绿风、黄风内障与现代闭角型青光眼的辨误。

二十世纪九十年代初，医护人员对糖尿病引起的眼底病认识不多。患有眼病的糖尿病患者往往在眼科和内科之间被推来推去。高健生教授担起重任，开始研究糖尿病视网膜病变。他说该病涉及两个科室，患者情况复杂，也许研究一辈子也没有结果，但不能相互推诿。接传红跟着老师进行硕士、博士学习六年，收集了大量临床病例。她长期进行深入研究，至今已经研究糖尿病相关眼病三十年，积累了丰富的临床经验，取得了较好的成果。

有位30岁左右的男性患者，面色黄白，身体虚弱，住在医院对面的小区里，每次走到医院即大汗淋漓。高老师告诉接传红患者是气虚，要用大量的黄芪才能补气止汗，第二次就诊时患者症状明显好转。随着对糖尿病患者观察得多了，她发现大多数患者都伴有气虚的症状，如乏力、自汗、便秘等，应用黄芪的剂量也逐渐增加。

毕业后接传红留在中国中医科学院眼科医院工作。为了提高业务水平，她去同仁医院眼科进修，又去内蒙古医疗队扶贫进行白内障手术，并继续攻读博士研究生，以访问学者身份去美国加州大学圣地亚哥分校学习。业务水平的提高，促进了科研的深入，她获得了国家自然科学基金等多个国家级重点科研项目的资助。

在中医眼科用药上，接传红逐步积累了丰富的经验，如运用交泰丸，就是从理解高健生教授的学术思想开始的。

二十世纪九十年代初，降糖药很有限，很多患者应用黄连素口服控制血糖，黄连素对部分患者确实有效，并且简便价廉，但在应用中发现一部分患者会出现腹胀、腹痛、腹泻。这是由于黄连性味大苦大寒，损伤了该部分患者的脾胃阳气所致。同样，中医采用肉桂单味煎水或肉桂粉装胶囊降血糖，对部分患者亦有效，而有的患者则会出现失眠、烦渴、便秘等热性症状。此乃肉桂大辛大热，伤阴助火所致。

高健生教授总结经验教训，发现中医古方交泰丸，将黄连、肉桂二药合用，可以相畏相杀，优势互补，相得益彰。

在临床跟师中，接传红体会到了交泰丸的妙用，而密蒙花方的成功创新，则让她在老师的指导下一步一步寻找到中医名方的研究价值。她在研究古文献中发现，应用密蒙花治疗"赤脉"的记载见于多部专著中，如《开宝本草》谓其主治"青盲肤翳，赤肿多眵泪，消目中赤脉"，《外科证治全生集》强调"目中赤脉，加密蒙花"。在其长期临床治疗中发现密蒙花对外眼病确有退赤脉的作用，对于一些反复出血性眼底病变，加入密蒙花亦有促进出血吸收的协同作用。同时，在高教授的指导下，接传红教授进行实验研究，又得到了进一步的佐证。

在传统中医眼科理论和辨证论治思想的指导下，高健生教授带领团队从长期的临床经验出发，创制了与糖尿病视网膜复杂证候相应的含有交泰丸和密蒙花的中医方药——密蒙花方，在临床应用中取得了良好疗效。2010年该方入选北京市首批"十病十方"项目，向广大糖尿病患者推广。高教授五次做客北京卫视节目进行介绍，密蒙花方被广泛应用于临床。

2004年，接传红建立了国内首家中西医结合糖尿病眼病防治中心，当时她只有39岁。她带领团队注重传承不断创新，提出早期防治糖尿病眼病的诊疗方案，形成了"整体综合疗法"治疗疑难眼病的学术思想，成功申报了消肿颗粒治疗糖尿病黄斑水肿、玻血方对玻切围手术期视功能的改善等研究课题，七次获得北京市和国家级学会科技进步一、二、三等奖。

她经常想起老师高健生教授的话："患者是我们的老师"，"患者无论是从心理上还是从行为上都是弱势群体，是医生的服务对象。每天的临床中面对患者，要怀敬畏之心"。

高教授曾多次讲："面对一个复诊的患者，你的第一句问话是什么？是'你好，吃了中药感觉怎么样？'还是'服了中药后有什么不舒服？'要知道不同的问话患者的回答可能截然不同。第一句可能让患者感觉不好回答，效果好当然没什么，要是不好或是没有变化时，他们可能会因为你的问话不能讲出不舒服的地方，这样容易掩盖病情，还不如直接问患者服药后有什么不舒服，让患者直入主题，讲出真实用药后的感受。"

中医辨证论治主要的信息来源是患者的主观症状描述，临床上要十分重视对患者的问诊，尽量通过问诊全面掌握症状、体征，改善或恶化的情况，才能及时调整治疗方案，临床经验就是在这样的不断积累中得来的。

接传红教授目前担任国家中医药管理局重点专科糖尿病眼病负责人，中国中医科学院中医眼科学科带头人，北京市复合型中医药学术带头人，中国中医科学院眼科医院糖尿病眼病科主任、博士生导师；曾荣获首都"优秀名中医"、首都中医"榜样人物"、国家卫健委"优秀共产党员"等称号；擅长中西医结合治疗疑难眼病，如糖尿病视网膜病变、黄斑水肿、视神经病变、视网膜血管阻塞、干眼等，并擅长各种激光技术治疗眼底出血、玻璃体混浊、青光眼、后发性白内障等。

中老年眼病防控首席专家冯俊：博采众长超越自我

谈起中国中医科学院眼科医院的建院历史，冯俊主任动情地讲述了当年的艰难。1986 年，他从原南京中医学院毕业后来广安门中医院工作。1988 年眼科医院征地时，北京石景山还是一片庄稼地。1990 年，他来到眼科医院正式上班。经过三十多年的苦学钻研，他已成长为"德艺双馨人民医生""首都优秀名中医"。他讲起导师唐由之先生对自己的影响，可谓终生受用。

"不为事小而不为，不为事大而不敢为"，小事一丝不苟，大事胸有成竹。他想起一桩往事，一米软尺丈量出了国医大师唐由之教授的严谨。而自己也是在这样的影响下，学会了如何和患者沟通、把握分寸、细致入微。

他讲述了 1999 年 12 月 2 日第一次给唐由之老师当助手为印度尼西亚总统瓦希德做检查时的现场回忆。"最佳矫正视力 10 厘米指数，这是总统今天的视力"，检查那天，他向唐由之教授汇报最终视力检查的结果。他边说边和老师对了一下眼神，虽然没有更多的语言，但从老师的眼里读到了肯定和赞许，他确认并记录下了这个数据，为准确完成任务而欣慰，也对唐老师的大医风范、严谨的行医态度和作风顿生敬佩。

时间倒退回两周前，印度尼西亚总统瓦希德来华由唐由之老师为其诊治眼疾的时间确定，对方提供了总统的基本病例资料：右眼患有角膜炎、白内障、青光眼、视神经萎缩等多种眼疾，视力极差；左眼球萎缩。唐由之安排冯俊负责眼科检查器械与设备的准备工作。他认真听了汇报检查设备的种类、型号等详细内容后，问："你准备测量皮尺了吗？""没有，什么皮尺？"冯俊问。"就是裁缝用的那种软尺。总统视力很差，没有皮尺怎么能精准测量他的视力并让他自己知道在什么范围呢？"唐老师回答。冯俊随即去购买了一条一米长的软尺，于是就有了开始的那一幕。

在对瓦希德总统进行了一系列精细全面的检查后，唐由之老师对其眼疾做出了准确的判断，并应用中药、针灸、中药注射液等多种中医治疗方法，使总统的右眼视力提高到了1米指数。

冯俊说，唐由之教授了他受用一生的医生成长之道：古为今用，洋为中用，推陈出新，关键在出新，也就是传承中有创新，中医精华要传承好也要多思考，要在所学基础上有见解有创新。同时也让他深刻理解了"不以事小而不为"。临床、科研中的"小事"，往往可能是触发科研思路的起点。

冯俊在内科上也颇有心得，这要得益于蒲辅周先生的学术思想。他的爱人蒲永文主任深得家传，从家传的中医思想里，冯俊更加深刻理解中医博大精深的内涵。时光是最好的见证人，他在中医眼科的传承创新上有口皆碑。他从二十世纪九十年代开始研究眼底血管病的中医药治疗思路与方法。在蒲辅周先生多研究治法、少研究死方精神及国医大师唐由之眼底病气血辨证的基础上，结合古、近代络病理论，他首倡剔络化瘀法、剔络养血法，用于治疗各类眼部血管病。他的患者来自全国三十一个省、市、自治区，并有美国、加拿大华人回国诊治。

他牵头组建了中国中医科学院眼科医院的白内障中心。在临床中他发现诸多复杂的白内障，单纯依靠一成不变的手术步骤很难完美解决问题。因此他在常规白内障手术劈核钩的基础上改良设计了"冯氏劈核钩"。在手术时，简单一个钩子，既能当"针"刺，又能当"刀"劈，还能当"棍"拨，实现了一钩多用，大大提升了手术效率，缩短了手术时间，减低了手术风险。另外，他还改良了手术方法。这些手术器械、手术方式的改良，正是唐教授强调的"小事"，小细节换来大进步。

冯俊主任创建了北京中医药学会中老年眼病专业委员会，担任第一届主任委员，创新性地打造了以中医眼科为主体、多学科联合的学术平台。

在中国中医科学院成立六十五周年征文活动中，冯俊主任的作品《从给大师当学生，到给大师当医生》荣获征文活动一等奖。2020年11月，冯俊主任给九十岁的国医大师李济仁先生做白内障手术，李济仁先生欣喜地夸赞其为"神能、妙手"。冯俊还向李济仁先生请教了治学与成长之道。李先生道出"学""逆""超"三字。"学"就是要持续学习，不耻下问，"三人行必有吾师焉"，要善于向他人学习；"逆"就是要有逆向思维，不顺从、不盲从，如齐白石所言"逆者生"；"超"就是要超越前辈，如此方能学有所成。

冯俊，现任中国中医科学院眼科医院眼底病、青光眼科主任，博士研究生、博士后合作导师。师从中医大师蒲辅周之子蒲氏中医第四代传人蒲志孝先生，为蒲氏中医第五代传人之一。师从国医大师唐由之教授学习中医、中西医结合眼科。担任国家中医药管理局重点专科负责人，国际会诊中心会诊专家，白内障手术师承导师，眼科医院GCP眼科专业负责人，是眼科医院中青年名医、国家中医药管理局唐由之名医传承工作室主要成员。擅长白内障手术、采用原创性睫状体平坦部滤过术、改良小梁切除术等手术方法治疗各种类型常见及难治性青光眼。擅长应用纯正中医思维，整体与局部辨证相结合的方法治疗视网膜静脉阻塞、息肉样脉络膜血管病变、黄斑疾病、糖尿病视网膜病变等眼底出血性疾病、甲状腺相关眼病等。首创剔络化瘀法、剔络养血法，疗效显著。

南阳十大名中医之吴汉卿：中医国际化使者

吴汉卿教授是著名的中医针法经方专家、中医筋骨三针法与水针刀疗法发明人，是吴氏中医的第五代传人，担任北京中医药大学等多所学校特聘专家、客座教授。

他长年累月、不知倦怠地钻研中医针法经筋理论。在他的办公楼里，我看到了人来人往的就诊大厅，看到了前来拜师取经的各地学生，看到了培训讲座教室的各类原创挂图，感受到了中医药文化的浓厚氛围。

多年来，他几乎没有业余生活，白天忙于为患者看病、教学讲座，晚上研究经筋理论和仲景的伤寒，总结编写大学教材，著书立说，有时还会抽时间收藏古籍和诊疗器械，偶尔也会写写诗。青少年时的吴汉卿教授曾一度热爱文学，父亲吴永洲鼓励他走向了济世活人的中医道路。为精研人体三维解剖三针定位法，他三十年如一日地执迷于人体微细解剖。由于长时间在尸体解剖室受福尔马林的熏侵伤害，他双眼底出血，视力下降，肺纤维化引起胸闷、呼吸困难等症状。那几年，他每爬一步楼梯，都需要休息。

他陪同我参观吴氏中医文化馆，我看到了经过六代人的传承、积累、收藏的两千多套中医古籍，包括五百多套古本《伤寒论》与《金匮要略》等古籍，一千八百多件古中医诊疗器具。这些藏品来之不易，是几代人对中医的热爱与传承努力来的。吴氏中医从清嘉庆末年至今六代人薪火相传，近三百年历史，不断在传承创新中发扬光大。

第四代传承人吴永洲先生是吴汉卿教授的父亲，他既是中医世家传承人，又师承于中国科学院院士承淡安先生。他传承家训，撰写了《行医宗旨》，其曰："医者乃仁心仁术矣，行医以济世为宗，治病以救人为宗。处世以谦和为宗，待患以真诚为宗，临证以精细为宗。处方以严谨为宗，用药以纯正为宗，取利以微薄为宗。"急患者所急，忧患者之忧。无仰仗富豪权贵，无卑视孤苦贫穷，此乃良医之宗旨。

第六代代表性传承人吴军瑞现任南阳亚太风湿骨伤医院院长、主治医师。吴军尚，现就读广州中医药大学博士研究生。

吴氏中医包括太极龙关针法、六经脉证针法经方精要、中医筋骨三针法与水针刀疗法，主治筋骨伤病、慢性疼痛病、中风后遗症及内科疑难病等，疗效突出。目前已成为全国中医针灸领域的重要支脉，被国家中医药管理局确立为国家中医医疗技术、全国基层骨干人员中医临床能力提升培训项目、西藏全区中医特色技术培训项目，同时被纳入全国高等中医药院校"十三五"创新教材；作为国家"一带一路"中医药国际合作项目，已被推广到七十多个国家和地区，受到高度赞誉。

说真心话，我以前是不太喜欢看解剖图的，因为那些图像让我望而生畏。当我翻开吴教授编著的国内外首部《中医微创入路解剖彩色图谱》时，我第一次看到新颖的尸体局部解剖图片与人体照片的完美结合，彻底改变了传统解剖图在我脑海中的形象。据悉，此书 2012 年获国家新闻出版总署"三个一百"原创工程奖，2018 年获中华中医药学会科技著作一等奖。

吴汉卿教授长期在临床中勤奋不息，创新了"十四经筋肌筋膜动力区带与三关定位法"新的诊疗体系与"人体软组织立体三角平衡"诊疗体系，开创了"脊柱相关病九大诊疗区"新学说；主编了全国高等中医药院校中医微创针法"十三五"系列创新教材九部、相关医学专著三十余部，撰写学术论文三十余篇；获国家科技成果奖五项，国家专利十七项。

自二十世纪八十年代以来，他带领专家团队共培训国内外学员六万余人。他曾荣获第五十三届世界传统医学大会金针奖，是中医国际化的践行者。三十余年来，他治疗各种疼痛疑难病患者近三十万人次。多次应邀到俄罗斯、瑞典、美国、法国等七十多个国家和地区开展专家讲座、临床带教与义诊活动，共培训海外学员五千余人，义诊治疗国外患者八千余人次，被誉为"中医走向世界的专家使者"。

来自以色列的塞夫先生，患有严重的颈椎病、腰椎间盘突出症、右踝关节外伤后遗症。他经人介绍，不远万里架着双拐来中国求治，经过治疗后摆脱了拐杖，一个疗程后痊愈出院。他特意赠送牌匾，激动地说："中国的筋骨针法真神奇！我回去要在以色列的报纸上写文章宣传中国'神针'！明年您要和我一起去我的国家开展讲座，为以色列人民治病！"

每次出国讲座义诊，吴汉卿教授都以最真诚的态度无私倾囊相授，赠送著作，希望更多人获益。有业内人士善意地提醒他："您多次将自己的教材赠送，您就不担心被侵权吗？"他笑着说："能让更多人学会我的针灸技术，帮助更多人解除痛苦，就是我最大的中医梦想与愿望！"

翻开他的诗集，一首《蝶恋花·挥针莫邪斩疾魔》或许代表了他的内心世界：半生杏林苦求索，创新针法，为民除沉疴。雄心未减少年志，风霜悄然入鬓角。安得巍巍楚天阁，地厚天阔，方展英雄略。方寸诗墨百万兵，挥针莫邪斩疾魔。

湖湘名医柏正平：真诚入药最有效

柏正平的脚步如风，认识他的人都这样说，常常让跟在他身边的小伙子喘不过气。他以他那惯有的快节奏，追逐着人生梦想。

1977 年，柏正平成为我国恢复高考后首批大学生，开启中医济世之路。2013 年起，他陆续被授予"享受国务院政府特殊津贴专家""湖南省名中医""全国第六批名老中医药专家传承工作指导老师"等称号。2016 年，他领衔创建国家中医老年病区域诊疗中心。他担任过湖南省中医药研究院附属医院党委书记，也担任过湖南中医药大学副校长、湖南省中医药研究院副院长。

在我看来，他所有的荣誉、所有的阅历、所有的患者好评，都来自他为人的真诚。

柏正平是地地道道的瑶族后代。他经历过犁田打禾、砍柴烧炭、酿酒煮饭、种菜喂猪、担水挑粪、修路筑坝、赶马车、开手扶拖拉机、在田间洒农药等艰苦的生活，这也磨炼了他吃苦耐劳的精神，由信仰而焕发的意志激励着他那颗年轻的心。

1978 年，他考取了湖南中医学院（现湖南中医药大学）。大学毕业后，被分配到地区卫生学校，他一直是"双肩挑"的中层干部和中医教师。1991 年，他被调入湖南省中医药研究院，不久被借调到北京，参加由国家中医药管理局主持的全国中医药科研院所发展规划的编制。回到单位后即受命组建全省第一个中药新药研究重点实验室。1994 年 7 月，柏正平被任命为湖南省中医药研究院附属医院常务副院长，主持工作。

他认为，医学工作者不仅要继承和发扬中医学，还要不断地学习新的医疗技术。对中、西医学要融会贯通，这不仅有利于提高临床诊疗水平，保持敏锐的视角，还有助于启迪医学科研思路。经过数十年坚持不懈地钻研中医理论和探索临床实践，他已成为经验丰富的中医临床医生。

在诊治慢性阻塞性肺疾病上，他提出"饮瘀同治、标本兼施"理论，研制了国内首个治疗肺源性心脏病心力衰竭的中成药"复方葶苈子胶囊"，患者好评如潮；对内科反复发作性疾病，他注重缓解期或稳定期的调治，咳嗽多年的患者，他曾以十剂中药使其疾病得到有效控制；在恶性肿瘤的治疗上，他提出"中医个体化综合治疗"的观点，特别是在提高肺癌晚期疗效、提升患者生活质量上，他曾将一位被多家医院宣判"死刑"的肺癌晚期患者，稳定病情达七年之久。

他在担任省中医研究院附属医院院长期间，一面为建设团队竭心尽力，一面坚持定期接诊，年平均接诊五千人次。正是这一份坚持，他在内科领域的疗效有口皆碑。

最让患者信任的是，他很重视与患者的沟通，杜绝"快速处方"。他体恤患者，独创出"十分钟聊病制"，通过细致了解患者的饮食起居、情绪状态、用药情况来判断病情，制订个体化治疗方案。

不少患者抱怨说现在看病好似生产流水线，好不容易挂了号，医生没和你说上几句话，就开了一堆单子让你去交钱做检查。这是现在看病难的现状。柏正平认为，在医生和患者第一次接触时，患者若能感受到医生的尊重、温暖、倾听，就会得到精神上的支持和宽慰，从而对医生产生信任，进而建立起非常重要的心理治疗关系。他常说"医病医心，身心同治"，非常重视在诊疗过程中与患者的有效沟通。患者求医，不仅仅是看病，有时求的是理解与尊重，求的是心灵上的慰藉。对于患者来说，真诚是最好的中医药。

柏正平，瑶族湖湘名医，一直都保持着朴素的本色。他从事中医药临床、科研、教学四十余年，培养博士后、博士、硕士近五十名。擅长运用中医和中西医结合防治呼吸病、恶性肿瘤及内科疑难病症。我几次受亲友之托请柏教授看病开方，效果都很好，患者十分感谢。

旦松扎巴与学生桑珠群培：师生携手共传承

我和桑珠群培博士约在西藏自治区藏医院的文化馆见面，说起他对杂炯疗法的兴趣，他想起一段往事。

2004 年他上大学二年级时，老师讲授四部医典后续中"杂炯"疗法章节时，提到该疗法的临床实践技能可能已经失传了。带着从课堂获得的这样一个信息，他寻遍了全区藏医界，终于打听到西藏自治区索县藏医院有"杂炯"疗法的临床实践。那年寒假他便踏上了去索县的路程，当时交通状况并不好，他坐了很长时间的车。他希望了解该疗法在临床上是否真实存在，也在思考这一疗法是否有相应的理论根据等。他在索县打听到了该疗法的传承人旦松扎巴，旦松扎巴欣然接纳了他。学习了一个多月后，在旦松扎巴的悉心指导下，他用"杂炯"疗法治好的第一个病例诞生了，从那以后他发愿追随老师全力抢救并挖掘"杂炯"疗法。

2008年本科毕业时，他主动申请到索县藏医院工作，多年来跟师名老藏医旦松扎巴学习藏医十八种经典治法，并且在索县藏医院临床一线工作，每天诊治患者七八十人，用藏医经典疗法，特别是"杂炯"疗法已治疗疑难杂症上千人，同时培养了二百多位技能型临床医生。他担任项目负责人主持两项局级项目，成功申请了重大项目，将建立藏医界最齐全的藏医十八种经典疗法的传承基地。

他前后跟随旦松扎巴老师到西藏、青海、甘肃等各藏区藏医院参与藏医十八种经典疗法的临床指导与推广，特别是藏医特色疗法的挖掘、教学、临床、科研工作。在2019年全国首届"杂炯"疗法学术研讨会上，其论文荣获一等奖。论文《过敏性紫癜在藏医临床治疗过程中的安全性因素与年龄、性别之间的相关性初探》在《世界中医药杂志》上发表。

旦松扎巴，1953年出生于西藏索县，是家族第六代传承人，行医四十六年，被评为"西藏名医"，西藏藏医药大学博士研究生导师，脉泻疗法（"杂炯"疗法）国家级非物质文化遗产传承人，西藏自治区藏医院等多家藏医医院临床咨询专家。曾荣获全国中医药杰出贡献奖等多个奖项。多年来在西藏、青海、甘肃等地应邀传授以藏医十八种经典疗法为重点的藏医理论知识和实践技能，为抢救、传承和发扬藏医特色疗法做出了卓著贡献。

师生情义，学术传承，民族医药，需要年轻人接力。

肿瘤专家郑伟达：医学产研齐绽放

2021年12月的一天，一位天津女性患者带着母亲到北京找郑伟达教授看病。她激动地告诉郑教授，十多年前她的甲状腺有问题，服用了郑教授开的药一个月就康复了。五六年后她发现有复发，继续来此求医诊治后好转。父亲也曾经受益于郑教授的良方。这天，她带着肝部有问题的母亲来请郑教授诊治。

这只是郑伟达教授行医四十多年来出诊的一幕。他帮助多少人走出了疾病的痛苦，帮助多少癌症患者树立了生活信心，他未曾做过统计。与郑伟达教授一席交谈，几句诗词油然而生，正可谓"治癌祛疾，术效岐黄成大业；著手成春，起死回生忘名利。胸中有志乾坤大，心底无私天地宽"。

他写过的中医学术著作如《郑伟达中医肿瘤治疗学》《癌症瘀毒论》《八名方临床应用》《原发性肝癌中西医结合治疗学》等五十九部，每一部都来之不易！

2021 年 8 月，一部一百五十余万字、内容丰富厚重的精品力作《中医临床经验心传》出版发行，这是郑伟达教授的心血之作。该书汲取前贤精华，加自身的临床经验用方，理论基础扎实、临床医案翔实、讲解深入浅出。首届国医大师路志正，中国工程院院士、天津中医药大学校长张伯礼教授欣然为他作序。

他是中国农工民主党第十四届、十五届、十六届中央委员，第六届全国优秀科技工作者，第 461 次、第 611 次香山科学会议执行主席等。

2021 年 4 月，我来到北京化工路附近的北京伟达肿瘤医院采访。为何他在肿瘤的治疗上独辟蹊径？是因为当今社会高发的癌症促使他从现实出发。据有关资料统计，我国最常见的恶性肿瘤有肺癌、大肠癌、胃癌、肝癌和乳腺癌，其中肝癌是全球最常见的恶性肿瘤之一。在四十多年的医疗实践中，他注重整体治疗，讲究辨证论治，提出"以人为本、科学抗癌"的先进理念，总结并创立了"治癌新十论""四位一体"抗癌疗法，发明了十八种国家级抗癌新药，获得国家众多奖项和专利。

郑伟达，出生于福建闽清县三溪乡，祖上五代都是中医。16 岁那年，郑伟达已经可以替补父亲应诊了。他的两个堂伯父擅长中药，他虚心向他们学习。当时县里还有个五代相传的小儿科名医，年事已高，膝下无子，郑伟达对其无微不至地照顾，也学到不少医方。

他年轻时几次被工厂招工，却又被打发回家务农。后来到了闽清化工厂上班，他业余时间一边看书一边给人看病。一次厂长牙痛难耐，希望让他配点药。他开了个方子，使厂长药到病除，厂长高兴地说："你就研究医学，给厂里的人看病吧！"就这样，郑伟达正式成了一名医生。他随后考取了乡村医生资格，被调到闽清瓷厂做了厂医。当时厂医务室里都是西药，而他建议中西医结合，并自己购入中药，很快中医药的效果让厂里的职工大大受益。

在求知的路上，郑伟达一步一步向学术大家、临床大家靠近。他拜师国家级中医药专家、福建中医药大学教授俞慎初，申办光明中医函授大学闽清培训中心得到吕炳奎赏识，后以中医治疗肝癌与吴孟超院士建立合作，得到了诸多专家的认可。

自 1994 年创办中医肿瘤医院以来，他秉持中西医优势互补治疗肿瘤的原则，创立了"四位一体"抗癌康复疗法，办院以来共收治肝癌患者三万余例，以治癌新十论、肝癌瘀毒论之十纲辨证为治疗原则，帮助不少患者解除了痛苦。

翻开郑伟达担任中国农工党中央委员的五年工作汇报，我看到了一位执着向上、励精图治的中央委员。

家族第七代传人、郑伟达学术继承人郑东海毕业于北京中医药大学。他说中医治病疗效是关键。好中医是个战略家，君臣佐使，一把钥匙开一把锁，用药如用兵，好似侦探破案。中医思维，应化繁为简，注重整体观。

一名好医生，不仅仅是医生，还是患者的精神引领者。郑伟达教授的书生意气与博爱胸怀，为患者带来生命的希望。2017 年 4 月 22 日，伟达生命之光俱乐部成立，"我参与、我快乐、我健康"的宗旨吸引了不少患者。目前癌友会员人数已超过五百人，俱乐部通过群体抗癌、康复交流、结伴旅行等方式，告诉大家癌症不可怕，鼓励大家思想放松、意念坚强、心态平衡、精神愉快，勇于与癌魔较量，用毅力挑战自己，去创造一个又一个的生命奇迹！

郑伟达教授擅长肝癌、肺癌、乳腺癌、胃癌等根治性手术后的中医康复调理，中晚期癌症放疗、化疗后增效减毒的中医调理等，对内、外、妇、儿、男各科病症亦皆有确切疗效。

古中医黄佩新先生

黄佩新先生的工作室在上海浦东新区临沂路上，与想象中门庭若市的诊所大相径庭。我有些疑问，黄先生的高明医术何以见得。一泡清茶，三两患者，毫无主题，闲聊起来，这就是他们的日常生活。这哪里是什么医患，分明就是朋友。但患者还是尊重地称呼他"大师"。"大师"往往有些神秘，神秘往往会被人质疑其科学性，我将信将疑地观察了起来。

冯先生2008年患急性脊髓炎瘫痪，医院救治康复后无法站起来。他和夫人当时都还没退休，法院工作任务又繁重，怎么才能找到好医生呢？有朋友告诉他，这种神经类疾病，若在三五年内没有根本改变，则很难治愈。上海以及周边城市凡是有名的中医都看遍了，在绝望线上挣扎的人，更懂得生命和健康的可贵。

2012年夏天，一个偶然的机会，旅居日本多年的黄佩新先生回到上海探亲，朋友介绍冯先生试一试。冯先生当时还在上班，行走不便，黄医生便每天去他单位在他工作休息时实施治疗。通过针灸、中药、气功三管齐下，冯先生渐渐感觉到自己的双脚踩到地上有力气了，麻木的症状也好转了。

60岁的夏女士是冯先生的夫人，因脚部受伤肿胀疼痛难忍，黄医生简单处理后两天消肿，很快恢复。病友们笑着说她这是小毛病，多年来黄医生诊治好很多疑难杂症，才是真才实学。

刘先生说，古中医最值得重视的是提升患者的生命质量，提振人的"精气神"。经过黄医生的治疗后，让他对黄医生的中医思想有了一些理解。他觉得黄医生在经络疏通、气的运行上有独到之处，激发了人体的细胞活力。有的患者朋友久病成医，说黄医生的治疗手段一般分三个阶段，先是"疏通河道"，其次"冲洗淤泥"，最后"固本壮元"。

刘先生还讲述了他邀请黄医生去新加坡给表妹治病的经历。表妹身体不太好，当地又潮热，每到月经期都出现难忍的腹痛，影响生活，经黄医生治疗后明显好转。刘先生陪着黄医生治病，多次见证他的治疗过程，全家从内心深处感恩。

有一定生活阅历的上海人，可能知道黄佩新医生早在二十多年前就在大上海展现了中医学的魅力。1995年上海电视台的"千家万户"栏目采访播出了他的"神功接骨"。半年后，上海电视台又报道了他为长海医院专家治疗右小腿胫骨粉碎性骨折，十五分钟疼痛消失，当场可以走路的奇迹。

黄佩新医生的论文《手法点穴治疗疑难杂症在临床上有突破性进展》一文在世界中医学会年会中获得二等奖。《中医药偏方结合气功点穴治疗骨折》被美国传统康复医学会采用，并在国际医学博览会上发表。

在日本，他给赛马治病的故事更有传奇色彩。1998年，他移居日本，一天，他正在参加传统医学学术交流会。突然，东京跑马会的人来找他说有急事相求。有匹赛马马腿受伤无法参赛，而赛马日期临近，票已全部售出，参赛的马匹都已公证，不能临时更换。倘若这匹赛马不能出场，则后果严重。他们邀请黄医生研究讨论治疗赛马骨折的可能性。

第二天，黄医生被秘密接到驯马场，驯马师把赛马牵到空地，赛马发出令人揪心的长嘶。只见黄医生调动内气，半蹲马步，一个箭步上前，左手抄起马的右前腿，右手将马腿使劲朝后一拽，再用手指急速朝其骨折处点穴发气，顿时马腿就可以活动了。他再次为马腿点穴，病马完全恢复，在场上跑了起来。现场三十多位驯马师、养马师、骑师纷纷向黄医生鞠躬，表示感谢。

当年，在东京都药学会长井纪念馆，黄佩新医生做了《中医药与气功有机结合在治疗癌症和疑难杂症上的突破性进展》的专题报告。

在长期的医学研究、医疗实践、内功修炼中，黄佩新医生感觉到人体的第二条生命线——经络是真气运行的通道，也是人体和大自然置换能量的通道。如何让经络打开健康之门，这是他这些年在工作实践中思考最多的。

他说人的身体状态可以用气球、篮球、足球来形容。有的人身体如气球，看上去好好的，但一捅就破；有的人身体如篮球，长期使用气血两亏，会经常出现各种状况。而保养得当的身体，如世界杯赛场上的足球一样，经得起风雨。他说真正的中医，通医道、识医理、精医术、重医德。

打开他的书柜，古医书芬芳迎面而来：《道医窥秘》《急救应验良方》《医学从众录》《校正医宗金鉴》《张三丰太极炼丹秘诀》《武当绝技》《以脉为师》等，每本书上都有他的读书笔记，阅读之认真、笔记之工整、标注之规范，让自以为读书认真的我有些汗颜。

中国著名科学家钱学森的《论人体科学》说："气功、中医理论和人体特异功能，蕴藏着人体科学的最根本道理，不是神秘的，而是同现代科学技术最前沿的发展密切相关的，本身就是科学技术的重大研究课题。"

愚以为中医包罗万象，懂经络者为大成。医者意也中医人，寻访好中医意犹未尽。一群真正的中医学使者，他们肩负着发展中医的神圣使命；他们深切体恤民众的痛苦，想患者所想、急患者所急；他们秉承着大医精神，无私无畏、肝胆相照。在中医问道的路上，每一位中医药人，都有自己的所思所想，也有对行业发展问题的焦虑与担忧。

由于时间和精力的限制，我所采访的中医名家，有很多感人的医患故事，在此无法一一道来；还有一些优秀的中医人，这一次并没有机会找寻。在未来的中医问道路上，我相信会有更多感动。

正如明朝孙一奎先生的《医旨绪余》中说："医之为道，岂眇小乎哉！陶铸天地，和顺阴阳，宣节气化，措民物而置安全，其效与粒食蒸民者同功。而其立言秘旨，可等洁净精微之蕴。脱若性非雾哲，养非深邃，蕴积非以岁年，与夫受衷非慈祥长厚，则无能窥阃奥以观其妙。"

中医之道，每一位医者都有不同的理解，他们也有自己的开悟之道。医之为道，救人疾苦，解人之忧。广大中医药人，为何能在这样艰辛而光荣的道路上孜孜以求，那就是道的坚守！

第三节　民族医药花竞开

民族医学各有各的精彩，就是她们构成了祖国传统医学的绚丽多姿。民族医药承载着深厚的民族文化，回应着人类对生命和健康的呼唤，从悠久的历史走到今天，为民族保存一份独特而珍贵的资源。传统性、地域性、口传性的特点，让他们熠熠生辉。民族医药是民族的自我认同，有着突出的文化价值和学术价值，是祖国传统医学的瑰宝。

在民族地区行走，你会发现，民族同胞们有着丰富的临床应用经验，有大量的历史文献、专著记载或系统口承。有些还没有形成完整的理论体系，有些虽然有用药经验、民族特色，但在作用发挥上还是靠口传心授、世代传承。

一些疗效显著、社会知名度很高的民族药体现了民族医药的开发和产业化取得了可喜成果，已经成为不少省份的支柱产业或新的经济增长点。

雪域明珠藏医药

> 我想要穷者远离饥荒，我想要病者远离忧伤。
> 我想要老者远离衰老，我想要死者从容安详……

雪域高原的夜晚，《文成公主》剧场歌声飘荡。我站在高高的山顶上，眺望着拉萨的夜空。这一首歌，如此贴近民族医药者的心声。千百年来，民族医药如祖国各民族同胞的守护神，护佑着广袤大地的子民安康。

藏医学是祖国传统医学宝库中的璀璨明珠，有两千多年的发展历史，内容丰富、影响广泛、典籍浩瀚，是世界四大传统医学体系之一。

我虔诚地行走在拉萨的街头，大昭寺那些匍匐拜谒的人，都是生命的忠诚使者。想起来那些雪域名医，有的在寺庙里研读藏医著作。我站在布达拉宫的顶上，对面就是药王山，是那一种力量，让这两座宫殿遥遥相望。西藏的稳定、藏民的生命健康，就如这两座宫殿一样，稳稳矗立在高原之上。

藏族同胞对医者的崇敬，让人感受到职业的尊严。西藏自治区藏医院，应该是国内医院系统历史悠久、文物较多的医院之一了。西藏藏医药大学研究生处罗布顿珠处长为我们讲述了珍藏的《四部医典》八十幅曼唐内容，这些创作于十七世纪的唐卡，无论是艺术价值、医学价值，还是藏族文化，都是非常宝贵的。

《四部医典》是藏医学的重要文献，介绍了藏医的历史来源、理论基础、生命的起源、藏医药的应用、疾病的发现、治疗的方法等，如此形象而丰富。藏医的民族医学脉络清晰，在唐卡里，在典籍里，在一代又一代的藏医相传中。

雪域历代名医的神像，如此久远却又那么形象，藏医学融合多种医学流派而形成了自己独特的文化。

藏医学为古代象雄苯教历史所传，创始人常松杰普赤西是杰出的藏医学家，《苯经格言》中有过记载。

公元 617 年，松赞干布诞生，后来他建立了强大的吐蕃王朝，先后迎娶了尼婆罗（现为尼泊尔境内的一个古国）的赤尊公主和唐朝的文成公主，从两地吸取了不少医学、星算学以及手工技术精华。唐太宗赐予文成公主十分丰厚的嫁妆，如《医学大全》和有关天文历算等。《医学大全》是由医师哈祥马哈德瓦和藏族译师译成藏文的，他们成为汉藏学术交流中有突出贡献的功臣。

还有一位被藏族同胞铭记的中医学家，名叫韩文海。他是文成公主入藏后为医治松赞干布疾病而特意被邀请到西藏的。在西藏期间，他曾把中医典籍《中医零散诊疗汇集》翻译成藏文，并和天竺医生、大食国医生相互总结和借鉴医学精髓合编七卷本《无畏的武器》敬呈给松赞干布。这让中医理论和实践在藏区得到了大力发展，也是藏医广泛吸收中医学精华，对藏医产生深远影响的原因之一。

不仅如此，天竺派医学也让藏医学发展壮大。来自天竺的名医巴热达扎，是天竺医学派系在西藏传承发扬的重要人物之一。

宇妥宁玛·云丹贡布是所有藏医药从业者顶礼膜拜的"医神"，他为雪域医药点燃了光明，总结多年医疗经验编著了举世闻名的藏医学巨著《四部医典》。

《雪域历代名医传》中讲述了他的故事。他 6 岁随父学医，14 岁时到桑耶寺。25 岁时前往尼泊尔、天竺等地学习，后又多次去天竺拜访上百位名师，45 岁开始深入研究《四部医典》等典籍，编著了众多医药学典籍。55 岁时带弟子到西藏贡布地区（今林芝米林县境内），在此地行医十多年，广招四方学徒。后来还到康定、五台山等地行医。他对患者不分贫富贵贱，慈悲为怀，摒弃亲属偏见，不贪求虚荣。

他著作丰富，除了名扬海外的《四部医典》外，还有《论内外学说》《内外秘密三部》《四部医典一千零二十一注释》《泻疗秘诀》《五行历算法》《天文星算术》等。

在西藏自治区藏医院的陈列馆里，我如一个好奇的孩子，第一次看《四部医典》的唐卡挂图。生命就是一棵菩提树，人类在这棵生命之树中繁衍生息。藏医学中关于生命的起源、胎儿的发育内通，的确比我在课堂上所学到的知识要早很多年。我好奇藏医学的神秘，感叹在这高原之上，是什么力量、什么智慧，让他们这么早了解到人类医学？

每一幅唐卡，都有一个主题，我认真听着西藏藏医药大学教授的讲解，百听不厌。这是一部集藏医药医疗实践和理论精华于一体的藏医药学术权威工具书，被誉为藏医药百科全书，为藏医药学中最系统、最完整、最根本的一套理论体系。

《四部医典》形成于公元八世纪，共四部156章。公元十二世纪首次发行到藏区各地，之后出现多种不同版本的木刻版和注释，成为藏医药领域最经典的名著。木刻版《四部医典》是目前全世界保存最完好的版本。

《四部医典》的唐卡挂图，对医生的职业道德也有特别的要求：作为医生要有智慧，要有为众生造福的热情，有为患者服务的誓言，在身、语、意三方面做出榜样，勤奋工作，精通人间俗事。所谓智慧，是掌握医典的智慧、辨别病情的智慧、灵活治病的智慧。

1653年出生的第司·桑吉嘉措，先后管理西藏地方政务达二十六年，被康熙皇帝册封为弘宣佛法王。后来为了传承藏医唐卡，指定专人学习藏医药物鉴别，加紧绘制脉制图、体格图，从原来的五十幅增加到了六十幅。公元1697年，为了庆祝六世达赖喇嘛仓央嘉措坐床典礼，第司又增加了两幅唐卡。后又根据《月王药诊》等经典医籍，采自不同领域的新药标本，1730年完成了七十九幅藏医唐卡画图的绘制。后来加了一幅历代名医图，总计八十幅。

我惊讶于藏医学在千余年前形成体系时的科学水平，其解剖学对人体骨骼描述很细致，认为人体全身有360块骨骼、24根肋骨、32颗牙齿，并把血管称为黑脉，把神经称为白脉，在千余年前对神经有这样的认识是很难得的。

或许因为我是一名母亲，又做过妇幼教育的缘故，我的第一部作品《妈妈养育心经》里就曾经写过妈妈与宝宝的心灵对话，讲述了胚胎发育的经历。看到唐卡如此细致地描述发育，我有些震惊。图中对于妊娠反应、孕期注意事项、分娩征兆的绘制，与现代医学的认识已经很接近了。他们比喻母亲、脐带、胎儿的关系，就好比水塘、水渠与庄稼的关系。母亲好比水塘，脐带好比水渠，胎儿好比庄稼，水塘中的水通过水渠滋润着庄稼，使之发育成长。这个千余年前的比喻，至今看来仍然恰当。同时，藏医形象描述胎儿发育过程中出现的鱼期、龟期、猪期的顺序，和人类进化顺序如此相近。看着唐卡上的分娩图，我有些哑然失笑，这多么像我童年时在家乡看到乡村接生婆接生的现场。人类繁衍生生不息，民间的智慧和民族医学的力量，保护了一代又一代人。

现在我看到的医典唐卡挂图，是用钦绕诺布大师的私人财产中的一部分绸缎更换的唐卡边幅和罩布，如此温润柔软，仿佛感受到大师的余温。

唐卡对各种疾病的描绘非常细腻，一些治疗方法和药物描绘也很形象。我沉浸在千年藏医的无穷智慧里。亿万苍生，九种体质，人各有志，体病相关；体质平和，健康之源，体质偏颇，百病之因。中医分为平和体质、阳虚体质、气郁体质、血瘀体质、特禀体质、湿热体质、痰湿体质、气虚体质、阴虚体质。藏医则根据人的身材、肤色、性格特点，分为隆型、赤巴型、培根型和各种混合型。隆型人身材窈窕、肤色微黑、性情活泼，特点是多愁善感、性欲旺盛、喜好娱乐；赤巴型人身材适中、肤色微黄、性情急躁，特点是才智聪明、嫉妒心强、喜好争斗；培根型人身材魁梧、肤色白润、性情温和，特点是举止稳重、胸有成竹、喜好娴静。

2015 年 5 月，《四部医典》以文物文献名义入选第四批《中国档案文献遗产名录》。2018 年 6 月，《四部医典》入选《世界记忆亚太地区名录》。

公元 15 世纪后，藏医学逐渐形成了北方派（以强巴·南杰查桑为代表）和南方派（以舒卡·年姆尼多吉为代表），如同日月。北方学派以讲、辨、著的方式结合西藏北方的地理、气候、生活方式特征，对独具特点的医治方法进行经验总结，著述医书疏解，创制新药方，辨别药物。南方派对药物性味功用、药效本质、释名、作用进行了论述。

熟悉藏医药历史的人，都会提到阿旺罗桑嘉措，他命顿珠白瓦大师担任扎塘版《四部医典》的刻印导师，对一些医学典籍予以亲自审定。1643 年，他在哲蚌寺创办了"利众医学院"，在日喀则建设了多所医学学堂。

每位藏医成长都非常不易，如贡曼·贡觉彭达的人生，充满了惊险离奇的挑战。他年幼时父亲去世，25 岁时母亲去世。一位亲戚心存歹念，为了霸占家产，用阴谋诡计对他下毒陷害，在他生命危在旦夕之际，他的舅舅贡曼·贡觉德勒远道而来为其解毒治愈，于是他师从舅舅学医。他深入研究藏医理论，著有《医学集义》《水银提炼法之要义》《验方百篇》《五十七种性味配方的注释》等。

那些用学识和智慧拯救患者的高明医家的故事，总是被同胞们代代相传。一位出生于 1516 年的医生布措瓦·云丹加措，年轻时参与处理过一次疫病，其故事一直流传至今。相传在他 22 岁这一年，西藏多地方出现了严重的疫病，他以大小黄药和红丸等药治愈了诸多危重患者。每到夏季，他会上山采集各种药材，有一次遇到一位胃溃疡患者，其女儿有关节炎，经其治疗后痊愈。后来患者心生无限敬仰之情，恳请在其几个儿子之中任选一位收徒授教。

在藏区，瘟疫也同样侵袭了人们的健康。1553 年出生的擦荣·班丹坚参，就为藏医防疫谱书写了不同凡响的历史。在他的师父即将离开人世的时候，师父把自己学到的经验都毫无保留地传给了他。在他 34 岁时，各地发生疫情，夏隆发生了严重的天花、麻疹，造成多人死亡，也夺走了擅长医学的弟弟的生命。面对瘟疫，面对自己深爱的亲人患病，自己却无力挽回他的性命，因而他决定放弃医学，决意修行！有人语重心长地开导说："医生是利民善业，治病救人，你千万不能放弃啊，要想办法攻克难关，战胜瘟疫！"于是他痛定思痛，心想："是啊，弟弟就是被天花夺去了性命的，我应该想办法攻克天花，去挽救更多人的性命！"35 岁时，他潜心医治天花，共治愈了 113 名患者，并编著了《治疗天花文集》。

出生于藏族的帝玛尔·丹增彭措，是藏医学著名的医药学家。他经历了很多艰难，曾经有四十二卷精心编写的著作被人丢入河里，但他不屈不挠地钻研药学，最终取得了优异的成绩。其著作有《玛丽噶花瓣》《药物性味配伍方法》《药味配方格律简词》等，其中以《甘露药物名称功能详解·无垢晶鬘》最为著名。该书将药物分成十三部，每部又分为根本药物一千一百七十六项，是当时最齐全的草药集。

今天的门孜康和西藏自治区藏药厂，都永远记得《藏药验方精选长生宝鬘》，藏药厂的三百五十多种藏药配方，很多都来自此书。这是1770年出生的噶玛·俄顿丹增赤烈绕杰的智慧结晶。他在二十岁时吸纳医学精华和恩师秘诀进行汇集，创作了此书，后又编著了《长寿宝鬘补遗》。药王山利众医学院大师钦绕诺布的《配方大全》收录了这两本图书。

在藏区，以前医生大多是僧人或男性，很少有妇女行医，妇科和儿科疾病往往也是由男医生处理的。央坚拉姆是出生于1906年的藏族女医生，她的父亲是一位名医。后来她被批准在门孜康学习开眼技术。在拉萨、昌都，她为众多贫穷的人开眼，帮助他们看到了光明和美好的世界。她不仅不收任何费用，而且连一些患者的生活费都是她供应的，她还为偏远地区远道而来的人安排地方住宿，并支付住宿费。人们对她非常敬重。

1948年，不丹国王失明，邀请她治病，她不仅为国王开眼，还在当地开展群众医疗，在不丹非常出名。1958年，她正式成为藏医院医生。1962年，藏医院组建了妇科和儿科，央坚拉姆担任科室主任，医院开始招聘女学徒，可以说是她改写了女性从业的藏医历史。

我耳边响起一首美好的歌："神奇的西藏，屹立在东方，神奇的西藏，美丽的风光，布达拉宫的雄伟辉煌，带给人们幸福吉祥，令人神往，神奇的西藏，梦中的天堂。"

二十世纪为推动藏医学发展做出巨大贡献的斋康·强巴土旺，是公认的知名人士。他原本是地方官员，在担任洛扎县县长时不幸患上重疾，被当地一名医生治愈，深感医生之神圣，故拜医生学习医理。因其医术精湛，曾为御医。他还著有《常用儿童保健精要》一书，向各县普及推广新配制的八种婴儿药物。1916年，他递交了兴建拉萨门孜康的申请，他的弟子钦绕诺布被批准为门孜康主管。1945年，拉萨瘟疫流行，著名藏医、天文历算专家钦绕诺布的老师、强巴赤列的祖父多吉坚赞的一个秘方，拯救了很多患者。多吉还曾应邀到不丹王国给王后治疗疑难病症。

藏医学代代相传，每一位虔诚的弟子，都会完整地记录自己的身世。在藏医小传里，我们能看到他们父母的名字，也能看到他的师长姓名，听到真实的传承故事。

我和国医大师占堆先生面对面，在以布达拉宫为背景的坐殿前，听他讲述历代藏医大师们的传奇。

谈到门孜康的创始人钦绕诺布大师，要先谈谈他的老师措齐·多吉坚赞，他对藏医学颇具研究并融会贯通。他的老师称他是一生中所培养的众弟子中最出色的，因此毫无保留地把自己全部的知识和经验传授给他，也把自己用过的缎子药囊、一百多种皮药囊及多种经典配方赠予他。这些珍贵的礼物，还有一段特殊的经历。这些礼物本来都由多吉坚赞的后人保管，1959年钦绕诺布大师为了藏医药发展和宝物的安全，把这些物品保管于门孜康，后又交回家人保管。

钦绕诺布大师出生于1883年，29岁开始研究医学著作，著书立说，33岁被任命为药王山利众医学院院长，担任藏医历算学院院长。35岁担任过御医。

1952年，他在古稀之年写成了一本以菩提树为喻的《治法树喻》，教育医生们精益求精，努力成为帮助患者脱离痛苦的良医。他告诫说："不懂人体状况者，如房东不了解房客，不懂人体性能者，如不懂机器之奥秘，不懂发病缘故就不会分辨病类，不懂寒热之药性就等于利害混杂不分。特别是不懂药效等于亲友变仇敌，不懂疗法技艺等于黑暗里的拳头没有目标。"人们称赞他"时常乐意给众生谋利者是人之杰，恰似宝灯不论油多少灯芯粗细，把一丝无私照尽为止"。1962年，他八十岁时与世长辞。

2021年4月，拉萨的早晨还有几分冷，我每天穿梭在酒店与藏医院，耳边响起《门孜康之歌》。

> 你像驱除黑暗的太阳，
> 你像迎接丰收的雨露，
> 用洁白如雪的心灵，

将汗水浇灌的哈达，

献给众生健康的善业及解除病魔的伟业。

啊！门孜康，

你是健康和丰收的守护神，

你是雪域神奇的顶璁。

藏医和历算的宝幢——门孜康，

你像幸福的家庭，

你像永不间断的江河，

你用真诚的慈悲之心，

像对待孩子一样抚育病人，

用传承和创新的举措，

使医算之树枝繁叶茂。

啊！门孜康，

你是健康和丰收的守护神，

你是雪域神奇的顶璁。

藏医和历算的宝幢——门孜康。

　　我好奇西藏自治区藏医院的名字"门孜康"的汉语意思是什么？占堆先生告诉我，是藏医药和天文历算的意思。传承创新、济世利众是西藏自治区藏医院的院训，传承是生命，创新是未来，济世利众是藏医药的追求。

　　西藏自治区藏医院，前身为拉萨"门孜康"（藏医星算院），始建于1916年。1959年，"门孜康"和药王山利众医学院合并组建了拉萨藏医院，1980年，扩建成西藏自治区藏医院，目前有五百多张床位，医院职工近千人，并有二十个临床科室、六个医技科室、四个研究所和一个制剂中心。该医院是第一批国家中医药管理局重点民族医院建设单位、全国唯一的国家民族医药临床研究基地、国家中医药管理局中医优势学科继续教育基地和藏医住院医师规范化培训示范基地。

　　在西藏自治区藏医院采访，不少人都缅怀强巴赤列院长。他是著名的藏医和天文历算学专家，1929年出生，青少年时期就跟随钦绕诺布大师系统学习。他担任师带徒导师和硕士、博士研究生导师，系统讲授藏医历史、理论、临床等课程，培养出五百多名藏医学生；倡导并负责扩建了藏医院和藏药厂，创建了西藏藏医药大学、藏医藏药研究院、天文历算研究所等。

强巴赤列出生于医学世家，祖父就是著名的藏医多吉坚赞。父亲贡觉维色是一位采药、制药、诊病的民间医生，曾担任西藏地方政府官员的保健医生。1924 年拉萨流行天花，他的父亲主动从印度引进牛痘疫苗，到农村为群众接种，挽救了不少儿童的性命。

1975 年，拉萨市卫生职工学校设立了两个藏医班，学校没有教材，且无人能编写。后来藏医院聘请专家编写教材，找到了强巴赤列。经过两年多的努力，他们组建了编写团队，完成了《藏医基础学》《藏医诊断学》《藏医内科学》等十三本教材，并作为藏区的通用教材。

1979 年 7 月，西藏藏医药学会成立，组织了《中国医学百科全书·藏医分卷》编委会。

站在西藏自治区藏医院，我看到了前有古人，后有来者。从大唐盛世到中华人民共和国成立后，祖国从来没有忘记雪域高原。

在中医药发展中最关键的衡阳会议之后，原卫生部部长崔月犁也率团到拉萨视察卫生工作，并来到藏医院。强巴赤列践行着大医准则，也向世人讲述藏医鼻祖的丰功伟绩。

人们没有忘记，强巴赤列担任校长的西藏自治区藏医学校（现西藏藏医药大学）于 1983 年正式成立；同年，藏医院举办了历史上规模最大的一次生药材识别考试。1989 年 9 月，西藏大学藏医系和西藏自治区藏医学校合并，成立西藏大学藏医学院，每年开学，强巴赤列都要讲授《藏医传统医德规范》和《藏医师承学》，学校现在已经成为我国最大的藏医药人才培养基地。为抢救藏医药文化遗产，传承藏医药历史，他恢复了藏药甘露加持仪式，组织翻译曼唐文献，与有关单位研究藏药红景天，并多次组织编撰藏医名人传记，研制妇科特效藏医成药。为改善西藏基层医务人员待遇，他多次赴京申请，落实西藏 989 个基层医务人员的干部身份。为了让更多人了解藏医学，他编写了《四部医典彩色挂图释难蓝琉璃之光》，我有幸获得此书，十分虔诚地将它立放在家中的高处。2009 年，强巴赤列被推选为首届国医大师。

2021 年 4 月，我来到西藏采访，一些读者朋友问我西藏有什么好药。在采访的同时给读者推介好医、好药，帮助有需要的读者，是写作者的另一种生活。

终于有一点时间，我可以再次去布达拉宫。十年前我曾在拉萨组织全国行业会议，那是第一次进入宫殿。而今天，我带着对中医学的深厚感情，登上这座雪域高原的圣殿。

站在布达拉宫高高的山顶上，我再次接受民族文化的洗礼，遥望着对面的药王山如此光辉灿烂。松赞干布建设的这一座宫殿，是对文成公主的爱情见证，也是藏汉两族的血脉相连，更是藏族同胞生生不息的历史传承。

从布达拉宫回来，我采访了西藏自治区卫生健康委员会党组成员、西藏自治区藏医院党委书记唐荣科先生。他谈了国家对民族医药的支持、藏医院对藏文化传承的价值，以及藏医院的几次飞跃都离不开国家的支持。

卫生援藏历史由来已久。1950年，解放军随军医务人员就开始为群众防病治病，帮助建立了昌都人民医院，此后陆续安排支援。1973年，国家领导人说要为西藏留下一支不走的医疗队。一方面在上海、江苏等地组织八个医疗队到西藏工作，另一方面从藏族青年中选调六百人到各地医学院校培训。

医疗人才组团式援藏，这是2015年初针对西藏医疗卫生事业发展滞后、缺医少药、看病难的实际，提出的创新思路。截至2018年年底，已经有四批专家六百多人及各类援藏人员先后进藏，使西藏的医疗卫生事业格局发生了根本性变化。

西藏自治区藏医院承担着藏医医疗、预防保健、康复服务、临床教学、实习医生及下级医疗机构技术骨干的进修任务，参与藏医相关技术标准的制订；开展藏医药和天文历算的科学研究与推广；开展藏医药对外宣传和国内外学术交流与合作；承办自治区卫生健康委员会交办的其他工作。对其他藏区的藏医药工作者而言，西藏自治区藏医院是他们心目中最神圣的地方。

唐荣科介绍说，藏医院在健康中国战略的指导下，在健康扶贫助力基层脱贫方面做了一定的贡献。现在医院还有十多个帮扶点，强基层、惠民生，帮助县级医院、高海拔地区乡镇卫生院等。医院还积极落实万名医生下基层的相关政策。他即将要去的风湿病防治研究羊八井基地，是藏医院为服务异地搬迁风湿病群体开设的免费医疗点。

每一位坚守在西藏的人，都有厚重的人生故事。这里有他们无悔的青春，有他们梦想的追逐，有他们为祖国传统医药事业付出的智慧。

清晨再次来到西藏自治区藏医院，看到白玛央珍院长正在医院门口巡查。她说，来藏医院看病的人大多是农牧民，有些老年人对新冠肺炎疫情防控期间手机扫码有实际困难，她会要求预检分诊人员做好耐心引导登记工作。我跟随院长一路走访科室，她看到问题会及时指出，也有各部门的负责人来反映工作中遇到的问题。放射科一名医生骑车摔伤了头，她昨天刚去慰问过，心里还一直在惋惜。

谈起当年在西藏自治区负责藏药注册和藏医药管理局工作的经历，她说最大的收获就是建立了对藏医药的感情，带着真情与执着，与专家团队一起不懈努力，排除万难。2018 年，我国申报的"藏医药浴法"成功列入联合国教科文组织《人类非物质文化遗产代表作名录》。可喜的是，2021 年，她两次亲自参与答辩的"藏药调理师"正式列入《国家职业分类大典》。原定半小时的访谈，我们持续了两个多小时，从女性成长到性格命运探讨，再到职业角色与家庭平衡，意犹未尽。

坐在我面前的白玛央珍，这一路成长十分不易。她出生在一个普通家庭，唯一的出路就是读书。她考上了卫生学校，毕业后被分配到拉萨市原卫生局，后来在不少部门都工作过。

最艰难的是孩子刚刚六个月时，她作为代表与世界卫生组织、联合国儿童基金会等国际组织合作开展西藏卫生项目，这意味着她必须马上提高自己的英语水平。那段时间，她提前给儿子断奶，一边学习英语一边处理工作一边育儿。她渐渐地学习到了工作组的高效工作能力，也掌握了较好的英语听说能力和沟通协调翻译能力，同时开阔了自己的眼界，接纳了先进的管理模式。

她对藏医药的感情，大概就是从调到西藏自治区药品监督管理局工作时培养的。她从 2017 年至今在藏医院担任院长，这是"门孜康"历史上的第一位女院长。

回想起藏医药申报联合国人类非物质文化遗产的那些细节，她掩饰不住内心的激动，好似又回到了当时的申报路上。从拉萨到北京，找专家咨询、找领导请教、找专业人士评审，她在酒店不分昼夜地准备资料，在申请的前一周还失眠了。在得到专业指导意见后，她立即修改文案。从2015年底开始，她具体负责藏医药申报联合国《人类非物质文化遗产代表作名录》工作，在国家的高度重视和大力支持下，与专家团队不懈努力，终于在2018年11月28日，我国申报的"藏医药浴法——中国藏族有关生命健康和疾病防治的知识和实践"成功列入联合国教科文组织《人类非物质文化遗产代表作名录》。当结果公布的时候，她和团队的同志们激动得抱头痛哭！这来得太不容易了！

后来，她又与国家有关部门和西藏自治区档案局密切合作，率领西藏自治区藏医院专家团队申报，在2018年5月28日，藏医药巨著《四部医典》成功入选《世界记忆亚太名录》。

刚到医院工作时的她是有压力的，因为前两任院长都是国医大师，她理解"门孜康"这个神圣的地方对院长的要求。这里也是个很传统的单位，如何提升医院管理水平、调动职工的积极性？医院如何创新？民族医药如何传承？解决这些问题都需要有足够的智慧。她想起自己年少的初心和梦想。那个在藏区长大的姑娘，一步一步走到"门孜康"，这就是藏医药学培养的民族之花，她的成长脚步紧跟传统医学的发展步伐。

藏区人民热爱藏医药，是对民族文化的热爱，而援藏的中医博士、西藏自治区藏医院副院长程志立先生，这位援藏干部于2017年底来援藏后，因对传统医学的热爱，申请正式调入藏医院工作。这样的选择，或许有人并不理解。而他说，在西藏，他的心是火热的，但也是宁静的。

我请他谈了谈中医和藏医的相通之处。他说两者的思维方式和方法论大体一样，都讲究整体论，讲究天人合一，都注重精神与心理，在疾病观上有共同特点，在治疗上也都讲求平衡，对药物的认识也都讲究"性"。

您知道藏医学的天文历算吗？会不会感觉很神奇。汉族的祖先，在久远的年代就是根据气候的变化来进行农业生产的。我们有二十四个节气，日月消长，寒来暑往，播种收割，都有季节。唐代著名天文学家僧人一行测量出了子午线长度（世界首次），这一成就在科技史上占有重要地位；他还主持修编了当时最精密的历法《大衍历》。

藏医和历算，看上去并不相干，其实他们有着相同的理论基础。西藏天文历算有两种体系，一种是五行占算，即金、木、水、火、土五大元素的体系；另一种是时轮历，即土、水、火、风、空五大元素的体系。这两种五行理论并存，贯穿于藏医的生理学、病理学、诊断学、治疗学和药剂学之中。其实这种内、外五行的对应关系，就是人与自然的关系。藏医学通过此理论，帮助患者达到自身平衡与和谐。

一名优秀的藏医是必须懂天文历算的。银巴副院长是天文历算专家。他一毕业就来西藏自治区藏医院工作了，几十年坚守在天文历算研究岗位，系统地掌握了藏历天文历算的知识。他说，老师不但给他传授学问，更教他做人的准则："不嫉妒于你之上者，不攀比与你等同者，不欺辱于你之下者"，这也成为银巴一生的做人准则。

了解西藏的朋友说，到了藏医院，你就能得到真经。的确如此，天文历算是藏族优秀传统文化的代表，迄今有两千多年的历史。据现有资料考察，在公元前200至公元前100年，已经有专门从事天文星算职业的人员，被称为"占卜者"。西藏古代象雄文明就有"囊塘之算"的历算方法，早期出现的《象雄老人之口算法》就是一种古代奇特的自然历，也是太阳历。其以各种物候现象命名，是适宜于西藏高原特殊环境的物候历，一年的开头从冬至起算，日的种类有二十多种，日数不等，一年也是365天，闰时多一天。还有一种《纺织老妇之月算法》，是纯阴历，以月亮盈亏周期为准。

文成公主给西藏带来了六十甲子，西藏派人学习了生占死卜和四季世纪推算法等算法，返回后将所学翻译成藏文。

为了区别从印度传入西藏的时轮历法（白算），传统上把从唐朝传入西藏的星占学称为"黑算"或"五行占算"。

十八世纪中叶，一本用时轮历语言写成的《汉历心要》在西藏盛行。

1916年，拉萨创立了"门孜康"，是西藏自治区藏医院的前身，颁布了《门孜康历书》，后来在藏医院下设了藏历编辑部。1978年，藏历编辑室改为天文历算研究所。

在天文历算研究所采访，我看到有人来请年轻的历算师多杰帮忙做历算。这是历算所的便民服务举措，不收费用。多杰是西藏藏医药大学天文历算专业的毕业生，与他同届的此专业毕业生有四十多位。天文历算研究所编写的《西藏天文气象历书》，成为藏区人民的生活指南，发行量不小。

中国好医生、全国医德楷模索朗欧珠老师，我早就听人介绍过。站在西藏自治区藏医院藏医外治中心门口，看到候诊室坐满了来自各地的患者，诊室里坐满了前来"取经"的学生。

他的学生次丹郎杰也在出诊。他正耐心地给一位关节炎肿胀、静脉曲张严重的患者看病。他向我介绍了传统藏医外治中心的整体情况及名藏医专家师带徒的情况。看他密密麻麻的跟师笔记、经典研读、临床医案整理，让我理解了一名好藏医成长的不易。

将近中午一点钟，索朗欧珠上午的门诊才告一段落，下午就诊的患者已经在大厅等候了。我利用午餐时间对他进行了采访。看他吃得极其简单，我问他的养生之道。他说一直都保持少食的习惯，这可能也是受老师的影响。他先后跟随强巴赤列、崔成坚才、土登次仁、洛桑益尼、加央伦珠等藏医专家学习，深受影响，同时也对自己的徒弟要求严格。他要求学生身体要好，只有良好健康的身体才能为患者服务；要求学生树立良好的医德医风，学会做人；要求学生有真才实学。特别是在做人的要求上，他说每个人手里都有一面镜子，要先照自己，不要用来照别人。

听藏药药用生物研究所的扎西次仁谈藏药资源普查，谈藏药种植，让我明白了平凡岗位出成果并不易，但在一代又一代人的坚守中，藏药已被大众所认识，资源保护是他们的职责。

藏医院治未病中心尼玛主任说，藏医是非常讲究医德医风的。在曼唐的内容里有专门讲述，要求医生一定要知识渊博才可拯救患者，其次是要仁慈。

采访肝病科主任德庆白珍，她介绍科室从 1997 年成立以来，由原来的不足二十张床位，扩大到现有的四十多张床位；从建设初期简单的病区、门诊，发展到现如今有独立的卡擦室、特色诊断室、外治室、教研室、图书室，成为集医疗、教学、科研为一体的科室。目前，该科室是全国范围内规模较大、技术先进的救治肝脏疾病的藏医肝病专科。

2009 年被评为自治区级藏医重点专科，此后陆续获批国家中医药管理局中医药（民族医）临床重点专科建设项目、国家级藏医药防治传染病重点研究室、国家临床研究基地重点病种肝硬化临床研究科室、国家藏医肝病继续教育培训科室。

"没有器械和药物的医生，犹如没有武器的勇士。"为了更好地发挥藏医在治疗肝脏疾病方面的优势特色，科室在开发挖掘藏医著作中经典方剂的基础上，结合藏医名老专家的临床实践，陆续研制了九种科室特色药，在临床中对治疗乙型病毒性肝炎、黄疸型肝炎、肝硬化、脂肪肝等肝脏疾病具有显著疗效。

藏医学界普遍认为，催泻疗法是治疗"赤巴"病的最佳方法，水泄疗法也是治疗肝硬化腹水的最佳方法。肝病科室通过师承和邀请名藏医等方法，继承并研究发展了催泻、水泄、脉泻疗法，以及藏医治疗肝脏疾病的放血、火灸、罨敷、火罐、霍梅、烙疗、熏香等疗法，形成了科室特有的藏医肝病治疗方法。

采访关于国家重点学科、联合国教科文组织非物质文化遗产藏药浴时，科室人员正在晨训背诵《四部医典》。卓玛主任带我参观了药液提取室和病房。藏药浴中心已经成为五省藏区藏药浴人才培养基地。

青藏高原由于强紫外线辐射，也是眼睛疾病的高发地区，当地患者对优质服务的需求越来越高。三十多年来，西藏自治区藏医院眼科中心的业务逐年攀升。央吉主任介绍说，在以藏医药特色治疗眼科疾病的基础上，他们引进了西医先进技术，目前能够独立开展白内障、青光眼、斜弱视、鼻腔泪囊吻合术等高难度眼科手术。

在文献研究所，我看到了藏医药文献的诸多宝典，也深知文献研究对藏医药传承的重要作用。普穷次仁所长喜欢写诗，其诗受到很多读者喜欢。

二十二部西部地区民族医药古籍的整理，《中华本草·藏药卷》《雪域历算大典》《中国的藏医》《藏医成方制剂现代研究与临床应用》等的出版，都是藏医药文献的不俗成绩。

这一周是非常忙碌的，几乎没有高原反应的适应期，我一到拉萨就投入紧张的工作中，每天早上七点多开始安排当日的工作。终于有一点时间与西藏自治区藏医院科教处才多先生对话。他是 2011 年 8 月调入西藏自治区藏医院的，由于医院很重视科技教育与文化传承，所以他平时很忙。在他身上，我看到了一名藏医干部的成长。

在西藏，你会看到一名医者所得到的社会尊重，藏医对医德医风历来也是十分讲究的。藏医典籍里会从普度众生、慈悲为怀的道德思想出发，对医生的职业性质、知识技能、品德修学、言行举止、是非取舍等各方面都提出要求。

第一次见面的一位家乡朋友在拉萨市国家级经济技术开发区的一家公司工作。她很知我心，安排我去看《文成公主》的演出，让我更好地理解西域文化。通过演出，我似乎读懂了和亲公主的心，也读懂了万千远嫁他乡的女儿心，并得到些创作灵感。

在高原采访，我喘着粗气，上气不接下气。高强度的采访工作，没有停歇的语言交流，加上高原反应，的确有些疲惫。但我们坚持着向羊八井镇方向出发。在西藏自治区因病返贫异地搬迁项目中，六百多人患有严重的风湿病，西藏自治区藏医院在羊八井开展温泉加藏药浴调理的研究与实践，三年来为搬迁户免费服务看病。

西藏的天气多变，路上风雪交加，我们在黑夜里前行。晚上十点多到了羊八井，晚上十一点多完成了基地次旦老师和周洛老师的访谈。风雪之夜，我在羊八井，房间冷如冰窖，不知道这些坚守基地的藏医，为何能在这里如此忠诚坚守。

早起，眺望窗外，阳光照耀，山峦积雪。和谐的彩渠塘村的民族团结牌楼，在空旷的视野里格外醒目。吃一碗藏面，我们和藏医院驻村医生次旦老师、周洛博士、旦增曲珍老师一起去走访帮扶家庭。次仁奶奶90岁了，从那曲搬迁而来。她是孤寡老人，但不愿意去养老院。我眼前的中年男人噶洛才50多岁，但看上去好似70多岁的老人。他有四个孩子，其中一个患有脑性瘫痪。他和妻子都有严重的风湿病，双腿关节都变形了，但他们还是很热心地把次仁奶奶留在自己家里。一家人可以享受藏医院提供的免费医疗。严重残疾的二儿子经过治疗后，也能自己吃饭了。

路口，早上散步的80多岁的阿妈热情地和我们用藏语道"早上好"。我们观看了驻村藏医给搬迁来的风湿患者准备的藏药浴材料。这些用青稞、五味甘露原料，采取传统手法发酵的藏药浴材料，有着自然的清香。

陆陆续续有人来看病。藏医们在这里为他们守护健康。几位瘦骨嶙峋的妇女走了过来，藏医们忙碌了起来。且增曲珍医生在为一位流产的妇女针灸，周洛博士正在检查，次旦老师正在进行国家级非物质文化遗产项目"尤阙疗法"。我前一天晚上也体验了一下"尤阙疗法"，我很好奇地看他手里那根神奇的棍子，敲敲我的头部、锤锤我的背部、抵住我的锁骨，听他念念有词，经过治疗后身体状态竟然好了很多。我也看了看藏医院为村民们提供的免费药物。藏医药在乡村，有着无以替代的作用。

走在路上，有很多感动时刻。我向噶洛表示了一点点心意，为他对次仁奶奶的赡养之举表达敬佩，含着眼泪和驻村藏医们告别，戴上他们献的哈达，带着他们的祝愿继续前行。

见到中国西藏文化保护与发展协会常务理事雷菊芳，大家都称呼她"雷工"，让我有点震惊。她实在是朴素，这种朴素低调，我以为是这个时代最宝贵的品格。在同事们看来，她的朴素来自于本我的自信。在企业管理上，她是个有大爱又果敢的人。员工对她爱戴，是因为她关照人的内心，用智慧感染人。

了解她的人都说，她对藏医专家的尊重、对藏文化自觉的保护令人感动。一些藏医药老师，往往在年岁已高时感慨万千，觉得力不从心，但雷菊芳总是善解人意，接起他们的学术之棒继续做文化传承。藏医专家们的身体健康，她也牵挂于心，想方设法、竭尽所能地聆听他们的心声，努力实现他们的愿望。

员工小杨几年前身患白血病，做骨髓移植的二百多万元，都是由企业承担的。当了解到员工成功移植后居家期间的康复干预有困难时，雷菊芳十分着急，并积极协调。一位江西的员工六位家人突遭车祸，在医院抢救之时，雷菊芳说："救人要紧，基金会尽快划拨三十万元资金到员工的账户用于紧急救助！"抢救的家人幸存下来，感恩的员工把剩下的钱又还给了公司。

边巴次仁先生来到企业时希望从事自己感兴趣的藏医药研发或生产质量控制工作，雷菊芳却建议他先去市场部，她说工作结果最终是要接受市场的检验和评价，离开市场的研发是没有生命力的。

藏医药学有无穷无尽的故事，有多姿多彩的秘密，若有机会，我还会尽我所能，专门为藏医学书写一部精彩的文学作品。因为这一次的藏医学寻访，西域文化滋养了我的心灵。

不少藏医朋友们说，五省藏区中青海的基层藏医工作非常扎实。这是一代代老藏医传承、藏医药人不懈努力的结果。说起那些青海知名藏医的名字，青海省卫生健康委员会副主任端智充满敬佩之情。

孕布藏，6岁来到河南县的香扎寺，其后成为第五世香萨活佛。1957年，他担任青海省河南蒙古自治县副县长，主管卫生工作，白天忙于全县的卫生行政工作，晚上及节假日忙于为来自省内及甘肃、四川等地的患者看病。面对众多生活困难的群众，他始终坚持免费为患者看病，实践了"慈悲喜舍，利乐有情"的真谛。

青海省藏医院院长李先加讲述了已故青海省藏医院藏浴专家安华欠的故事。他的老家是一片原始森林，当地的民间藏医有良好的发展空间，后来他成为青海省藏医院药浴科的创始人。为了做好藏药浴药材，他们会自己采集药材炮制晒干后码放。一次，一位年轻藏医不注意，走过药材场地时从藏药材上跳了过去，安华欠狠狠地批评了他，告诉他身为医生，对药材要有敬畏之心，要保证药材货真价实、纯洁干净，要有虔诚之心。年轻人面红耳赤，牢牢记住了教导。

藏族称呼医生为"曼巴"，在缺医少药的偏远牧区，"曼巴"仿佛是万能的天使。同德县老藏医索巴是当地威望高、医术高、医德高的传统老藏医。他无欲无求、无牵无挂，最大的人生乐趣就是看病。他曾经是孕群合作医疗站的主心骨，接诊的永远只有他一个人，出诊路上的危险他习以为常。

一次，他赶了十几公里的路给牧民把脉、开药、针灸，等患者病情稳定后他准备返回医疗站，路上突然发现一只狡猾的巨狼，无声无息地跟在马后。他听牧民说，狼是多疑的动物，看见绳索会以为是圈套，不敢贸然接近。于是索巴取下肩上的药箱，再把腰带解下来，用腰带的一头拴住药箱，另一头攥在手里，把药箱拖在马后缓缓地走。这一招果然有效，狼疑惧不定地看着药箱和绳子，警惕地保持着距离，不敢靠得太近。但它仍然跟随着寻找机会。直到靠近牧民的生活区，前方忽然传来一阵狗吠声，狼才悻悻离去。这样的危险，索巴不知经历过多少次。

索巴退休后，县藏医院有意返聘他。他接受返聘，但不接受返聘费，说自己有退休工资，没必要再给医院增加负担。有人问："您这一辈子还有没有未了的愿望？"索巴说："我的愿望其实早已实现。如果说还有什么愿望，那就是直到生命的最后阶段还能为患者把脉治病。临终的时候没有愧疚、没有遗憾，干干净净地走！"

大医并没有走远，就在民间。他们就像青藏高原的雪莲，洁清自矢，只做纯粹的医生。正是有这样一群如青藏高原天湖之水一样纯净的医生，藏区同胞们的健康才得以维护。而在后继有人的路上，有一群视民族医药如生命一样百般呵护的人。

2018 年 11 月 8 日，端智担任青海省中藏医药管理局局长，他和那些心有所属的藏医一样，有个共同的特点，即认定的事情，就会坚持信念，执着有为。他工作有必须抵达现场的要求，那是神圣的使命，也是激昂的斗志。

如何才能把中藏医工作落到实处，关键是要地方领导高度重视。怎样才能让他们重视，最关键的就是思想认识。端智在采访中说，不能坐等地方领导上门，他要千方百计地去认识四十六个县分管中藏医的县长、卫生健康局局长。认识他们后，邀请他们来青海省中藏医药管理局，讲发展大局，讲振兴民族医药的道理，有些不能来的，他就上门去。他笑着说："不就四十六个县吗，说服一个算一个。"

观摩学习是近几年青海省中藏医药管理局工作取得显著成效的重要手段。每年他们都培育、树立中藏医工作成绩突出的中医民族医院、乡镇卫生院和社区卫生服务中心中藏医馆作为示范观摩点，推荐县级以上党委政府、卫生健康行政部门、医疗机构组团式调研学习，效果非常好。

根据观摩团的学习需求、时间安排，青海省中藏医药管理局准备了七天、五天、三天甚至一天的参观路线，并和观摩点沟通协商制定了机构内观摩内容、路线和方式，最大程度提高观摩学习的效果。

参观团一般由各县县长、主管县长、县卫生健康局局长和县域内中藏医医疗机构负责人组成，最多的参观团人数达六十人。也有由市州政府分管领导、市州卫生健康部门负责人带队的市州考察团，全省卫生系统观摩频率最高的就是中藏医工作。

很多乡镇卫生院院长都发自肺腑地感叹："通过这样的深度参观学习，是真羡慕人家的精细化管理、质量管控，我们的技术太粗糙了，要立马行动改进。"

截至 2021 年 10 月，青海省有公立中藏医医院 42 所，共建设国家临床重点专科（中医）4 个、国家中医药管理局重点专科 20 个、重点学科 8 个、省级中藏医重点专科建设单位 42 个。

青海省还组织实施中医医术确有专长人员医师资格考核注册管理工作，是目前全国唯一按国家要求连续三年开考的省份，已有 37 人通过考核取得了执业资格。

艾措千是一位青海藏医药界的典型人物。1974 年，他于原青海医学院（现青海大学医学院）毕业后被分配到青海省海南州同德医院。1990 年，被调任青海省藏医院院长。1992 年开始创办"金诃藏药"，从此与藏医药结下了不解之缘。如何更好地传承、保护藏医药文化，构建科学而系统的产业链，让藏医药走向世界，成为艾措千关注的问题。他主持编纂了藏医药文献《藏医药大典》，全书 60 卷 6000 万字，收录了 638 部藏医药经典古籍和近现代代表性论著。他是青海大学藏医学院教授、博士生导师，中国藏医药文化博物馆馆长，金诃藏药五位一体体系奠基人，2013 年何梁何利奖获得者，国家中医药改革发展专家咨询委员会专家，《中国医学百科全书》藏医学卷编委会主编，《中国藏医药》杂志编委会主任委员等。

他启动了一个民族朝阳产业，建立博物馆、办大学、开医院、创办制药企业……短短十几年间，一个集文化、教育、医疗、研发、生产、藏医药资源保护、营销为一体的全产业链民族企业，以"弘扬藏医药，造福全人类"为使命的企业——金诃藏医药集团诞生于青藏高原。该公司走出国门，先后在日本、美国设立藏医学中心和藏医学健康文化中心等机构，组织召开和参与了多次国际性藏医药学术会议。

藏医学中的生命秘密，我以为是离生命本真最近的智慧。为何《西藏生死书》《次第花开》等作品如此深受读者喜欢，其实就是传递了一种朴实而真诚的生命观。那些想不开的人、纠结于琐事的人，我建议都要去西藏、青海走一走。在藏区，你能感受到最本真的生命之光，能放下一切纠结。

大有乾坤苗医药

我翻开厚厚的中国民族史，历史学家们都说"苗夷文化，上古时期极为发达，影响汉族也大"。苗医、种植、金属冶炼、兵法、历法、刑法、兵器、宗教，乃苗族先民的"八大发明"。

苗族历史悠久，可以追溯到距今约五千年前。他们崇拜的人文始祖是蚩尤。

到了贵州，我竟然找到了文化认同。我的家乡就是一个与蚩尤息息相关的地方。在湖南省新化大熊山林场，曾经发现过一些古迹，证实蚩尤曾经在此地活动过。梅山文化中的梅山蛮、南蛮子，其实也是蚩尤精神。

苗族医药历史可以追溯到远古，史学家何光岳说："伏羲后有炎帝，炎帝氏族中有蚩尤，此后还有祝融氏族。"也有神话传说，一个药王，身在四方，行走如常，风餐露宿寻找药方。

其实，苗医药历史从传说时期医药知识的原始实践积累，开始萌芽出了医药理论，经过巫与医的结合，神与药的"联姻"，苗族医药进入了"巫医一家"和"神药两解"的文化形态。我读着《楚辞》中屈原的作品，其中就多次记载了沅湘间药草，如泽兰、菖蒲、葱、芷、辛夷等苗语记音的药物。《山海经》中记载的药名、疾病名称，也和苗族医药有相近的内容。《本草纲目》中有同音同义记载的苗药近四十种。

自秦汉以来的两千多年里，苗族医药从巫医传衍到有苗族文字记载于史料，经历了兴旺到衰落，又从衰落中发展，形成了一个临床活力较强、民族医药开发良好的独立学科。

菖蒲作为苗人用药由来已久，最早作为祭祀辟邪用。草乌也是苗人很早使用的药物。传说我国第一个发明朱砂和使用朱砂的人，是"共工"。

关于辰砂，李时珍曰："丹砂以辰、锦为最。"湖南麻阳苗族自治县即古锦州地，是我国道地药材辰砂的主产地，其所产辰砂也是历代进贡之品。

翻开《滇南本草》，书中记载："灯盏花主治左瘫右痪，风湿疼痛。"这是我国西南苗族民间用于治疗风湿疼痛的药物。

公元 1695 年（清朝康熙三十四年），张璐著的《本经逢原》中记载："苗人取血法，以麋竹通节削锋利，活刺心血收干者良，宰取者不堪用。"

我很好奇，为什么我在湖南省博物馆看到的马王堆汉代古墓一、二号墓考证为苗族墓，随葬品中除了彩绘帛画、器皿、服饰外，还有辛夷、花椒、干姜等。

苗医传统疗法有两千多年历史，屈原在《离骚》中记载了用药物汤沐浴而达疗疾目的的内容，即"浴兰汤沐芳"。

如果你去过湘西土家族苗族自治州的地级行政区首府吉首，在城区的峒河北岸，还有建于明朝的伏波宫对外开放。据史料记载，公元 41 年（光武帝建武十七年），马援被封为伏波将军，62 岁时征讨"五溪蛮"，率军四万余人抵达临沅（现湖南常德），击败后进入壶头，因地势险要，遭到"五溪蛮"的顽强抵抗，加之天气炎热，水土不服，军中瘟疫流行，兵士死亡多，马援也身染疫病，其中就有痘病。痘病是一种传染性极强的传染病，当时无人能治。而苗医掌握了治痘法，在湘西苗区一带，以前还有种人痘预防天花的习惯。这与以上历史故事是有渊源的。

公元 1855 年，清朝咸丰皇帝期间，贵州省黔东南张秀眉领导的苗族起义军中有黄飘苗医为义军治疗刀伤和疾病的佳话。清朝光绪年间，《凤凰厅志》有当地苗医用药外敷、取体内弹片等异物的记载。明末清初，湘西苗医药发达，人们很少用药店之药，而喜欢用新鲜药，时间短而效果好，见效快。

清代的《湘西通志·苗俗》记载有凤凰两头羊苗区的苗医吴老庚用"催生方"接生，还有保健药"捧捧药"及"产后中风药"等护产妇药物。苗族发明的"坐式分娩"是科学的分娩方式，能缩短分娩时间，难产率低，有益于母子健康。此法曾被《健康报》等提倡使用，目前在我国上海、日本等一些医院也有使用。

黔地多山，身在云空俯瞰大地，山峰连绵。苗族医药历史悠久，西汉刘向在《说苑辨物》中说："吾闻古之医者曰苗父，苗父之为医也。"现代医史学家刘镜如先生在《中医史话》中指出，苗父是远古时代居民，苗黎族的巫师。苗族的人文始祖是蚩尤。苗族神话中有"神农尝百草""蚩尤传神药""祝融授按摩术""药王传医方"等故事，也有沟通鬼神的巫医文化形态。苗族古代医学形成于秦汉，发展于明清，复兴于近代。

这一行，我还要去认识一户唐姓人家。贵州虽地处偏远，然遵义湘川唐氏和贵阳成山唐氏，自清代康熙年间的唐廉到光绪年间的唐炯，七代人都能写诗，这是一个家族的"百年家国梦"。一个家族的发展脉络，见证了中医的发展。在下一节内容中，你会看到那些催人泪下的故事。

1951年12月1日实施的《全国少数民族卫生工作方案》中指出，对于用草药土方治病的民族医，应尽量团结与提高。1953年9月，由贵州省组织民族医编写了《贵州民间草药验方录》。1956年，贵州省卫生厅编写了《贵州中医验方秘方》，搜集整理民间方药3496个，其中包含了大量的苗族民间方。1958年，贵州省又组织编写了《贵阳市中医草药民族医秘验》。当时，贵州各地收集的民间验方有几万首，编写成书的有六十多种，其中《贵阳民间药草》很有代表性。此后不少成果对苗医药传承都很有贡献。

1957年，湖南湘西土家族苗族自治州成立了民族医药联合诊所60所，吸收了216位民族医药人员参与诊所工作。1959年编印了《中医验方集锦》，其中有苗医的"治疗蛇伤验方""蒸气疗法治疗水肿病"等经验方。著名推拿专家刘开运，自幼学习苗医，把苗医推拿方法整理归纳为推、揉、拿、按、摩、运、摇、捆、捏十种手法，后被国内学术界称为"刘氏十法"。他还于1974年编写了《小儿推拿法》一书。

1985年至1988年，湘西土家族苗族自治州开展了民族药物普查，收集到大量民族医药文献资料，包含苗医单验方五百多首，编写了《湘西苗医》。

贵州省的民族医药有一支庞大的队伍，据二十世纪八十年代民族医药调查，当时贵州有民族医药人士一万六千余人，黔东南民族医有近四千人，主要是苗医和侗医。

苗医有二纲（冷病、热病）、五经（冷经、热经、半边经、哑经、快经）、三十六症、七十二疾的苗医理论。我认真阅读着《苗医基础》，认识到了苗族有自己的崇拜和信仰。万物有灵是比较普遍的传统观念。医者外出采药前先上三炷香，为了因救治患者不得已破坏药物生灵而请求原谅。当用药治好病后，采药人应到采药处烧些香纸表示答谢。在台江县革东一带苗族地区，苗医挖药前先洒几粒米在药根周围，并用苗语念道："你是一株好药，白如田，净如土，药效如神。"念完后再小心将药挖取。治病完成后把药放在木砧上，用柴刀在药渣上砍几下并念道："你在山岩回山岩去，你在黑土回黑土去，你在黄土回黄土去，你不用来了，天晴你自变黄，下雨你自青绿，我则如日发亮，如蛋明净。"

一路采访，我也被苗医传统疾病的分类所吸引。有些疾病的病名十分有趣，如公鸡症、母猪症、蜈蚣症、乌鸦惊、兔子翻、狗儿症、萝卜花、蜡烛花、红痘症等，还有"吊茄"病形容子宫脱垂。

苗医的治疗方法也有内治法和外治法，如抽箭法、针刺法、化水法等。苗医认为有致病箭，致病箭分为阴箭、阳箭、天箭、地箭、月箭、年箭等。治疗中箭疾病除用药外，还要用手法抽箭，一般抽三十六手，有的抽七十二手，还有的抽一百零八手。这是湘黔边界苗医的传统方法之一。

龙玉六是著名苗医，也是苗族巫医的代表。他生活在湖南省花垣县，那里有个十八洞村。他从青年时代学习苗医和多种技艺，有过耳不忘的能力。他靠口传心记把祖辈的经验牢记在心，并传给下一代，如苗族《古老话》。他医术高超，有画画的手艺，把祖辈传记的苗医人体解剖图、公药王、母药王、药物图谱都能描绘出来，被称为"民间苗医大师""大巫师"。

苗药生成哲学认为，"千万事物同一理，事和物生成共源根，头号重要搜媚若（事物生存的能量），第二是各薄港搜（事物生存的物质基础），第三是玛汝务翠（事物生存的良好结构），三条缺一不得生"。

苗药成方制剂的代表性品种有咳速停糖浆、仙灵骨葆胶囊、黑骨藤胶囊、益肝苗袋泡剂、心胃丹胶囊、热淋清胶囊等。

说起苗医、苗药，贵州中医药大学汪毅教授颇有感情。1976年他毕业后留校工作，后来考取研究生，原任贵阳中医学院中医教研室主任。可以说，贵州的山山水水，苗医、苗药，在他心里都有一本"账"。几十年来，他每周末都要带学生上山识药。2002年，他出版了《中国苗族药物彩色图集》。2017年，他出版了《黔本草》第一、二卷。《黔本草》一书，计划出五卷，每卷二百味药，目前已经出版三卷。该图书曾获国家自然科学基金、社会科学基金和出版基金资助。这些年，他参与主编的图书有二十余本。

几十年以来，为了寻找苗药标本，他的周末几乎都要远离市区，深入林区开展药物资源调查。风里雨里，陡坡悬崖，哪里有苗药，哪里就有汪毅的身影。他的学生回忆起途中所经历的种种困难和突遇险情，仍然心有余悸。记得有一次一位同学在山上被毒蛇咬伤，幸亏汪老师及时采集苗药处理，这让我不禁感叹每一张苗药图谱的来之不易。

谈起他的老师袁家玑，这位1931年就读于施今墨先生创办的华北国医学院的名老中医，在1936年回到贵阳时亲历了瘟疫流行，是他用岐黄之道挽救了无数生命，可谓"中医之道，不在外人，不在官府，而在于学术也"。

在贵州中医药大学，我们参观了贵州苗医药博物馆。百草拜天赐，苗药有乾坤。听着苗医真言歌，读着苗药继世瑶，看到展厅的七百多种苗药标本展出，这是我平生首次了解苗医药的用药、质征、走关等理论。苗药分公母，奥妙更无穷。

黔地无闲草，夜郎多灵药，多彩贵州也是医药强省。通过采访贵州省中医药管理局时任副局长汪浩，我了解到近年来贵州中医药加强了顶层设计，厘清了发展思路，坚持将中医药事业全面融入大扶贫、大健康战略，坚持中医药事业和产业相互促进发展，将中医药事业医疗服务能力和人才培养协同并进；深化医教协同，发挥中医药高等院校在人才培养方面的主力军作用，薪火相传，优化全省中医药人才队伍。

贵州好山好水产好药，黔药道地优势越来越受到企业和消费者的青睐，中医药企业在技术创新和科技成果产业化中也发挥了主体作用。如国药集团同济堂（贵州）制药有限公司的仙灵骨葆胶囊被列为国家中药标准化三年建设项目，贵州百灵企业集团制药股份有限公司的糖宁通络胶囊获得国家研究课题。

近年来，贵州积极开展苗医、苗药的传承创新，加强苗医特色诊疗技术传承，在民族医学的发展上采取了切实可行的办法。

中药是贵州的名片，也是贵州创新发展的重要内容。贵州中医药资源种类达5300多种，是四大道地药材主产区之一。2020年中药材种植达700万亩，跨千亿级中医药企业为贵州经济发展带来可喜发展。近年来，贵州明确向中医药强省目标推进，坚持将中医药事业全面融入大扶贫、大健康战略，坚持中医药事业和产业相互促进发展，将中医药事业医疗服务能力和人才培养协同并进。

全省中医药资源丰富，中医类执业医生近万人，中医床位接近国家平均水平。省里在推进贵州中医药大学的新校区建设和教学改革上更有力度，贵州中医药大学也正在争取博士授予点，申办苗医药本科教学。

此外，贵州整合全省的研发资源，对重点资源进行研发，推进转化，加大科研投入后，成果喜人。同济堂的仙灵骨葆胶囊、威鸣药业的热淋清片、益佰药业的理气活血滴丸、新天药业的坤泰胶囊等，对贵州的经济总量和产业结构调整贡献巨大，同时贵州省中药材交易平台、电商产业园也已落户。

在乡村振兴和经济发展中，苗医、苗药有重要意义。贵州省制定印发了《关于做大苗药若干政策意见》，要求苗药进医保目录，进一步扩大苗医的影响力。全省在民族医生培养使用上也有政策支持。从2003年开始，贵州就为苗医颁布了"民族医生证"。为推动苗医药科技进步，鼓励研究苗医药，目前全省注册了苗医研究机构七十多家。

苗医药的传承与发展，是民族文化的保护，也是传统医学的花开不败。在科研成果转化上，苗医药的潜能开发有目共睹。

五蕴四塔傣医药

云南是很多人喜欢的旅游胜地，也是民族医药的乐土。早在两千七百多年前，云南人已经会使用矿物药辰砂，并将其作为贡品献给周王朝。唐代的《东巴经》中，就有关于中草药的记载。五百年前，纳西族出现了地方性民族重要典籍《玉龙本草》，书中记载了五百多味中草药。大理白族，有明代陈洞天的《洞天秘典》、李星炜的《奇验方书》，清代赵子罗的《本草别解》《救疫奇方》等。彝文中也有类似的中医药著述。云南嵩明人兰茂的《滇南本草》，著称于明朝初年，比李时珍的《本草纲目》早一百多年。

傣族是云南的特有民族，在西双版纳傣族自治州里，我们更是能看到不一样的风情万种。

傣医药是贝叶文化的重要组成部分，是我国民族医药的宝藏，也是民族医药的"南国之花"。据贝叶经记载，早在2500多年前，傣族就有了自己的医药体系。千百年来，傣族人民在创造、继承自己传统医药的基础上，在佛教的影响下，与印度、东南亚地区的民族文化、医药相互交融、相互学习借鉴、共同发展，形成了现在的傣医药学。早在1983年，傣医药就与藏医药、蒙医药、维吾尔族医药一起被列为我国四大民族医药。

傣医药学以"四塔五蕴"理论为基础和核心，以十大传统疗法、以风辨病等为特色，尤其是以"三盘学说"为指导的解毒理论最具特色，强调"未病先解、先解后治"，以及解毒疗法，在治疗各种食物、药物中毒方面有着特殊的优势。

据云南中医药大学硕士研究生导师杨增明的《傣医药研究》介绍，公元前1500至公元前540年，是傣医药的萌芽阶段，公元前1000年，傣族民间就出现了"八大名医"；公元前575年，关于医学理论的经典著作《戈沙腊》成书。公元前540年至公元700年，是傣医药成长积累阶段，傣族普遍信奉、崇拜各种鬼神，是神药两解时期。公元700年至1949年，是傣医药的发展兴旺时期，大量典籍成书。

中华人民共和国成立后，傣医药发展进入升华时期。1974年，用傣医经方制成的"雅叫哈顿散""雅叫帕中补""傣肌松注射液"等傣成药被收载于云南省药品标准。1977年，《中国药典》收载了傣医传统处方"雅叫哈顿""七味藤子丸"以及傣药材"亚乎奴"。1979年至2002年，《西双版纳傣药志》《傣医验方选》《中国云南德宏傣文古籍编目》《中国傣族医药彩色图谱》《中华本草（傣药卷）》等先后出版。2008年，云南中医学院（现云南中医药大学）、西双版纳州傣医院召集有关傣医药专家共同参与编撰了傣医本科教育教材七册，并作为我国第一套傣医药高等教育教材发行。

傣医医疗机构主要分布在云南傣族地区，有西双版纳州傣医医院、普洱市民族传统医药研究所附属医院、德宏傣族景颇族自治州医疗集团、景洪市中医傣医医院等。

我很好奇傣族医学的"四塔五蕴"理论到底是什么。其实，四塔是风塔、火塔、水塔、土塔。土可使万物生，水可使万物润，风可使万物长，火可使万物熟。另外，傣族医学用佛教的"五蕴"来解释和说明人体的物质结构、现象和精神心理活动，有色蕴、识蕴、想蕴、受蕴、行蕴。可以说，"四塔"和中医的"五行学说"相近似，是辨病论治的基础部分，其中土塔是最重要的塔都。"五蕴"类似于中医的"七情"。

傣族医学的三盘学说认为，人体分为上、中、下三盘。上盘为心、肺、上肢、头，中盘为肝、胆、脾、胃、胰腺、部分肠腔，下盘为肾、膀胱、大小肠、子宫、下肢等。用于解释生理现象、病理变化、确定部位，诊断疾病，指导临床辨证、论治、用药。

在西双版纳的热带植物园里，我发现不少植物都可以入药，傣族同胞也根据药材特点和治病实践，有许多发现。如生长在悬崖峭壁上和带肿节的药物，有续筋骨、消肿止痛的功效，可治疗骨折、筋骨麻木；生长在沟谷的药物，有清热解毒、消肿止痛的作用，可治疗跌打损伤、风湿麻痹；生长在树上的寄生植物，有治疗结石、抗过敏和补肾的作用；生长在湖边、田边的药物，有利水消肿的作用；开红花、带红色的药物，多用于止血补血，提气调经等。

《中华本草（傣药卷）》记载，"锅铲叶"主治"郎杆软"，即腰膝冷痛、周身乏力、性欲冷淡、阳痿、遗精、早泄，也治月经不调、难产、包衣不下。《云南中草药选》记载其又名金边莲，具有燥湿、止血、消炎、生肌之效，可治疗肝炎、肝硬化、肿瘤、跌打损伤等。

在我国，血竭最早被记载于南北朝时期的《雷公炮炙论》，在明清时期的著作《本草品汇精要》《本草纲目》中，又称其为"麒麟竭"。主要分布于印度尼西亚、苏门答腊等地。二十世纪七十年代，我国商品血竭主要依靠进口。1972年，国家发出了"寻找南药资源及替代品"的指示，其中提到了血竭。1972年，我国著名植物学家蔡希陶教授在滇南发现了能提供血竭的植物资源百合科剑叶龙血树。1987年，著名民营企业家、云南云河药业董事长刘剑将其研究成果转化为生产力，开始了国产龙血竭的产业化生产。之后在广西也发现了资源，与广西药材公司等单位联合开发为中药一类新药，定名为龙血竭。

三叉苦则具有清热解毒、祛风除湿之效，用于咽喉肿痛、风湿骨痛、疟疾、黄疸、跌打损伤、皮炎、湿疹、虫蛇咬伤等。

傣医药在民间的传承方式主要有家族继承、师徒继承、友人互助、宗教传播等。

2021年4月底，我来到云南寻找傣医药，茶马古街附近的云南省药物研究所曾经是事业单位，2003年改制，2013年正式并入云南白药集团。杨增明教授致力于药物研究开发和药品生产质量管理三十余年，专注于傣医药、民族医药研究十余年。他对傣药三叉苦、千年健、血满草，傣成药消结安胶囊、关通舒胶囊等进行了深入的研究开发。

杨增明教授说，目前民族药的注册评审没有专门的法规，完全按照中药注册的法规、程序和标准要求。我国药品注册审批考虑安全性、有效性、质量可控性，强调对资源的可持续利用和对环境保护的影响，可以说是非常严格。

现在，新药开发面临高风险、长周期、高投入等问题，一般要十年左右才能获得批准文号，投入少则几千万，多则上亿。目前新药研发的投资者没有耐心，在急于求成的环境影响下，科研工作者大多也缺乏耐心，容易附和投资者。同时，医药行业的竞争非常激烈，民族医药更要加强销售创新、销售投入，做好产品进入基本用药目录、医保目录，提高产品收入，扩大市场占有率。新药研发的最终目的是获得注册许可、获得市场，不是发表论文、获得项目，要关注临床价值和市场价值，还要考虑获得上市许可后市场开发的周期、难易程度、投资等。

2021年，一个喜讯传开，一直致力于民族医药发展的朱兆云女士，当选为中国工程院院士。新华社报道说，她在民族药通往世界的路上架起了一座桥。1999年，45岁的她出任云南省药物研究所所长，面对停滞不前的科研现状，她决心破局。经过系统规范的临床研究，她作为第一发明人创制了痛舒胶囊等五个国家新药成功上市。2018年6月，痛舒胶囊还获得美国食品药品监督局（FDA）批复，获准开展二期临床研究。她说，这是我国首个获得美国FDA批准进入临床研究的民族药，这说明民族药是可以走向世界的。

今非昔比瑶医药

瑶医药虽然历史久远，但一直口传身授，指证传经，秘不示人。瑶医们用祖传秘方和山中药材为民除病。药在大地，医为自身，代代相传。

瑶族医药没有专门的典籍，但一些古籍文献有零星的记载。历史上最早记载瑶族利用草木的首推《后汉书·南蛮传》。到了宋代，对瑶医药的记载就比较多了，如苏颂的《图经本草》称砂仁"今唯岭南山泽间有之"；沈括在《梦溪笔谈》中记载了香草"唐人谓之玲玲香，亦谓玲子香"。马王堆汉墓出土的《五十二病方》记载有瑶族特色的熏洗方八首，还有发泡药罐的记载。苗瑶的先祖蚩尤，也给后代留下了一些相似的文化遗产。

在湖南省江华瑶族自治县，我感受到了瑶族文化。盘王，是瑶族的精神图腾，盘王崇拜、道教崇拜、原始宗教的自然崇拜、祖神崇拜，都是瑶族人民所信奉的。

在漫长的历史长河中，瑶族先民"进山唯恐不高，入林唯恐不密"，在深山老林居住，与毒蛇猛兽为邻，风寒湿热，百病发生。他们用自己的智慧发现了山里的医药。

在瑶族，大山就是药房。周密的《齐东野语》中有记载"方春时，瑶女数十，以寻药挑菜为事"。清朝时期，有瑶族"善识草药，取之疗人疾辄效""耕作之暇，入山采药，沿寨行医"等记载。

瑶族在预防疾病上很有经验，特别是对天花等烈性传染病，采取严禁天花患者回归原来村寨居住的方法，将患者与居民隔离开，减少疾病的流行。如果家中添丁，瑶族人会在大门上插一枝青叶，告诉外人不准入内。如果是男丁会在门帘上插竹叶，若是女孩则插树叶，因为婴儿阳气不足，容易招风引锁，瑶族说的"风锁"其实是指新生儿肺炎、新生儿破伤风、婴幼儿腹泻等。如家里有人患重病，会用新鲜茅草打结并挂在大门边上，暗示别人不要随便进屋。他们认为，患者应该忌风避瘴，陌生人来时会给患者招风染瘴。同时，他们认为患者秽气较重，在自家大门编插上青叶，别人看见会自动避开，以免把秽气传给别人，更不允许带小孩子进门。这是瑶族的习俗，也是他们在生活中积累的预防疾病传播的知识。

1991年12月12日，42个国家和地区的代表在北京召开了国际传统医药大会，会议一致决定将10月22日定为每年的世界传统医药日，并写进《北京宣言》。

2020 年 10 月 22 日（世界传统医药日），我正在江华瑶族自治县采访，时任县长龙飞凤女士十分关心中医药报告文学创作。

"互联网 + 中医（瑶医）"在江华瑶族自治县民族中医院的特色实践，让中医惠及大瑶山瑶族人民。医院派出医生进驻乡镇卫生院，先由乡镇初诊开出初步处方，再由县级审核和指导乡镇卫生院开处方，加上帮助煎药和配送的中医（瑶医）医疗服务模式，在全省中医药系统中可谓有所创新。

韦爱萍是该医院副院长，也是江华瑶族自治县第一位主任中医师。她从湖南中医药大学毕业后分配到江华县人民医院工作。她曾经在感染科工作多年，也在新冠肺炎疫情一线参与过抗疫工作，并坚持用中医尽早干预。近些年，国家对中医的重视让她学有所用，采访她时，她正在忙忙碌碌地审核着地方卫生院上报的患者处方。在中药药事服务大数据平台上，可以一目了然地看到全县患者的方剂和饮片使用量等情况。这让她深刻体会到中医创新的价值，随后她又忙着去乡镇讲授中医药课程。

江华瑶族自治县民族中医院的中医文化墙上有丰富的瑶医药知识，医院还设立了瑶医馆，妇产科的瑶药浴也很受欢迎。我现场体验了中医药罐，中医师把加了瑶药的中药包和小竹筒用水煮，待达到一定温度后，夹起小竹筒放在我的手腕处，虽有一点痛感，但治疗后感觉手腕疼痛有所缓解。

瑶族朋友们说，每到端午，他们会保留摆药市的习惯，县里大大小小的药摊有上千个，摆满了县城长长的街道。

江华瑶族自治县瑶医药研究所成立三年以来，致力于瑶医药传承发展，目前在全县发现有一技之长的瑶医药传承人百余人，收集整理了单方、偏方近三百首，涉及儿科、妇科、内科、外科、疼痛科等疾患的用药。该研究所在屈晓玲所长的带领下，吸收发展了一批瑶医入所，并鼓励他们大胆实践，邀请他们整理偏方、普及推广瑶医药，为更多人提供有价值的瑶医药信息。

为了解真实的瑶医从业状态，我们没有事先电话通知对方，开始随机走访。

李质忠早年就有县卫生局颁发的"诊所执业证"，在广东行医多年，帮助不少患者解除了痛苦。他对疑难杂症治疗有独到的偏方。他特制的"红药膏"专治乳腺肿块、无名毒肿、蚊虫叮咬、刀伤等，另有"化脓生肌粉"，也深受患者好评。

王秀英从事瑶医药研究三十多年，家里堆满了各类瑶药材。儿子刘德水和儿媳妇近几年也开始和她学习瑶医药。他们家的"百草堂"整齐地摆放着各类草药，有月月红、伸筋草、青藤等各种各样的草药标识，看着全国各地前来求药和他们邮寄草药的名单，让我真正理解了草药的魅力。

江华瑶族自治县人大常委会主任黄志坚、江华瑶族自治县瑶医药研究所所长屈晓玲等陪同我下乡考察了珍稀中药材。离开县城八十公里，驱车约两小时到达大圩镇长山村高山上，我们边爬山边认识各类中药材。如伸筋草，既是制作藤椅的材料，又是中药材；还有鸟不站、土茯苓等。"五虎""九牛""十八钻""七十二风"，都是瑶族对本草的爱称。其中入山虎是指两面针，下山虎是指白珠树，上山虎是指崔花海桐，毛老虎是指黄花杜鹃，猛老虎是指血花丹。"九牛"包括白九牛、红九牛、花九牛、青九牛、黄九牛、绿九牛、紫九牛、黑九牛、蓝九牛等，具有逐风散血、消肿止痛等功效。

说到瑶医，不能不说李如海。由于受家庭环境的影响及亲戚的熏陶，他对原始、神秘而原生态的瑶医药非常尊崇。他从二十世纪九十年代开始搜集整理瑶医药有关资料，将"瑶山神茶""瑶山神酒"等科研成果推出大瑶山；曾牵头组建成立"江华瑶族自治县民族医药研究所"；出版有《神奇的瑶医药》一书；被江华县委政府授予"传承瑶文化突出贡献者"；2013 年在南宁召开的"中国民族医药学会瑶医药分会筹备成立大会"上，被推选为瑶医药分会副会长。

我手里捧着这本八十多万字的瑶医药文化作品，看到一千八百多首瑶族民间秘方，都是他含辛茹苦采访调研整理而成的。有些瑶族风俗习惯和瑶医传统观念，是秘不示人的。为了民族医药文化传承，李如海矢志不移，用耐心、恒心感动了瑶医们。读此作品，让我既动情于多彩的瑶族风土人情，也感动于作者的呕心沥血。这或许就是文化传播的价值和意义。

李昌南在江华瑶族自治县瑶医药研究所工作，以前在广东开设瑶医馆。为了陪伴孩子读书，他从广东回到了江华家乡，在县城里的研究所做一些治疗服务。他自己亲手采药调制的冰火药油，对颈椎、腰椎疼痛效果很好，我也曾亲自试用过。听他唱一曲瑶医采药歌："春节菖蒲温辛香，内服外浴效验彰，四肢湿痹屈难伸，耳鸣头风五劳伤。菖蒲能祛瘟疟瘴，咳逆上气用亦良，尝服骨坚颜面艳，延年益寿百年长。"

民间瑶医们各有本领。如廖继国的论文《火功加药物外用治疗带状疱疹临床体会》，被评选为中国民族医药学会 2015 年全国瑶医药学术研讨会优秀论文一等奖。

瑶医们深得真传，长期在当地用瑶医技法祛病驱疾，发扬瑶医的仁心仁德。如果不是亲自采访、亲身体验，我可能也不会有机会深入了解瑶族医学。

瑶药不仅在民间大受欢迎，在科研开发上也取得了标志性突破。如在瑶医药的文献书籍记载及瑶医民间使用中，"土牛膝"被称为"牛膝风"，具有穿经走脉、导滞开结、活血通经、散瘀消肿等作用，可应用于咽喉肿痛、高血压、月经不调、闭经、风湿痹痛、腰膝酸痛、跌打损伤、尿路结石、肾炎、扁桃体炎等。

第十三届全国人大代表唐纯玉是从事中医药、民族医药研究的技术专家，她带领科研团队，通过产学研结合，依托大瑶山优势资源，开展了主要原料及产品的质量标准、有效化学成分和药效物质基础研究，取得了系列技术成果。2018 年，"土牛膝"入选了国家药品监督管理局十二种民族特色药质量标准的研究课题，并已入选国家民族药（瑶药）质量标准体系。

而在广西金秀瑶族自治县，瑶医发展得更好。据统计资料显示，广西金秀瑶族自治县是"医不乏人，药与医术享誉山内外"的著名瑶乡，在不到五万的瑶族人口中，就有瑶医二百多人，平均不到二百人就有一名瑶医。

1985 年，广西民族医药研究所（现广西民族医药研究院）成立，金秀瑶族自治县也成立了瑶医门诊部及瑶医药研究所。我采访了广西覃氏瑶医第十三代传人覃迅云，他是黑龙江中医药大学教授、北京瑶医医院院长。广西覃氏瑶医历史可追溯到清代康熙三十二年（1693 年），第十二代传人覃德坤走出瑶山，成为瑶族第一代医科大学生，后以祖传绝技治疗重病如癌症、红斑狼疮等而得名。1985 年，覃德坤先生带领家人在黑龙江大庆开办瑶医诊所，三年后他们建成全国首家瑶医院大庆德坤瑶医特色医院，随后组建黑龙江德坤瑶医药研究院，开发研制六个系列四十八个品种的瑶药投入临床。

作为覃氏瑶医的第十三代传人，覃迅云一直深感责任重大，他努力开发大瑶山的天然瑶药，整理祖传的秘方和经验，研究瑶医药理论，努力探索瑶医药治恶病的特殊作用。他深入瑶乡走村串寨，用二十年时间收集了大量第一手瑶医药资料，并加以整理、提高，先后主编出版了《中国瑶医学》《中国瑶药学》《实用瑶医学》，2012 年主编出版了高等院校瑶医药教材系列。

回想起家族的传承和创业的艰难，覃迅云感慨良多。清朝中叶，覃家有祖传秘诀《覃氏医药薄》。第五代传人覃永贵治瘟疫施药救人，第十一代传人覃孝章把覃氏瑶医历代经验整理得最完整。1982 年，第十二代传人覃德坤在桂林一家医院退休后开了个体诊所。大庆油田曾有位工程师患肝癌、肝硬化腹水，在桂林经覃德坤治疗后痊愈。

1985 年，覃德坤带领儿子覃迅云在黑龙江省大庆市开办了第一家瑶族为民诊所。十八平方米的活动板房，白天是诊所，晚上就是一家人居住的地方。覃迅云带着妻子和孩子，挤在一张钢丝折叠床上。东北的冬天寒风凛冽，又怕儿子被厚棉被压得窒息，于是夫妻俩商量用膝盖顶起来棉被，让儿子能喘口气。

很快覃氏瑶医在大庆站住了脚跟。2000 年，成立了北京德坤瑶医医院。目前在北京、大庆、石家庄、上海、桂林、广州、武汉、沈阳等地皆有医院、门诊部和瑶医馆。

覃氏瑶医建院以来，始终信奉"没有慈善胸怀的人不能办医院，没有仁德爱心的人不能当医生"。覃迅云一边艰苦创业，一边热心投入大量社会公益事业，尤其是在发生重大灾害和公共卫生事件时，覃氏瑶医都以朴素的社会责任感挺身而出，奋战在抢险救灾的第一线。

2003 年的 SARS 疫情，覃迅云献出药方请缨抗疫，两次被分别安排到北京门头沟区医院、冶金医院 SARS 病房，无一病例出现股骨头坏死的后遗症。2020 年初，面对突如其来的新冠肺炎疫情，他率二十多名队员在疫情一线奋战了四十九天，治愈了一百五十名新冠肺炎患者，两个多月远程会诊治愈了二百多名新冠肺炎患者，并为两千多名患者进行远程义诊，还为五万多人免费提供瑶医防护药品。

三十六年来，覃氏瑶医在各类公益事业中捐资、捐物不遗余力。在覃迅云的心中，十分重视"大孝爱国"，瑶医药要担当起社会的责任和义务。

走在大瑶山，我还是感叹着，无论是人，还是瑶药，要走出大山是不容易的。民族医药很多方面还有待进一步开发。瑶医药的科研工作、学术成果鉴定、总结和转化应用工作，都还大有潜力可挖。

其他民族医药

（一）蒙医药

在北方大漠，草原游牧，驰骋在草原的蒙古族常发生骨折，因此蒙医的正骨经验很丰富。蒙医的正脑术，对治疗摔伤的脑震荡很有效果。还有皮疗，即杀死牲畜，立剥其皮，披在患者身上，或包裹患处。如把羊杀死，让风湿性关节炎患者赤身伏在羊内脏上，披上热气腾腾的羊皮捂出一身汗，加上服药，效果良好。此外，还有蒙医阿尔山疗法，是利用药物煮沸后产生的蒸汽或药煎汤，熏蒸或浸浴全身或局部来治疗防病的蒙医外治疗法之一，分自然矿泉疗法和人工药浴两种。

蒙医药是吸收藏医药的基本理论，集合蒙古族生活地区当地民间疗法和中医知识，形成的一套以赤依、希拉、巴达干"三根学说"为主，包括阴阳、五大要素的独特理论体系的民族医学。

（二）维吾尔族医学

维吾尔族医学（简称维医学）是以维吾尔族地区为主的新疆地区少数民族创造的民族医学。早在公元前四世纪就已经形成，经过几千年的丰富和积累，汲取了汉族医学、阿拉伯医学、波斯医学、古印度医学和古希腊罗马医学等内容。

维医药用火、气、水、土四大物质阐述人体生理和病理现象。四大体液学说是继承了古希腊医学理论，认为人体由黄胆质、血液质、黏液质、黑胆质等构成，四种体液的失衡是导致疾病的内在因素。维医把人体器官分为支配器官和被支配器官。

现代医学的普及经历了漫长的时间，在这样的历史长河中，正是传统医学在担纲生命与健康的守护神！如果没有他们，很难想象民族同胞们是如何抵抗疾病侵袭的。而民族医药，如果没有国家政策的支持，没有良好的科技引领，没有敢于突破的思想，还是很难有所发展的。我们期待着民族医药突破诸多壁垒走出封闭。

每个民族都有自己的医学智慧，有独特的民族文化。而这些文化，构成了历久弥新的中华传统文化。民族文化是中华文化的五彩石，是中国人民血液中生生不息的力量，是各族同胞之间的血脉相连，是手足兄弟的筋骨相通。

在民族医药里，我看到了中医的影子；在中医的历史里，我看到了民族医药的故事。中华民族为什么如此有力量，是因为传统医药的呵护！中华民族要复兴，中医药文化一定要先兴！

第四节　老字号们今安在

谈到中医，人们会想起那些历史悠久、文化底蕴深厚、形象鲜明的老字号。如北京鹤年堂、山西广誉远、佛山冯了性、广州陈李济、武汉叶开泰等。

1650 年开设的劳九芝堂，"九州同济，芝兰同芳"，"药者当付全力，医者当问良心"。

1669 年创立的同仁堂，"炮制虽繁必不敢省人工；品味虽贵，必不敢减物力"。

1827 年创立的哈尔滨世一堂，"地道药材货真价实，公平交易童叟无欺"。

1874 年晚清的胡庆余堂，"贸易均着不得欺字，药业关系性命，尤为万不可欺"。

1888 年贵阳的同济堂，"同心协力济世活人"。

1890年开设的广州潘高寿，"积功累德，济人济事"。

2010年，中国品牌研究院公布的"首届中华老字号品牌价值百强榜"中，中医药老字号有同仁堂、云南白药、九芝堂、雷允上、片仔癀、马应龙、胡庆余堂、潘高寿、陈李济、达仁堂、冯了性、广誉远等三十多家上榜，成为老字号最多的行业。

老字号传递给社会的是温暖与信任，给中医留下来的是品质与实在。百舸争流，大浪淘沙，翻开那一家家老字号的历史画卷，德仁兼备、一心为民、真不二价、济世为民、药者全力、医者仁心等古训，凝结着祖先宝贵的智慧，也是中医药人几千年来的精神财富。她们留下的不仅仅是济世良药，也是文化传承。

同仁堂是中医药的一座丰碑，冯了性是岭南医药的历史见证者，九芝堂在历史文化名城长沙闪亮，同济堂是西南地区的医药良心存在。还有那些我未曾探寻过的，在祖国的大街小巷绽放中药芬芳的老字号们，她们如此让人信任，让人尊重。

岭南药王冯了性

明朝万历年间，佛山流行一种风湿跌打药酒"万应药酒"，这是冯了性的父亲冯炳阳多年行医，几经研究试验创制的。初为自用，后赠予街坊乡民，因疗效显著，前来购买者增多，药酒声名大震。

冯了性自幼向往佛学，听闻南少林有高僧精通病理，遂不远万里游历名山古刹，有次他因体力不支而晕倒，遇僧人相救，说他操劳过度伤至筋骨，若不及时治疗，怕落下病根，幸好老僧有独到药酒，有奇效。他服下药酒后神清气爽，疗效比自家药酒甚多，遂拜师请求传授药方。僧人见其心诚，赐其法号了性。这样，他回到佛山后改药酒名为"冯了性风湿跌打药酒"。

关于"药王"的来历还有一段故事。清朝道光年间，为防御外敌，林则徐大力整顿海防，积极备战。一日，他探望伤兵，只见士兵正在搬运有"冯了性"字样的货物，副官告诉他："佛山冯了性药铺听闻将士日夜操练，时有损伤，为解决军中药物稀缺的问题，他们定期捐赠药酒、药品，并遣药师义诊。受伤者用了药酒调理后，三日即可痊愈。"

林则徐深受感动，吩咐副官取来笔墨纸砚，亲笔题写"佛山药王"，并赠送冯了性药铺，冯了性也被称为"岭南药王"。

至清朝道光年间，冯了性药铺实行医、药一体，发展到鼎盛时期，产品风行全国，尤其在四川、湖南、江西一带特别受欢迎。清末时全国的分厂就有十五家。1985年、1990年两度获国家质量银奖，1997年冯了性风湿跌打药酒成为首家中药保护品种。我国第一版《中华人民共和国药典》，就以佛山生产的冯了性风湿跌打药酒为标准，将该品种收载其中。

我一到厂区，前来迎接的公司总经理罗吉、冯了性第十四代传承人霍嘉茵副总经理、党群工作部主任梁丽玲热情邀请我到综合大楼看企业文化栏。首先映入眼帘的是中国佛教协会原主席赵朴初先生的题词"古老佛药庆中兴"。大楼的四合院整面墙上都是冯了性的品牌故事。这是中国中医药界史无前例的巨作：百米壁画浮雕——《佛药春秋》。雕塑长卷，是中医药特色旅游、弘扬中成药文化的良好途径，既让员工和来宾了解佛山中成药的辉煌历史，也传播了中医药文化。

佛山当地广为流传的俗语"识就冯了性，唔识误了命"，所表达的就是冯了性风湿跌打药酒的神奇功效。其实这句话有三层意思，即有病痛不要看错医生，使用药酒要学会辨别真伪，药酒饮用时要适度。

员工引以为豪的是，公司的前辈们在二十世纪七十年代极度艰苦的条件下开展技术革新，发明了首台蜡壳封装机，可谓"亚洲第一"。1982年，企业的第一代蜡壳封装机经由中国药材公司、广东省制药工业公司、上海医药设计院、广州市医药工业局等部门核准通过鉴定，后又经过多次技术改进。

总经理罗吉说："对中药最好的保护就是传承。中药的生产技术必须靠传承，传承好老祖宗留下的经典处方和生产工艺，需要我们以中药传统方法为基准，形成规范化的工艺技术。坚持现代化技术的融入，借助新技术和平台，在产品上、营销上不断创新，焕发新活力。"

"冯了性"老字号肩负着百余种优秀中成药产品的传世重任，传承着经典传统制药方法，延续着数百年的良好口碑。汲医药养生、佛道精华，为华夏医药文化之一脉，绵延未断而艺传，遵规守度，古方正药，远播海外。

芝兰同芳九芝堂

"药者当付全力，医者当问良心。"走进九芝堂国医馆，就被这家1650年创办的老字号的祖训所打动。

在企业文化展厅，从湖湘医药起源、九芝堂历史变迁、宗业传承、健康中国、时代使命等角度，再现了九芝堂的家国情怀。步入展厅第一眼，六味地黄丸、补肾固齿丸等九芝堂的拳头产品，让人看上去就非常信赖。

在品种繁多的中成药中，六味地黄丸因平实的价格和明显的功效而被很多人熟知，具有补充肾精、延缓衰老之功效，可辅助治疗高血压、糖尿病来稳控病情防治并发症，调理肾精亏虚亚健康，治疗更年期综合征等。但你可能不知道，六味地黄丸最初是用于儿童的，治疗先天不足、发育迟缓。

说起六味地黄丸，还有一段故事。北宋时期，当时被称为"儿科之圣"的钱乙非常善于化裁古方，他把崔氏八味丸删了两味药（附子、桂枝），创制了新方即地黄丸，后世名医薛己深谙地黄丸组方之大智慧，将其命名为"六味地黄丸"。

钱乙是东平郓州（今山东郓城县）人，宋神宗元丰年间，他在京都汴梁行医，名声大噪。因为治好了长公主和皇子仪国公的疑难病症而得到皇帝的赏识，被召往太医院成为太医。当时太医院的太医大多是几代家传下来的"世医"，而钱乙从一介平民"草医"进入太医行列，常常被年资老的太医们轻视。一天，有位太医拿着钱乙开的儿科方子来"讨教"。他略带嘲讽地问："肾气丸有八味药，而你这方子只有六味，好像少开了两味药，大概是遗忘了吧？"钱乙说："肾气丸是给大人用的。由于小孩子为纯阳之体，所以减去桂枝、附子这两味温阳的药，制成地黄丸，以免孩子吃了过于暴热，您看可还合理？"这位太医听了，连声道佩服。钱乙的学生赶紧把老师的话记载下来，后来编入《小儿药证直诀》一书中。就这样"地黄丸"流传开来，后世医家对此方的运用不断发展，直到今天，此方已被广泛运用于超过四十种疾病的治疗和预防。

中医药博物馆门口的平面浮雕，名为"灵鹿衔芝"。灵鹿是九芝堂的吉祥物。整个雕塑以药山为背景，灵鹿口衔灵芝，回头凝望，寓意送福人间。博物馆中医文化史料齐全，中药材货真价实，品名标示清晰，药理功能易懂。人参标本让我叹为观止，巨型灵芝让我大开眼界。

鹿茸以东北产出最为道地，古时候劳九芝堂（现为九芝堂）在制作参桂鹿茸丸时会把鹿拴在门口两天，然后当着所有人的面取鹿茸，告诉大家产品的货真价实。

恒温标本室存放了一些比较稀有名贵的中药材，药店现在销售的来自黄芪之乡山西浑源的野生黄芪，经过含量检测，它的有效成分含量是非道地产地黄芪的五倍。

九芝堂以驴胶补血颗粒和六味地黄丸为代表的两大补益品类在同行业中拥有强大的品牌优势。另外，补肾固齿丸是九芝堂的独家原研产品，是唯一治疗牙齿松动的中成药。

公司中药丸剂及颗粒剂生产技术在国内均处于领先地位，在传承传统工艺的基础上实现了中药生产模式的智能转型。浓缩丸生产车间2016年获批为湖南省医药行业第一批智能制造示范车间。

让我们一起去看看这家老字号的历史：公元1650年，出身儒学世家的江苏吴门医派劳澄先生，不远千里从江苏吴县奔赴长沙，为的是瞻悟唐代李邕《麓山寺碑》。他目睹民生艰难，疾疫肆虐，便在古长沙坡子街开设药铺，立下"吾药必吾先尝之"的店规，每出一剂药，必先在自己或亲友身上尝验。

劳澄之子劳楫梦中走入其父所绘的《天香书屋图》，境中植双桂，桂生九朵灵芝，遂取九大仙草之首灵芝为名，择重阳之日为药铺揭牌定名"劳九芝堂"。

自1918年起，九芝堂经营陷入困境。这时族众推举劳昆僧出任经理，他不负众望重振家业。1930年，年营业额达到十八万银元。抗日战争前夕，劳九芝堂累积资产达四十万银元，产品远销云南、贵州、四川、新疆、海南等地，成为国内闻名遐迩的药业大户。

1938年11月，长沙"文夕大火"把价值二十多万银元的存货和店屋付之一炬，产业全部被烧毁，在大火中化为乌有。随后在劳端生经理的带领下，部分族众凑集了三四千元做流动资金，在坡子街原址搭起棚屋，挂上"劳九芝堂临时营业处"的招牌，继续营业。在民族危亡之际，劳九芝堂药铺联合其他药号，熬制藿香正气水和其他治跌打损伤药物，投入战争前线。

九芝堂还投资国医学校、国医院，振兴中医药。1933年，长沙市包括名中医吴汉仙、易南坡在内的中医界倡议成立"湖南国医专科学校"。劳寿文经理以劳九芝堂为校董会成员出资办学。首批一百多名专科学生于1937年毕业，包括劳端生在内，这所学校成为湖南中医药大学的人才摇篮。

1944年，湖南中医药界的行业组织"国医公会"筹建湖南国医院（湖南中医药大学第二附属医院的前身），劳端生任国医院副院长。

1956年，"劳九芝堂"合并多家药店正式成立"九芝堂加工厂"，后几次更名为"长沙市中药一厂"。1992年在北京人民大会堂召开新闻发布会宣布改名恢复老字号。1993年6月，"九芝堂"在长沙市黄兴路隆重复业。劳安女士发贺电庆祝，劳安是原劳九芝堂股东家族的后代，她的父亲劳绍玑就曾经为九芝堂重建立下过汗马功劳。

此后商标被认定为中国驰名商标、中华老字号，并被收入国家级非物质文化遗产保护目录。

在与公司总经理徐向平、公司营销总经理雷衍飞的一席长谈中，我真切地感受到企业守正创新、弘扬国粹的品牌之光。谈到中医药的发展，徐总说，国家要进行中医药科普教育，让民众了解中医药。中医药队伍中有些人以功利为目的追求检验合格，这对行业发展都是很不利的。雷衍飞从小就受家庭环境的影响热爱中医，是一名中医药文化的优秀传承者。

九芝堂致力于中医药文化科普，每年举办上万场健康中国科普养生大讲堂，传播正本清源的中医药文化，倡导健康生活方式，引导中老年人防病治病。企业内部重现员工的文化建设，早读晚诵、抄录经典典籍、开展中医药专业知识竞赛，比学赶帮超的学习氛围在企业蔚然成风。

济世活人同济堂

久闻贵州药材地道，苗医药有口皆碑。来到同济堂，我笑称是来到了风水宝地，其四面环山，连绵起伏，真可谓"金山银山"。同济堂于公元 1888 年始创，是贵州省第一家获得国家授予的"中华老字号"称号的品牌。一百多年来，同济堂把"同心协力、济世活人"作为永恒的精神，始终坚持中医药特色，弘扬中医药文化。2008 年，同济堂传统中药文化入选国家级非物质文化遗产保护名录。

让我们把时光追溯到十九世纪五十年代。在贵阳，当时人们传说有"三大名门"，即华家的银子、高家的谷子、唐家的顶子。唐树义是清朝官员，后得林则徐保荐一路高升。1854 年，他奉命驻守金口抵抗太平军，因兵单将寡全军覆没，投江殉职。他的儿子唐炯带着父亲的遗疏拜访曾国藩，在左宗棠、胡林翼、王柏心等的帮助下，找到父亲遗骸运回，并葬在贵阳成山墓园。

1866 年，左宗棠被清政府任命为陕甘总督，授命镇压农民起义。但 1867 年 7 月抵达潼关后对方形势逼人，他感到危机四伏，上奏点名要四川即补知府唐炯带兵来支援。奏章写道："时局艰难，需才孔急，人才难得，自古已然。"唐炯在绵州之战早已受人尊重，后因贵州爆发起义，1868 年 2 月，唐炯又率万余川军进入贵州，直接参与清王朝征缴咸同起义军。

读着唐炯的行军诗，我潸然泪下："自驻守嘉定，七月未尝出城一步，所部甘肃兵不服水土，病死相继。"看着自己的士兵缺医少药而亡，这大概是唐炯最难接受的现实。其诗词曰："蜀山高不及，蜀江水呜咽。男儿誓报恩，临危敢苟活。主将不令前，骨肉徒久阔。回首望秦川，肝肠两寸断。"

1888 年，云南矿务大臣唐炯眼见贵州医药不发达，中药短缺，且炮制不认真，便出资筹办同济堂中药房，聘名医做堂，专程从汉口请人来管理。唐炯还嘱咐子孙学医，聘请名医对孙辈传授针灸及中医学理论。其孙唐希泽学有所成，曾受中央国医馆聘任为贵州省卫生委员会中医审查委员、贵州省国医馆馆长，并开办国医研究所。1952 年，获"中字第 02091 号"中医师证书。

在同济堂厂区的文化墙上，一面是红色同济堂不忘初心、不辱使命的党建文化，一面是同济堂与时俱进的脚步。2006 年，科技部和国家保密局批准仙灵骨葆胶囊（片）为国家中药保密品种；2013 年同济堂加入世界五百强企业中国医药集团；2015年，仙灵骨葆胶囊（片）单品销售突破十亿；2017年，同济堂新厂建成投产，开启智能化中药生产新时代。

孙宜春先生陪同我参观公司智能制造生产线，在公司车间一楼的可视化工厂屏幕上，可以清晰地看到公司所有车间的生产情况。2017年公司采购了世界先进的德国乌尔曼全进口包装线，机器人手臂正在自动装盒。在成品仓库，智能码垛机器人正在按八条生产线流水运送过来的产品进行自动分拣码垛。所有的系统之间全部实现数据交互。公司有八十余种药品，其中拳头产品不少，多年市场表现优异。

在车间，我看到了那几台从新冠肺炎疫情一线回来的"战斗机"——同科数共享中药自动煎药机，它们不辱使命，为疫情防控发挥了重要作用。覃方勇说起疫情期间的工作仍历历在目。2020年2月18日，他随贵州省第七批援鄂医疗队去湖北鄂州支援，带了十台煎药机、三台包装机、十吨药材近二百万元物资赶赴鄂州开始煎药工作。当全小林院士看到这些在现场熬制的中药机时，非常高兴，说这是最有温度的中药。

付守平说他从来没想到自己有机会去疫情一线。他是医疗队中年纪最大的人，队内最小的有"90后"。就是这样的团队里，改变了他的人生观和价值观。他是如此渴望成为一名光荣的共产党员！他平生第一次写了入党申请书！

生产总监游创文说，中药的规模化生产，对中药走向世界有良好的作用，随着生产工艺的改进，产品质量也得到了提高。

更让我心动的是，在同济堂的厂区，居然能看到贵州道地药材淫羊藿的种植基地。八十万株淫羊藿种植大棚，形成一片翠绿的自然景观。每一株药材都有自己的生命和价值。这里是同济堂中药材种繁研究中心，也是中国中药控股有限公司西南资源中心。中药材种植是农业环节，每一个过程管理都不容易，为打造淫羊藿等药材的标准化繁育体系，提供优质种子种苗，保证药材源头种子的安全稳定优质可控，同济堂建立了淫羊藿采种基地四百五十亩，年产种子三百千克。

站在一株正可以采收种子的淫羊藿面前，我感叹每一颗种子的来之不易。那些细微如尘的种子，需要用心呵护。如我这样性格大大咧咧的人，也许胜任不了种子对我的期待。我轻轻地捏着那一颗珍贵的种子，好比孕育十个月迎来新生命的啼哭一样激动。它的大小或许是一粒白米的四分之一，可以想象，种植、采收、留种、贮存这些环节，要凝聚多少人的心血；科研开发、成果转化、产品试验、生产推广，更要付出多少努力。任何一个好产品，都来之不易。一个事关人民健康的好品牌，更是生命涅槃。

见到同济堂党委书记、总经理朱鹤，霎那间就有一种共鸣：都是干事的人，风风火火。我刚提起此行的目的，她已经提起电话对接联系有关部门。

我这一路采访面临很多现实的困难，幸好有像朱总这样一群热爱中医药的人在，他们迅速为我排忧解难。我想起一副有趣的药联："神州处处有亲人，不论生地熟地。春风来时尽著花，但闻藿香木香。"

在中医药行业里，"娘子军"可真是一道靓丽的风景，她们理性执着、勇于创新，有创业者的干劲。朱鹤说，同济堂的每一步发展，都紧跟时代的脚步。朱鹤是 2000 年进入公司的，从基层员工一步一步成长，2017 年担任公司总经理。近二十年的历练，让她对企业有着深厚的感情。在团队组建时，她有自己的想法，老字号中医药企业怎么跟上新时代的步伐？如何在西南中医药行业中领先？技术攻关是大事。如何融合工业思维与现代中药思维？经过三年的艰苦努力，国家智能制造示范项目也顺利实施并通过验收。

公司的拳头产品如仙灵骨葆胶囊（片）、枣仁安神胶囊、黑骨藤追风活络胶囊、润燥止痒胶囊等都是由苗药配方研制而成的，市场成绩不俗。公司产品矩阵包括独家基药、民族医药、配方颗粒和大健康产品等。

中医药企业的理想是什么，最基本的是济世活人。这也是同济堂创办人的初心。

2020 年 7 月，国务院总理李克强在贵州考察企业经营现状，朱鹤作为贵州省企业代表汇报有关工作。总理亲切询问同济堂制药相关问题，鼓励贵州省企业在未来发展中抢抓机遇，开拓新局面。这位贵州省优秀共产党员、优秀党务工作者，她热爱中医药，她说中医药企业不能停留在原有的样子，要有时代的朝气。创新是时代的主题，中医药企业也要有自己的模式。同济堂这些年的可喜进步，主要得益于三个要素：传承发展，重视苗药开发；国药集团中药控股平台的规范化管理，为企业发展助力；公司战略前瞻，选择了智能制造的道路。

贵州大学党委委员、省部共建公共大数据国家实验室（筹）主任李少波说，同济堂开展智能制造，在制药设备上进行了改造，实现了设备的自动化，提高了整体管理水平。信息化大数据实现各个系统的交互，多方数据融合，提高了综合管理能力。在下阶段的应用技术中，还可以进行新产品研发，进一步提高生产水平，并利用技术开展新的业务模式，为企业培养新的经济增长点。

作为一家真正有理想有情怀的老字号，同济堂还有另一个梦想：为乡村的孩子播种希望。多彩贵州同济堂支教队的活动引起了我的注意。这些年轻员工来到边远地区与乡村学生互动，他们全都是义务劳动的志愿者。

2021年6月，在朱鹤女士的邀请下，我也当了一回义务支教队成员，在完成全国十多场教育报告巡讲后来到贵州。赶路的疲惫、酷暑，都是可以克服的困难。凌晨2点到贵阳，次日开车4小时赶到同济堂支教的大坪学校。让梦想激扬青春，时代需要觉醒青年，当我的深情讲述感动这些乡村的学子时，少年的梦想起航或许就在今天。这是巡讲以来最艰难的一场，却是义务报告最真诚的付出。如果有一名山区孩子因此奋发图强，那就是我和支教队员共同的幸福。

一家企业，开发多少产品，服务多少患者，这些都是其职责所在，而启迪了多少心智，安抚了多少灵魂，唤醒了多少学子，这才是真正的情怀！

药凝天地之气，方承医圣之源。勤奋朴实的同济堂人，在不断擦亮中医药老字号的名片。

仁者爱人同仁堂

同仁堂是中医药老字号，创建者乐显扬曾官任太医院吏目，晋封文林郎，赠中宪大夫。其人秉性朴诚，喜阅方书，善辨道地药材。1669年在北京创办了"北京同仁堂药室"。

乐家祖籍浙东宁波府慈水一带。明永乐年间，乐显扬曾祖父乐良才定居北京，手摇串铃，奔走在大街小巷，行医卖药，被称为铃医。其子乐廷松之子是乐怀育，乐怀育生子乐显扬。乐显扬努力学习中医经典，积累医疗经验。由于出身铃医世家，在行医卖药过程中积累了丰富的医药知识和医疗经验，在北京地区小有名气，后经人介绍进入了清朝宫廷，当上了太医院的吏目，结束了乐氏家族的铃医生涯。

1669 年，他辞官回家为百姓治病，根据患者需要开设药室。如何取名呢？"大同社会天下为公"，"仁者，爱人也"。"同仁堂"药室，多么响亮而充满丰富内容的名字。后世在北京大栅栏同仁堂找到了一块老匾，成了这段历史的见证。乐显扬有四个儿子，三人从事他业，第三子乐凤鸣恪守父训，接续祖业，于康熙四十一年（1702 年）在北京前门外大栅栏路南开设同仁堂药铺，并在康熙四十五年（1706 年）分别汇集成《乐世代祖传丸散膏丹下料配方》《同仁堂药目》两书，使同仁堂声誉大振。

安宫牛黄丸是同仁堂的知名中药，出自清代吴鞠通的《温病条辨》，有清热开窍、豁痰解毒之效，主要用于治疗化脓性脑膜炎、流行性乙型脑炎、脑出血、败血症等疾病，可清热、镇静、抗惊厥。

2002 年 5 月，凤凰卫视新闻节目女主播刘海若在英国伦敦火车脱轨事故中全身多处重伤，陷入深度昏迷，在伦敦经历了四次手术后仍未苏醒。2002 年 6 月 8 日下午，她被送回中国进入北京宣武医院重症特护病房。宣武医院抢救小组在她昏迷期间给她服用安宫牛黄丸后，奇迹出现了，刘海若逐渐清醒了。如今，曾被诊断为"脑死亡"的她不仅能说会写，还能下地步行。

2019《互联网周刊》和 eNet 研究院联合发布的《2019 中国医药企业品牌影响力排行榜》揭晓，"同仁堂"品牌名列榜首。

老字号，是一座座荣誉丰碑，是一张张金字招牌，是中医药在祖国遍地开花的堂号，是各族人民信赖已久的品牌。

遗憾的是，因西方文化和医学思维模式的影响，老字号原有的传统中药炮制技术和制药特色被排挤，传统制药方法受到束缚，独特的技术面临流失，老字号生存空间被压缩。由于缺乏知识产权保护和品牌意识，大量假冒伪劣充斥市场，使老字号品牌信誉度下降。有些老字号因为不正当竞争原因，逐渐退出了历史舞台。有些老字号工艺技术落后，经营理念陈旧，定位模糊，过分依赖口碑，缺乏产业化、国际化、规模化、品牌化、信息化战略，不能及时做出合理的品牌经营策略调整。有些老字号惨淡经营，举步维艰，丧失了年轻人这个巨大的消费群体，需要脱胎换骨。

为保护民族文化，我国将传统医药列为国家级非物质文化遗产十大类保护项目之一，还将传统医药项目分为中医生命与疾病认知方法、中医诊法、中医针灸、中医疗法、中药知识与技艺、中医方剂知识与技艺、中医养生方法、医药卫生民俗八类。

2010 年，我国中医针灸被成功列入联合国教科文组织"人类非物质文化遗产代表作名录"。目前全国多批中医药项目被列入国家级非物质文化遗产代表性项目名录。文化部公布的四批国家级非物质文化遗产代表性传承人中，有中医药项目代表性传承人七十多位。各省市中医药非物质文化项目也各有特色。

文化是民族血脉，中医药作为非物质文化遗产，应得到国际社会的共同理解和尊重，在国际上提升中医药的知名度，我们有义务推动传播、传承和发展。

第五章　中医是什么

　　一路问道中医，想知道中医是什么。繁星点点，千古垂名，中医药是什么？

　　在父亲起死回生的家庭经历中，我深深感激：中医药是我们家的救命稻草，让我们有一个完整的家，我们所得到的一切幸福，都来之不易。是中医药延续了我们的家庭欢乐，缔造了我们的家庭精神。

　　在我童年摔断右手后中医骨科帮我治愈的记忆里，让今天依靠双手书写工作的我有着全新的意义。

　　在危难之际的时代考验中，中医药可以说是救命之汤，是拯时之医。中西医协作，保障了数以万计的弱势群体的健康，有中医药参与的中国新冠肺炎治疗方案，在第一时间赢得了先机。

　　在追寻中医药的历史中，在从何处来的问道中，中医药一直是中华民族健康维护的首选，她对平民百姓最贴心。

　　在寻她千百度的访问中，在祖国辽阔的大地上，我找到了她在哪里，也知道为什么有那么多人追随她矢志不渝。

　　中医到底是什么？中医文化随着历史的演进而深化。

　　《道德经》云："人法地，地法天，天法道，道法自然。"古之修道者莫不兼修医术，自古有医道通仙道之说。道教是中国本土重要的宗教之一，葛洪对道术有深刻认识，《抱朴子》中说，道术的功能是体道以匠物，宝德以长生。他的《肘后备急方》中有关天花、结核性传染病、免疫方法的记载都是医学史上的重大成就。

　　中国历史文化对医学有良好的希望，对父母应该厚养薄葬，"为人子而不知医，不足以言孝；奉君持家者，亦需稍识医药"，如此方能"上以疗君亲之疾，下以救贫贱之厄，中以保身长全"。帝王将相、庶民百姓对医学都普遍重视。

　　很长时期，中国历史上的知识分子"不为良相则为良医"的价值取向，说明了中医学的价值。

生之本，在于阴阳。生命的存在方式是什么：气、阴阳、五行。而精、气、神是生命的"三宝"。气是生命的本源，是精和神的中介。

有人说，儒道释医是中国哲学的四大金刚。

著名中医学家王永炎院士说："中医是基于生命的哲学，西医是基于疾病的医学。"

有人将中西两种文化比喻为两棵大树，前者是生命之树，后者是知识之树。西医用物理和化学原理来解释病因病理和病位。中医的整体性，不仅仅是把生命当整体，而且将人和所处的环境看作统一体。地理气候对身体都有影响。

首届国医大师陆广莘说："西医是找病的医学，是努力找病，除恶务净。中医关注人的整体生命，不是具体的物质结构，人是形神合一、天人合一的整体。人的健康就是整体生命的和谐。"

中医是以中国哲学为理论指导的，有自己的哲学体系。

科学一词是从什么时候出现的？严格意义的科学是什么？中医到底科学不科学？现代科学的标志，应该是在19世纪牛顿力学之后。科学必须符合三项要求：逻辑推理、数学描述、实验验证。有学者说，科学一词源自日本学者取中国"科举之学"二字翻译成"science"，"赛先生"和"得先生"进入后，民众思想把科学放到了至高无上的地位。科学成了正确的代名词，批评他人观点不正确时会说"这不科学"。

人们用"科学"这个词来评价中医到底对不对？中医是不是科学？相比于现代科学，中医得道先于多年。几千年前诞生的中医学，为何要去套这个比自己晚出现至少两千年的现代科学模子呢？很明显，中医不是现代科学，是传统人文观念和传统科学相混合的产物，中医特色不是单纯的整体观和辨证施治，她的特色是中国传统文化。

中医科学的难点在哪里？我身边很多人承认中医能够治病，甚至一些西医学都棘手的疑难杂症，对于大多数有直接或间接中医经验的人来说并不难。比如我，因亲历了父亲受惠于中医，故愿意用两三年的时间来了解中医，问道中医。

中医能够治病，与几千年经验积累是很有关系的。古人以为，做医生者，当上知天文下通地理中傍人事，疗疾治病方能效如桴鼓。对于医生来说，所掌握的天文知识，早期主要指一年当中寒来暑往所形成的春生、夏荣、秋收、冬藏，即四时之序及其与人体生理、病理的关系。此外还有知天命，如孙思邈言："不但要熟读著作，还要妙解阴阳禄命、诸家相法及灼龟五兆、周易六壬，并须精熟，如此乃得为大医。"时代推进后，又有运气学说。

估计很多人和我一样，一听到运气学说，感觉十分玄妙，望而生畏。而当今的一些中医从业人员，我在采访中也发现，真正精通运气学说的并不多。运气学说是天人合一的运用，天不泛指自然界，其实还包括自然界的一切变化，也就是天道。六气，说是阴阳变化，但运转规律由运决定。无论将运气学说神秘化还是科学化，都不是真正读懂了运气说。

生活环境中，我们会发现中医的存在，会受潜移默化的影响。中医有悠久的历史，祖祖辈辈都承认她是传统文化的组成部分，影响着当今之人。当今之人对中医的认可，又续写着中医与民众的联系，构成文化的延续，影响后人。

新冠肺炎疫情之后，中医被更多人认可。我用将近三年的时间来书写这样一部作品，也是希望解答自己和更多读者的问题，了解中医到底是什么，就不至于在舆论哗然时动摇自己对中医的认识。我们有必要对中医的传承做些力所能及的事情。

在采访中，很多人对我说，学术界讨论中医科学不科学对于他们来说并不重要，能看好病才重要。不管中医、西医，能看好病就是好医，正如白猫、黑猫一样的道理。

社会和民众对任何事物的认可可归结为"实用"二字。实用主义是大多数人认定的法宝。

关于科学，我又想起"咒禁疗法"。我不知道妹妹童年时那次落水之后的濒临死亡，在外公的点水之下奇迹复活如何理解。在古代，咒禁疗法是医学构成的一部分。唐代孙思邈对于医学构成如是说："固有汤药焉，有针灸焉，有咒禁焉，有符印焉，有导引焉。斯之五法，皆救急之术也"。"不知易，不足以言大医"。明代医学家张景岳曰此语是孙思邈之垂训。而随着时代的进步，巫术和祝由已很少见了。或许就是因为其科学性值得怀疑而被淘汰。古中医的传承人中，还有人是懂这些的，只是不轻易用。

承认中医存在，那些以前对中医不认可的，西医看不好的，也会低下高昂的头颅去看中医、吃中药，承认中医是一种医学，可以治病。但我们有时也会遇到世俗的挑战。

在我母亲的一次治疗上，我就遇到了难题。母亲脊柱弯曲，去医院检查要求住院手术。当时，我想过一个问题：除了手术，还有没有其他治疗的办法？可否免除手术的痛苦？但母亲迫切的愿望，又动摇了我寻找其他保守治疗途径的决心。如果不去医院，母亲会不会认为健康没有保障？我们明明知道母亲的病需要手术，却不送母亲去做手术，在自己心理上这一关就过不去。母亲为我们操劳一辈子，难道连医生建议的手术都不去执行吗？最终还是选择了手术治疗。几年后母亲复查，发现手术并不理想。

在当时的现实情况下，我们没有别的选择。西医在体系上的建设满足了民众对健康的需求，中医的空间在不断被压缩。我们在西医文化的影响下有时可能会"盲目崇拜"。社会有一种普世认知，即"子女花了钱，就是孝心到了位"。我有时也忏悔，如果我早一点了解中医，家人的很多健康问题或许可以提前干预。

我女儿小学时扭伤，如果找中医正骨解决，可能她就不需要做手术放钢板、取钢板，导致她后来对体育运动兴趣大减。她曾经获得过小学短跑的校冠军。我的父亲在刚发现糖尿病时，如果有中医干预，可能就不需要长期注射胰岛素了。

在采访中我发现，有人把中医学理论看得太朴素；也有人把中医学理论看得太深奥，根本读不懂。但是那些掌握最先进的科学理论和技术手段的高级知识分子，却往往不一定能用自己的理论解释清楚并证明其科学性，这就是科学的难点。

现代著名思想家梁漱溟说："我思想中的根本观念是生命、自然，看宇宙是活的，一切以自然为宗。"他说西医是身体观，中医是生命观。所谓身体观，就是把人体看成一个静态的、可分的物质实体；生命观，就是把人体看成一个动态的、不可分的"整体"。西医是静的、科学的、数字化的、可分的方法；中医是动的、玄学的、正在运行的、不可分的方法。西医解剖，其所看到的仅仅是生命活动剩下的痕迹，而非生命活动本身；中医在生命正在活动时就参加体验，故其所得者乃为生命之活体。

当然，梁老先生谈到的玄学，很容易被一些人所误解，以为玄学就是迷信，就是不科学的东西。"玄"这一概念，最早见于《老子》，其曰："玄之又玄，众妙之门。"王弼的《老子指略》说："玄，谓之深者也。"玄学即研究幽深玄远问题的学说。

玄学是魏晋时期的主要哲学思潮，是道家和儒家融合而出现的一种文化思潮，也可以说是道家之学的一种新的表现方式，故又有"新道家"之称。

玄学是一种与科学相对的理论，它回答的问题是人类已知的西方科学无法回答的问题。这类学问的指导思想，是一种东方哲学的思维方法，我们对于自然界以及西方科学的研究，应尽量以它作为指导，会有建设性的发现和成果。

玄学也是一门学问，其学术性不能用现当代科学的尺度衡量。

传统文化与现代科学最大的差别就是：现代科学里，理论与应用之间有一个技术中介来帮助实现理论的价值，而传统文化特别是中医，没有这个媒介，理论应用只能直接由主体把握。

也有人提出近代科学不是唯一的科学，搞清楚这个概念，就不会再纠结中医是否科学了。在中华文化的追随者思想里，生命始终充满无限魅力，她不是单纯地用推理、逻辑、概念就可以总结的科学。

我十分敬仰的国学大师南怀瑾先生多次谈到科学的问题。他在《小言黄帝内经与生命科学》中说："现代人最讨厌的是太迷信科学，比迷信宗教还可怕。科学本身没有定论，新的发明会推翻了前面，永远没有止境，这也是科学的精神。对于科学的发明，乃至爱因斯坦也不敢下定论；你们学了一点科学的皮毛就敢下定论了，我觉得很笑话。凡是科学，都没有绝对定论的。很多科学的研究，今天认为是真理，明天又把它推翻了，所以不要盲目地迷信科学。"

在采访观察中也发现一个有趣的心理现象，很多高级知识分子沉迷于自己所信任的科学里。这颇像南怀瑾的《禅宗与道家》中所讲："我们平常随便开口批判别人为迷信，其实，真正迷信的人倒不是愚夫、愚妇，实际上，知识愈高的人愈是迷信，而且批评别人迷信的，在他心理上正在迷信的臼窠之中，这是一个非常有趣而有深度的心理问题。"

他在《中国文化泛言》中谈到："生在'前不见古人，后不见来者'的今天，我们将何以自处？我们虽失望，但不能绝望，因为要靠我们这一代，才能使古人长存，使来者继起。为了想挑起这承先启后的大梁，我们一方面要复兴东西方固有文化的精华，互相截长补短，作为今天的精神食粮；一方面更应谋东西方文化的交流与融会，以期消弭迫在眉睫的人类文化大劫。"

或许，国学大师的领悟可以让我们走出中医是否科学的纠葛，看清楚中医是不能被现代科学所局限的，从而就可以释然。

哲学教授楼宇烈先生在其《中国文化的根本精神》一书中指出，与西方文化相比，以人为本的人文精神是中国文化最根本的精神，也是一个最重要的特征。书中写道："我希望国人能够以传统文化的智慧为基础，去吸收西方文化中值得学习的东西，然后创造出适合当今世界的新文化"。"正确地阐释和弘扬中国传统文化中以人为本的人文精神，将它贡献给世界，是当前弘扬中国优秀传统文化的重要任务"。

钱学森曾说过，中医包含着深刻的辩证法原理，是一种广义的科学，虽然目前我们还不能真正理解她，但科学整体的发展趋势与东方科学的呼应已经预示着，中医的现代化将引起整个医学的革命。

不了解中医文化基础的人，能学好中医吗？没有哲学思维、没有整体概念的人，如何能融会贯通中医的理论呢？名医、名方、名药，是几千年来人们口口相传的瑰宝。那么，中医到底是什么？

我以为，中医是哲学与科学和医学、文化相结合的深奥学科，但中医绝不是现代科学公式计算出来的。中医是中国人民几千年积累起来的智慧经验和生命健康的实践之学，她有自己的理论体系。

我们绝不能因为一句"中医不科学"的谬论，就全盘否定几千年来祖祖辈辈流传下来的宝贵经验；我们绝不能因为现代科学的迅猛发展，就舍弃千百年来民众的实践真理；我们绝不能因为利益集团对中医的讽刺和否定，就不分青红皂白地在众口铄金中摇摆不定！

信中医、爱中医、用中医，是炎黄子孙对中华传统文化最朴素的感情，不容诋毁和嘲笑；那些"反中医""黑中医""否中医"的人，有些是并没有真正体验过中医，只是在众说纷纭中跟风而已。不管信还是不信，中医都曾实实在在发挥过作用，中医依然在脚踏实地为民解除疾苦！

第六章　中医问之道

无数个坚定的声音传来，中医的春天来了！无数个希望的光芒指引，中医的复兴在望！中医问之道，行业发展在破局！

第一节　复兴行业正当时

当今世界的话语权，最终是文化与经济的综合较量。中华民族这条巨龙，历经了无数艰难，在潜藏与蛰伏中修炼，终于有一天要腾空而起。我们倡导和而不同，接受求同存异，但绝不会毫无原则地退让。文化的占领是最残酷的。当西方文化的霸权侵袭，强势文明一再地诋毁他们自以为的弱势文明，激发了文明受侵地区民族意识的觉醒。文化的霸权，会让民族尊严受到严峻的挑战。

中华文明的复兴，是历史百年新起点赋予的使命。中医的复兴，正是中华文明复兴的内容。中医药是中国的特色，中国拥有世界上中医药行业从业人员最多的人群。多少年来，有那么一群人，他们沉浸于中医药香，体恤着他人痛苦，竭尽全力拯救他人于水深火热。历史行云，时代更迭，人类的健康问题是我们面临的新的重大挑战，中国有着世界上最大的健康需求。

苍穹之下，大地醒来。中医药，站在历史与未来的连接之门，重新焕发出新的光彩。西医学已经成为主流，但人类疾病谱的变化，呼唤着中医更有作为。根据世界卫生组织公布的一项全球性调查，全世界符合真正健康标准的人仅占总人口的 5%，医院诊断为各种疾病的人占总人口的 20%，其余 75% 处于亚健康状态。这意味着什么？意味着以健康医学为核心的中医药学，将成为维护世界人民健康的主流。这意味着中医学，即将大步流星迈向全世界！这意味着人类的健康观将重新洗牌，塑造全新的健康价值体系！

世界卫生组织对传统医学极为重视，在二十世纪八十年代就在日内瓦设立了"传统医学规划署"，并在全世界确认了二十七个传统医学合作中心，在我国确认了七个传统医学合作中心。

翻开《中国中医药年鉴2018》，我们看看全国的中医药情况。2018年全国中医药人员为714937人，占全国卫生技术人数总数的7.51%，全国中医机构中医药人员总数为298687人，占全国中医药人数总数的41.78%，中医机构包括中医、中西医结合、民族医三类机构。2018年全国各地区中医类医院机构和在岗人员数分别为：北京201个机构，在岗45076人；天津58个，在岗14256人；上海29个，在岗16786人；广东184个，在岗77842人；宁夏33个，在岗5874人，宁夏是全国中医类机构最少的省份；西藏39个，在岗2453人；湖南214个，在岗61580人；河南327个，在岗83514人，河南是机构最多、人数最多的省份。

据统计，1920年全国中医从业人员约80万人，1949年约50万人，2013年全国中医执业医生328998人。全国名老中医从20世纪80年代的5000人减少到现在不足500人。近些年开展国医大师和全国名老中医评选，让大家看到了振兴中医的信心。

2012年，国家提出"一带一路"倡议，中医药已经成为国家外交的重要组成部分。中医学术团体活动蓬勃开展，也带来了学术文化的繁荣。世界中医药学会联合会、世界针灸学会联合会、中国针灸学会、中国中西医结合学会、中华中医药学会等在国内及全球有广泛影响。

2014年，我国开始在世界各地建立中医药中心，2020年大约有20多家。世界各地中医药中心已经成为我国中医药海外发展中新的重要的科研平台、文化平台、合作平台，具有重要的开拓价值和广阔的发展前景。通过中医药这把钥匙，向全世界展示中华文明所寻蒐的认知方式、价值取向、当代中国文化活力所在。

中医药事业迎来了历史性的发展契机，近年来国家陆续出台了中医药相关政策法规文件，如《中药材保护和发展规划》《中医药健康服务发展规划》《中医药发展战略规划纲要》《中医药发展"十三五"规划》《健康中国2030规划纲要》《中华人民共和国中医药法》《推进中医药高质量融入共建中医药"一带一路"发展规划（2021—2025 年）》《中共中央、国务院关于促进中医药传承创新发展的意见》等。

中医药行业价值回归，行业理念以人民健康为中心，医药产业驱动力转换，结构优化，向高质量发展，近年来医药创新政策有注册审评加快、产业主体创新、临床试验改革、专项资金支持、权益保护创新、医保支付支持等利好因素。

中医药面临最好的历史机遇，国家重视、社会关注、时代需要！据世界卫生组织统计，目前全世界有四十多亿人使用中草药治疗，占世界人口的百分之八十。这意味着信任中医药的人越来越多，意味着中医复兴正当其时！在两年多的采访中，我寻访中医药教育的育人之道，采访科研机构的研究之道，采访中医药企业的发展之道，了解基层中医药的艰难之道，采访民营机构的破局之道，了解中医药的营销之道。在中医药的春天到来之际，千千万万的中医药人，在努力寻求出路，在满怀信心开路，在积极传承探路，他们在中医药鲜花盛开的大道上！

第二节　中医教育育真医

为何现在真正的老中医越来越少？为何院校体系下培养的中医人才中出类拔萃的名医并不多？古代的中医传承教育，家世传承、师徒传承如何传承于今世？

医德教育为中国历代医家所重视，在他们的医著中，几乎都要论述作为一名医生必须具备的道德修养，如不图名利、急患者所急、对患者一视同仁等。

世医传承，医生要家传三代以上，其医术才值得信赖。南北朝时期出现的东海徐氏，世医之家，从晋代的徐熙到隋代的徐子敏，传七代历时二百多年。万全，明代著名医学家，世医出身，祖父和父亲均为儿科医生，父亲树立万氏小儿科声望，万全更以儿科驰名。清代叶天士的祖父、父辈精医，以儿科闻名。他 12 岁开始随父学医，14 岁父亲去世后跟师父亲门人，先后拜师的名医有十七人，有家世传承和师徒传承。明末清初，江苏孟河医派崛起于吴中。

师徒授受是中医教育的主流方式之一，许多名家都有拜师的故事。

金元四大家朱丹溪、刘完素、张从正、李东垣，各有拜师的故事。2021 年 10 月，我到浙江义乌追寻丹溪先生。在义乌赤岸镇，有朱丹溪陵园、朱丹溪纪念亭、朱丹溪纪念堂等。义乌、金华市区，又有以"丹溪"命名的丹溪路、丹溪街、丹溪小学等来纪念朱丹溪。

30 岁时，朱丹溪本想追随邻县著名理学家许谦从学，但因母亲患病，附近的医生束手无策，他开始学医。经过五年学习，他不仅治好了母亲的病，而且在附近乡村很有知名度。36 岁时，他如愿成了许谦的学生。几年后，许谦年事已高，被病魔缠身。遭遇了两次科举失败的朱丹溪，对人生之路有些迷茫，不知今后该立志从医还是继续赴考。许谦鼓励他做出最后决定：断绝仕途之念，一心钻研医学。此时，朱丹溪已近不惑之年。两年后，他治愈了许谦的多年顽疾。

45 岁时，他开始外出寻访名师。他渡过钱塘江，辗转千里到处寻师。后来有人告诉他杭州罗知悌为当世名医，若能得到其指点，定会受益终身。罗知悌是刘完素的二传弟子，曾经为宋理宗看病，医术高明，为人却非常傲慢，加之当时已年近九十，一般事能推则推。朱丹溪前后拜访了十多次，罗家人根本不通报，还说他不知趣。后来朱丹溪只好每天静静在罗家门口等待。经过一百天的坚持，终于感动了罗知悌。朱丹溪从此成为他唯一的弟子。罗知悌将毕生所学的精髓一一传授给他。朱丹溪成为罗知悌的得力助手，医术日高。一年半后罗知悌去世，他又回到家乡从医。

李杲，晚年自号东垣老人，出生于豪门望族，自幼好读书，10 多岁时母亲王氏患病死于庸医之手，遂立志学医，从医张元素，尽得其术而归。1202 年，他得官监河南济源盐税。当时流行"大头天行"，一些医家妄用下法，效果不好，他特制"普济消毒饮"，治无不效，民众以为仙方，刻于石碑之上。不久，他辞归故里开始行医，创立了脾胃学说，又称"补土派"。

晚年的他想把一生医术传给后人，但苦于找不到合适的人，朋友推荐罗天益。罗天益跟师父学习，日常费用、伙食开支都由师父供给。三年后，他见罗天益学习认真，还奖励罗天益白银二十两贴补家用。罗天益不接受，他说："我一生积累的医术都毫不保留地传给了你，还在乎这点钱吗？"李杲临终前，将平生著述详细校对、分类编排好交给徒弟，希望罗天益为后世广为传播，不要泯灭于世。

我国最早的卫生管理机构源于周代。当时医学教育主要是师徒授受，未有官办的医学教育机构。晋代有医官教习，南朝刘宋王朝奏置医学教育，是有记载的最早的官办医学教育。

隋唐时期文帝杨坚在太常寺设太医署，为全国最高的医政管理机构。人员有令一人、丞一人、主药两人、医师二百人、药园师两人、医博士两人、助教两人、按摩博士两人、祝禁博士两人。隋炀帝时期另置医监五人、正十人。

或许你会问，大唐盛世，医学教育是怎样的繁荣？我们今天经常谈论的医学和药学，准确地说就是从唐代开始正式分开的。唐代太医署的医学教育在设置、规模、制度上都有很大的发展和完善，医学设置有医、针、按摩和咒禁四个科目。医术、针灸、按摩等学科，皆有博士以教之。

人们都说学成一名好中医很不容易，这在历史上是由来已久的。唐代的太医署学制十分严格，体疗科修业期为七年，疮肿、少小科修业期为五年，耳目口齿科修业期为四年。

宋代医政和医学教育分离，太医局为国家最高学府的教育机构，地方设有医学专门培养医药人才。

宋熙宁九年（1076 年），太医局不再隶属于太常寺，成为医学教育专门机构，开医学教育独立发展之先河，置提举及局判。局判以知医事者充任，掌医学教授学生，通常每年春季招收学生，以三百人为额。在针灸教学中采用王惟一发明铸造的针灸铜人教学，也是历代医学教育的一大创举。

崇宁二年（1103 年），国子监设立医学，吸收儒生学医，造就有文化素养的医学人才，以改变医学的社会地位。医学教育采用三舍升势法，考试仿太学之法，建立了严格的制度。每月一次私试，每年一次公试。成绩分为优、平、否三等。为了理论和实践相结合，在课业学习外还要参加临诊，轮流为太学、律学、武学的学生及各营将士治病，年终根据临床记录考察其成绩，按疗效高低分为上、中、下三等，失误多者，酌量轻重给予处罚，严重者勒令退学。

宋徽宗倡导中医学，五运六气之说盛行。运气也成为当时学习的重点之一，被列为必考科目。

元代1272年设立了医学提举司，专门负责管理医学教育，职能是考察各路医学生的课业学习成绩，考核太医教官教学效果，校勘名医撰述文字，辨认药材，教导太医子弟，领导各处医学。元代重视医学教育，反映了医学教育管理制度在日臻完善。元代医学分为十三科，即大方脉、杂医科、小方脉科、风科、产科、眼科、口齿科、咽喉科、正骨科、金疮肿科、针灸科、祝由科、禁科等。

明代的太医院除了为皇室服务，也监管医学教育。医生每年分四季考试，三年大考一次。医丁和太医院的医学生、医士均参加大考。考试合格者，一等为医士，二等为医生，不及格者可学习一年再考，三次考试不及格者，黜免为民。五年考试成绩优等者，教师奏请，酌予升授。

清代的医学教育，沿袭宋明以来的制度，但趋向衰弱。鸦片战争以前，清代医学教育设教习培养医官人才，分为内教习与外教习两种，各置教习两人，由御医、吏目中品学兼优者充任。医学分科三次改制。顺治年间分十三科。嘉庆二年（1797年），痘疹科并入小方脉科，口齿、咽喉合为一科，共九科。道光二年（1822年），太医院针灸科永久停止，成为七科。同治五年（1866年），伤寒科、妇人科并入大方脉科，保留大方脉科、小方脉科、外科、眼科、口齿咽喉科等五科。

1862年，京师开设同文馆，太医院教习厅复设医学馆。1907年，京师医学馆改为京师医学专门学堂，谋划开办西医教育，但当时缺乏办学经验，学部无法厘清各门科目教学规程，遂将京师医学专门学堂学生全部送日本学习，朝廷办中医教育至此暂停。

晚清时期，社会有不少举办中医学校的举措，但规模不大。后来，1913年神州医药总会晋京恳请提倡中医中药，准予另设中医医药专门学校。1925年全国教育联合会决议请教育部明确中医课程并列入医学教育规程案，为我国中医界申请办学立案成功开始。

1917年，上海中医专门学校成立。1924年，广东中医药专门学校成立，1933年，广东中医药专门学校附属广东中医院开办，这是我国近代史上办院时间最长、规模最大、设备最齐全的中医教学医院。

抗日战争前，中医学校教育形成高潮，中医院校在数量上迅速发展，当时各类中医院校、讲习所等有八十多所。1929 年，"废止中医案"禁止设立旧医学校，办学成为抗争的手段之一。1929 年至 1949 年，中医学校教育曲折发展。这一时期，在教材编写、学科建设、附属医院创办等方面均有一定的成绩。

1954 年，中国成立了第一所中医学院，即上海中医学院（现上海中医药大学），程门雪先生任院长。那时候虽然条件非常艰苦，但也培育出了许多中医名家，为中国中医药事业的起承转合起到了十分关键的作用！

程门雪是一位著名的中医教育家，1902 年 11 月 17 日出生，祖籍江西婺源。1917 年，他到上海读书，成为安徽歙县名医汪莲石的授业弟子。1917 年至 1918 年，他因病请丁甘仁治病，后回原籍休养，由程振大诊治，在沛隆堂侍诊。1921 年，他由丁甘仁推荐就读上海中医专门学校（现上海中医药大学），以优异成绩成为该校首届毕业生。他毕业后留校任教并自设诊所，时年 20 岁就担任教务主任兼附属广益中医院医务主任。1956 年被国务院聘任为原上海中医学院院长。

程门雪师承汪莲石、丁甘仁等名家，融合新安与孟河医学的精髓，成为近代中医教育的佼佼者。创业维艰，民间办学的困境，内忧外患的压力，并没有让他却步，他仍以"昌明医学、保存国粹"为己任。他亲力亲为编写了《金匮篇解》《伤寒论歌诀》《医语讲义》《金匮讲义》《杂病讲义》等著作，被当时的上海中医专门学校、中国医学院、中华国医专科学校等作为教材，沿用二十多年。

国医大师裘沛然回忆说："全国医学界中了解程先生的人，无不钦佩中医事业献身的精神，他深厚的医学理论造诣，与他经常接触的中医同道，也都对其留下了深刻印象。"

很多读者关心今天的中医药高校教育，大学到底培养什么样的人才？"传承精华、守正创新"在高校如何落实？我选择了湖南中医药大学作为报告文学中医药高等教育部分内容的采访对象，以助于全面了解现代中医院校的教学体系。

湖南中医药大学的一名 2020 年毕业生代表，永远记得时任校长、现任学校党委书记戴爱国教授的殷殷寄语。

同学们，这场疫情让你们度过了"史上最长寒假"，经历了没有毕业典礼的毕业季。诸多前辈请缨出战白衣执甲，舍生忘死治病救人，展示了"最美逆行者"的大爱风采，也为你们树立了新时代的大医标杆。作为校长和师长，由衷希望你们能从中汲取力量，勇往直前。

此生无悔入华夏，你们是中国护旗手，要筑牢家国担当的厚重堤坝，将殷殷爱国之心内化于心、外化于行。

幸福是奋斗出来的，历史只会眷顾坚定者、奋进者、搏击者。"啃老""佛系"到达不了你们要去的人生彼岸，不努力追逐、往前奔跑，就会成为被拍死在沙滩上的"前浪"。希望你们坚定奋斗之心。

学术不等于权术，风骨远胜于媚骨。希望你们坚守品格，有容量、有胸怀，不固执、不冲动，示人以好，示人以善，示人以谦。母校永远是你们的坚强后盾和精神家园，期待你们胜利归航！

语重心长，谆谆教诲，这是一位校长的嘱托，也是每一位家长的希望！教育不仅仅是教学，还是育人！戴校长对毕业生的厚望，就是希望他们能做个有时代担当的人！

教育，就是育人啊，在当今时代之下，利益与诱惑多多，危险与机遇并存，中医药人在大疫面前如何选择？丘吉尔先生曾说，不要浪费一场危机。危机就是最好的教学课堂。

我想起国立西南联合大学的教育者们，在敌人的炮火中培养了一代中国脊梁，我想起清华大学的梅校长，想起北京大学的蔡校长。中医药学生，在今天的新冠肺炎疫情影响之下，会不会有新时代知识分子的骨气呢？会不会把复兴中医药当作自己毕生的使命呢？

走进大学校史馆，看到建校初期历史，仿佛置身于民国时期中医药行业的风雨飘零中。是那些湖南中医先辈们成就了大学的历史佳话。当年，湖南浏阳人易南坡先生牵头筹备长沙市国医师分会，保护中医请愿公会中有他和同仁们挺身而出的身影。1934年，湖南国医专科学校在张牧葊、吴汉仙、黄菊翘、郭厚坤等一批湖南中医名流的发起中创办成立，刘岳仑担任校长。1937年至1941年，易南坡先生担任学校董事长，多次参与反对废止中医的吴汉仙担任校长。后因时局动荡只能停办。这所学校先后招生七个班共二百多人，毕业一百八十多人，培养了任应秋、谭日强、夏度衡等一大批颇有建树的国医人才，在中医教育史上写下了光辉的一页。

1953 年，湖南省中医进修学校成立。1957 年，湖南省中医药研究所成立。1959 年，湖南省中医专科学校成立，1960 年改办为普通高等本科院校湖南中医学院，1965 年湖南省中医药研究所并入。2002 年与湖南省中医药研究院再次合并，2006 年更名为湖南中医药大学（湖南省中医药研究院），2012 年进入本科一批录取序列，2014 成为全国第四家在海外设立孔子学院的中医药院校，2018 年入选湖南省"国内一流建设高校"，办学规模居全国同类院校前三，综合实力稳居全国同类院校前列。

湖南国医专科学校董事长易南坡、校长刘岳仑，那些如雷贯耳却无缘访问的"湖湘中医五老"（李聪甫、谭日强、欧阳锜、刘炳凡、夏度衡），还有朱文锋等，我在校史馆里看过他们的照片，在采访创作的时光里，我一次又一次回想他们的形象。

时任学校党委书记秦裕辉教授、校长戴爱国教授高度重视中医药教育与宣传工作，学校党委宣传部万颖副部长精心安排了采访流程。我们还谈到了报告文学题材的现实意义。

"文明、求实、继承、创新"的校训，引领湖南中医药大学培养了一批又一批时代需要的中医药人才。目前学校有全日制本科生近两万人，研究生两千多人，建校以来，共培养十五万余名遍布海内外的中医药人才。

聚焦立德树人主业，深耕中医药特色。八十八年，这所大学已丰满成熟、桃李芬芳。湖南省委、省政府正全力推进省部局共建湖南中医药大学。

若要问这所地处湖南的中医药大学并没有特殊的资源优势，他们到底有什么特别之处？那就听我娓娓道来。

若问学科建设，湖南中医药大学属实力派。中医学入选"国内一流建设学科"，中西医临床医学、药学入选"国内一流培育学科"。学校新增国家级、省级一流专业 20 个（其中国家级一流专业 5 个）；国家级、省级一流课程 89 门（其中国家级一流课程 7 门）。生源质量和就业质量稳步提升。

若问科研能力，学校新建科研大楼 2 栋，建有各级各类科研平台 90 多个；立项科研项目 1500 多项（其中国家级项目 155 项）。

若问师资力量，学校引进高层次人才 60 多人。新增国医大师、长江学者等国家级高层次人才近 40 人，新增芙蓉学者等省级高层次人才 80 人。

若问社会服务能力，大学与地方政府、企业单位签订产学研合作协议近 500 份，成立了湘药产业发展研究院；与澳门大学、澳门科技大学等深入合作，建立"青风藤研究院"。学校领衔研发了我国首个进入巴基斯坦市场的中成药；与国外多所高校和科研机构建立长期合作关系；成立阿塔拉曼院士工作站、刘良院士工作站、石学敏院士工作站。

若问综合实力，邀请你来看湖南中医药大学附属医院的竞争力。大学现有直属附属医院 3 所，非直属附属医院 13 所。第一附属医院为国家中医临床研究基地，国家区域医疗中心；第二附属医院为国家重点中医院；附属中西医结合医院入选国家第二批中医临床研究基地及区域医疗中心。

秦裕辉教授是中医眼科名医、博士生导师、享受国务院特殊津贴专家。他分管过科技、医疗、党务、新药产品开发等工作，虽然政务繁忙，但他都坚持每周门诊。无论在什么岗位工作，他从来没有动摇过对中医的信心。他说，越学越觉得中医是门好学问。我在采访中也发现，越是对中医有执着追求的人越有信心，也越理性。他说要正确对待中西医，对西医的全盘否定，也是源于对西医的无知。真正有水平的西医是不否定中医的。他建议对中医宣传要实事求是，既不夸大也不贬低，要鼓励不要捧杀。中医不是神学是科学。中医药要与时俱进，现代科学的优势要利用。

国家如此重视中医，为何中医发展的速度却相对缓慢？他说，社会上一些人对中国文化的不自信，容易产生对中医全盘否定的思维。否定文化，中医就没有依存的土壤。另外，有一些地方存在政策不落地的现实，有些政策的制定者是西医思维，中医很难得到平等对待。还有一个原因就是中医界本身比较保守，中医科普做得不够，舆论要提醒中医反思。

他希望学生有扎实的中医理论基础，有中医辨证思维，用中医方法诊断、治疗疾病，借鉴西医学的科学手段，使中医诊断更精准，要用中医的思维解决临床问题。大学不但要培养人才，更要为产业服务。

2021 年 10 月 18 日，我来到长沙专程采访湖南中医药大学时任校长戴爱国教授，他刚刚参加了在广西南宁举办的第九届中药材基地共建共享交流大会暨中医药院校校长研讨会。这几天，教育部高等学校护理学专业教学指导委员会专家组正在对学校护理学院进行护理学本科专业认证。戴爱国教授毕业于衡阳医学院、中山医科大学、同济医科大学，获医学学士、硕士和博士学位；2004 年 6 月从汕头大学医学院博士后流动站出站。他懂得学习的价值，也是学子们尊重的楷模。

他是湖南省马王堆疗养院（省马王堆医院、省老年医院）院重点学科呼吸内科学学科带头人，中医康复医学会副监事，中国老年医学学会副会长；主编全国中医药行业高等教育"十四五"规划教材《内科学》；兼任中国中西医结合学会呼吸专业委员会常务委员兼肺栓塞与肺血管疾病学组组长。他让名不见经传的湖南马王堆医院（省老年医院）发展为全国中医示范基地。

他深谙学术的价值，如何把学术的价值转化为教育的力量？这位西医专家如何看中医？如何做好一所全国排名前列的中医药大学的教育工作？他对中医教育现状有何思考？

与戴爱国校长面对面访谈，我读懂了一位中医药大学校长的内心世界，也读懂了一所中医药大学的历史使命。他说当前社会环境整体对中医的发展有利，国家对此高度重视，新冠肺炎疫情后中医文化自信加强。中医药院校培养人才，真正需要重视的是培养中医的德，学生要真正相信中医的德。大学要帮助学生培养理解中医的社会属性，培养中医思维，解决临床问题。中医要姓"中"，要为产业和社会需求服务。中医药大学，也应该是中医药传承创新的领头雁。

我直言不讳地问："一些行业人士说，现在院校出来的毕业生，没有独立出诊看病的能力。中医院校培养学生时，在课程设置上能否做些改革？中医教育改革的方向在哪里？"

他回答说："人才培养的确是中医教育的关键！我们正在优化专业人才培养方案，探索建立以中医药课程为主线、先中后西的本科中医药类专业课程体系，强化中医思维培养，推动一流课程建设，淘汰'水课'，打造'金课'，对标'双万计划'！"

学校推进早跟师、早临床教学模式和方法改革，推动毕业实习与中医住院医师规范化培训有机衔接。探索九年制中医学和中西医临床医学教育，积极创建国家中医药重点实验室、国家中医药传承创新中心、国家工程中心、技术创新中心等，支持优势学科实现从跟跑、并跑到领跑的跨越。

人才培养需要学科建设作基础，学校在统筹"五大学科建设计划"：大力实施"一流学科攀登计划"，重点支持中医诊断等基础理论研究，肿瘤、肝病等重大疑难疾病研究，湘产道地药材和民族药物种质资源及综合开发利用研究等，支撑中医学等四个学科成为国内一流学科；全面实施"特色学科振兴计划"，重点支持湘西土家族苗族药物研究、马王堆医学研究、中医五官科疾病等防治技术研究、中医护理技术研究，支撑大学特色发展；实施"中医药学科强化计划"，重点强化中医基础类、中医经典类、疫病防治类学科；创新实施"交叉学科发展计划"，深化中医药与大数据、人工智能、临床医学等学科交叉融合；强力推进"人文学科扶持计划"等。

学科强大确是王道，我感受到了一所中医药大学的灵魂所在。但是，这些计划都需要巨大的投入，如何用有限的资金保障这么多重要工作推进呢？

学校的同志们半开玩笑半认真地说："你不知道我们校长当家管得紧呢，我们报过的预算，他历来都是压缩的。可是，学校开设的教学质量奖，校长却破天荒地说要提高奖金额度。从一千多名教师中综合评选出二十名教师颁发教学质量奖。"这奖来之不易，提高奖金额度，是对教学质量的褒奖，更是对人才培养的重视，也是对学科建设的肯定！这是学校历史上第一次设立教学质量奖，为了鼓励教师回归本分，教好书、育好人。

学校教务处处长李铁浪说，含浦校区的1、2号教学楼存在安全隐患，亟需改造，且要增添新的智慧教室和建设"考、教、训"一体化的无纸化考试平台，加装空调等。戴校长平时很节省，但对教学楼改造和教学条件改善却十分关切，舍得投入。

为了落实学校相关专业的临床基地，学校发展了几所综合实力特别强的中心医院设立为医院的非直属附属医院，这为学生临床实习、学术科研交流，建立起良好的平台。

对中医药行业目前存在的问题，戴校长一针见血指出，当前中医发展过分强调守正，排斥其他。中医药文化要自信但不能自负。现实中，有些人说中医"万能"，有些人说中医"一无是处"。其实，人们根本没有必要陷入到底是中医好还是西医好的伪命题争论。面对患者疾病，关键看治疗效果，宜"中"则"中"，宜"西"则"西"。中医培养人才关键在于文化传承，开展科学研究，适应社会需求。培养纯正中医的过程太难，中医学到位也很不容易。如何培养真中医是中医药高等教育者深度思考的问题，大学要有为国家培养真中医的使命感。

培养真中医，需要有高师。全国万人计划教学名师、湖南省针灸学会会长、湖南中医药大学常小荣教授，未见其人影，先闻其笑声，我们的对话里都常有"哈哈"的尾缀。我们从针灸学的最新研究消息谈起。2021年10月13日，哈佛大学马秋富团队、复旦大学王彦青教授、中国中医科学院景向红教授等人合作在 *Nature* 期刊发表了研究论文，通过刺激"穴位"治疗脓毒血症，首次找到了一组特定的神经元可以调节迷走神经－肾上腺反射，抑制炎症反应，从而为电针灸刺激"足三里"穴位起到全身抗炎效果找到了现代神经解剖学的基础。

常小荣教授说，实验的结论是针灸治病机理的又一有力证据，对针灸发挥效应的途径研究愈发深入，对其作用的描述也逐渐从几千年前古籍中的模糊化、抽象化进展到基于现代科学体系的科研化、逻辑化。

我发现名师都有一个共同的特征，那就是对职业的热爱、对事业的执着、对价值的追求。这种素质，好比一座能量库，不断燃烧着工作的激情，不断喷发出催人奋进的动力。在常小荣教授身上，我感受到了她的能量。"我不是栋梁，但我的事业是培养栋梁；我不是未来，但我的事业是造就未来！"常教授在爽朗的笑声中道别上课去了。

我们一行来到学校中药炮制实验室，古朴的中医药文化立马让我置身于炮制场景。生熟有定、修合有度、升降浮沉、悬壶济世、医道天德，一些古法炮制的老画一一临摹展出。中药炮制是中医药一门古老的学问，马王堆汉墓出土的《五十二病方》，这本现存最早的医方书中就有关于炮制方法的记录。湖南中医药大学的中药炮制学是国家中医药管理局重点学科，中药炮制室主任石继连介绍了炮制学的一些历史由来和方法，他参与编写了《湖南省中医药炮制规范》。

《难经·六十一难》曰："望而知之者谓之神，闻而知之者谓之圣，问而知之者谓之工，切而知之者谓之巧。"望、闻、问、切，医之不可缺一。如果说中医药是济世救人的天使，那么诊断学就是中医的灵魂。历代医家把诊断作为行医之本，千百年来，患者对诊断精准的医家也无比崇敬。

走进湖南中医药大学中医诊断研究所，就被满墙的奖牌所吸引。该校的中医诊断学是教育部重点学科，郭振球、朱文锋、袁肇凯、周小青，一代代中医名家在诊断学上的苦心钻研，让湖南中医药大学中医诊断学科成为重点学科，用实力推动了中医诊断的传承和发展。

病症规范化、四诊客观化、辨证微观化、教学现代化，是中医诊断学的学科亮点。胡志希所长介绍了该学科的发展和现状，原以为只有"望、闻、问、切"四个字的中医诊断学，却有如此丰富的学术内涵。

不少教育工作者谈到中医药高等教育教材需要更新，也谈到基础学科理论体系不够完整、慢病预防专业人才不足的问题。湖南中医药大学客座教授罗健，对这些问题思考得很深入，且提出了解决办法。他联合全国有影响力的专家共同编写的两部教材《中医治疗方法学》《中医慢病预防学》被列入全国高等院校中医（本科）"十四五"特色教材。

罗健的祖父、父亲都是中医，他曾跟随父亲学医。他在中医教育和文化传承上有清晰的思路。湖南中医药大学 2021 年第五期学报刊发了《中国传统文化对中医基础理论体系构建的影响探源》，正是他对中医文化的思考。

2021 年 11 月，湖南省"迎接党代表 谱写新篇章"建言献策活动中，他和同行撰写的《充分发挥"马王堆"品牌地域优势，打造我省中医药千亿产业集群的建议》被录用为重点建议。罗健对事业的热爱和对社会的热心，深深地影响着他身边的每一个人。中医药发展，需要这样的热心人！需要这样的清醒人！湖南省毛伟明省长做出重要批复："省卫健委（中医药局）、省工信厅等有关部门：我省大力发展中医药产业恰逢其时，正当其势，大有可为。"

不少人提出中医药教育要从娃娃抓起。2018 年，湖南中医药大学携手诺贝尔摇篮教育集团，以名医义诊、小儿推拿、全员同习八段锦等方式，开展了一系列中医药教育进校园、进课堂、进教材的活动。2020

年，双方成立了全国首个少年儿童中医教育研究院，首开全国大学与幼儿园联合网络"开学第一课"，同时开启"健康百家讲坛"系列讲座大幕。

惟楚有材，于斯为盛。湖湘中医，勃勃生机。湖南中医药大学，传承创新有真功。

在各个院所参观采访，我深切感受到湖南中医药大学浓厚的学术氛围和良好的治学环境。大学之大，不在于大厦之大，而在于学高为范。具有鲜明性格、开拓创新的湖湘中医人，为中医传承创新抒写了新的篇章。

在校园里，站在"医学生誓言"的石碑面前，我大声朗读："健康所系，性命相托，步入神圣的医学学府的时刻，我志愿献身医学，刻苦钻研、孜孜不倦、精益求精、全面发展，决心竭尽全力除人类之病痛，助健康之完美，维护医术的圣洁和荣誉。"

偶遇几位大一的新生，他们对中医学习很有信心，希望能成为新时代的中医人。我想起八十八年前那些湖湘中医前辈们开创的国医专科学校，形成了湖湘中医学术流派，开启了湖湘中医药国民教育先河。一代代人励精图治，湖湘中医正在崛起。一个个坚定而浑厚的声音，回响在校园："坚守为天地立心的初心，做心系天下的中医人，坚守为生民立命的初心，做大医精诚的中医人，坚守为往圣绝学的初心，做中西汇通的中医人，坚守为万世开太平的初心，做建设健康中国的中医人！"

育人就是树人，培养真中医，首先需要培养学生对中医的感情，要培养学生有真中医的德行，培养学生有济世救人的良心。培育真中医不容易，中医办学更不容易啊！

河南南阳张仲景国医大学（现张仲景国医国药学院）的创办，就有老一辈革命家对中医药事业的深情。几经变更，历尽沧桑，但发展中医药的决心从来没有改变。

2021年12月，我在河南南阳采访。南阳理工学院张仲景国医国药学院卞华院长于2021年5月在医圣祠聆听国家领导人关于中医药教育的指示，他回忆了当时的情景。国家领导人关切地问张仲景国医国药学院的学生："你们是否也学西医？大三、大四是否去过临床？号脉、针灸、推拿会不会？有没有跟过师？"这是国家领导人对中医发展的关切，也指明了中医药事业要注重中西医结合、临床经验、基本技能、师承教育等。

卞华院长 2006 年从浙江中医药大学博士研究生毕业后，回到张仲景国医国药学院工作。他见证了大学的创办、合并，正在主导着大学的复建，期待着大学的新生。

他讲述了大学的创办历史，有一段深情往事。

大学创办人赵清理先生是河南中医药大学教授，河南邓州人。他出身于六代中医世家，是硕士研究生导师，曾荣获国家级老中医、河南省优秀教育世家、河南省优秀教师、"五一"劳动模范等光荣称号。

二十世纪八十年代初，他怀着发展中医教育事业的深厚情怀和弘扬祖国中医药文化的宏伟理想，决心在南阳创办张仲景国医大学。

1985 年 1 月 8 日，张仲景国医大学筹备委员会成立，李金明、赵清理、孙兰卿主持工作，即日开始办公。当时中国只有公办大学一个模式，南阳决定创办一所大学，是为中国探索创办民办公助大学的新举措，将为中国迅速发展高等学校开创新路子。

1985 年 2 月 7 日，张仲景国医大学成立仪式在南阳隆重举行。大学要长久创办下去，必须解决招生和学历问题。1986 年 3 月，国家教育委员会、国家计划委员会联合发文，将张仲景国医大学正式列入国家招生计划，同时在联合国教科文组织注册。张仲景国医大学创办的《国医论坛》刊物，在国内外医学界引起了很大反响。1988 年，张仲景国医大学被有关部门确定为中医专科教育改革试点单位。

然而，中医药院校的办学面临各种各样的困难。1993 年，因办学条件所限，张仲景国医大学并入南阳理工学院成为国医国药系，2006 年更名为张仲景国医学院，2015 年又更名为张仲景国医国药学院。学院设有中医学、中药学、护理学、食品科学与工程等四个本科专业。

在卞华院长的职业生涯中，他深切感受到国家和省市各级对于中医药人才培养、对于仲景文化品牌优势的重视。2020 年 4 月 10 日，河南省人民政府办公厅印发《关于促进中医药传承创新发展的实施意见》，其中包括"支持复建张仲景国医大学"。

2021 年 12 月 22 日，张仲景国医大学新校区举行开工奠基仪式。这是南阳市的大喜事，更是中医界的大事！

中医药教育，最核心的是要突出中医特色，而张仲景国医大学的复建，意味着真正培养"能看病、看好病"的有仲景特色的人才。

民族医药的教育，也有不同历史时期的缩影。藏医药教育事业经历了不同的历史阶段，经历了宫廷侍医、寺庙教育、师徒传承、学位教育等形式。吐蕃时期就是宫廷侍医阶段。

寺庙医学教育是五大藏区藏医教育的一大特点，最早的藏医教育是公元八世纪宇妥·云丹贡布在米林县境内开办医学教育。1696年，德斯·桑杰嘉措在拉萨药王山上创办藏医教育机构，称为"药王山利众医学院"，该院毕业的学生分布到其他地区寺庙开办的曼巴扎仓教学。

在藏区，寺院教育培养了一批批人才。吐蕃时期，僧侣掌握天文历算、文学艺术、医药卫生等知识，寺庙成为当时集中的文化据点、正宗的文化传承场所、系统的文化教育单位。一座寺院就是一所院校。各大寺院的"曼巴扎仓"就是寺庙的医学院。初级学僧、中级学僧、高级学僧都会有不同的课程。必须逐年按照一定的程序进行有组织的教授、医疗实践活动和采药实践活动。同时还会讲述药物炮制方法、人体解剖等知识。

1959年，药王山利众医学院与门孜康合并建立拉萨市藏医院，以医疗为主，附带培养各级藏医药人员。后来，藏医院还为西藏自治区藏医学校和藏医学院承担教学任务，并开设藏医药各种进修班、提高班，为藏区内外培养藏医药各级人才。

1983年，西藏自治区藏医学校成立。1985年，西藏大学开设了藏医系。1989年3月，西藏自治区决定在西藏大学藏医系和西藏藏医学校的基础上新建西藏大学藏医学院。1993年2月，国家教育委员会批准西藏大学藏医学院独立设置为药王山藏医学院，2001年经教育部批准更名为西藏藏医学院。2016年6月，西藏自治区人民政府与国家中医药管理局签署共建西藏藏医学院协议。2018年12月，教育部正式同意西藏藏医学院更名为西藏藏医药大学。一所全新的藏医药大学矗立在雪域高原，"厚德、勤学、笃行、利众"的校训，意味着藏医要有职业道德、学业为勤、坚定信仰、服务他人的要求，一名藏医也就有了更神圣的梦想追求。

学校有两个教育部专项资金支持建设学科，即藏药学（生药学）、藏医人体学，还有藏药方剂学、藏药药理学、藏医预防保健学、藏医药史学、藏药基础理论学、藏医护理学、藏医诊断学等七个国家中医药管理局重点学科，六个省部级基地实验室。

学校多次派遣专家赴美国、英国、巴西、日本、韩国等二十五个国家访问讲学，先后为三十多个国家和地区的学者讲授藏医药学，并在英国开办藏医班。

藏医药学在悠久的历史传承中，创制了卷帙浩繁、内容广博、形制各异的古籍文献。但因各种原因，古籍存世情况不清，对其进行全面系统的普查、开展古籍保护刻不容缓。

从西藏藏医药大学筹建开始，朗东·多吉卓嘎就在校图书馆工作，她把收集整理藏医药古籍文献当作使命。她因创建独具特色的西藏藏医药大学特藏部而荣登 2013 年"中国图书馆榜样人物"。据悉，课题组还利用由中国古籍保护协会资助的资金，大力推进藏医药古籍资料数字化建设，为西藏藏医药大学建立藏医药天文历算古籍文献信息中心奠定基础。2021 年 11 月，历时十一年，《中国藏医药影印古籍珍本》出版发行六十卷，这是近十年来藏医药学领域的重大科研成果之一。

采访中得知，日喀则边雄藏医学校、山南松赞藏医学校、阿里冈底斯藏医教学院、昌都藏医学校等，培养了大量乡村藏医和民间藏医。那曲地区巴青县、索县等藏医院也先后举办了多期三至五年学制的藏医学习班。

在青海，青海大学藏医学院李先加院长作为国家"万人计划"教学名师，他从年轻的教育人到如今桃李芬芳，见证了传统医药教育的发展。

1987 年，国家教育委员会批准建立青海藏医学院，后几经变更，2016 年青海大学藏医学院升格为青海大学二级学院，直属青海大学管理。目前藏医学院在校学生约一千六百人，现有省内外大学生创新创业基地、实习教学医院十六家，累计培养各层次高等藏医药学人才三千五百余名。

2019 年，学院分别获批国家级藏医药国际合作基地（青海）、中医药高层次人才培养基地、藏药新药开发国家重点实验室（校企共建），藏医药学入选青海省"国内一流建设学科"，藏医学专业入选国家级一流本科专业建设行列。

2020 年底，青海大学民族医学博物馆建成揭牌。2021 年，博物馆获批中医学（藏医）一级学科博士点、中医学一级学科硕士点。

青海大学藏医学院现已基本形成集本科、研究生、留学生、成人教育为一体的藏医学高等教育办学新格局。学院还先后打造美国阿如拉藏医药健康文化中心、日本阿如拉藏医药研究中心两所国际中心；与美国加州大学洛杉矶分校、美国象雄国际藏医学院、日本同志社大学、美国弗吉尼亚大学和美国斯坦福大学五所国外知名高校建立长期合作伙伴关系；与西藏藏医药大学、北京中医药大学和成都中医药大学三所国内兄弟院校建立学术互助关系，开创"W+2+5+3"的藏医药对外交流合作新模式。

李先加现任青海大学藏医学院院长、教授、博士生导师，青海大学国家级藏医药实验教学示范中心主任、藏药新药开发国家重点实验室副主任，中国非物质文化遗产保护协会中医药委员会副会长，青海省藏医药学会会长。

因为深爱，所以了解；因为了解，所以清醒。他看到藏医药教育存在的一些问题，如藏医药人才培养虽初具规模，但仍缺乏系统掌握藏医药理论与现代科学技术、能承担起藏医药传承与创新重任的领军型人才。他提出实施藏医学"5+4"本硕博连读"宇妥人才"培养计划；制定藏医药学教育标准；完成百名名老藏医学术思想及诊疗技术传承计划。

藏医药教学中严重缺乏藏医药实验实训教学体系。特别是藏医临床课程、天文历算课程缺乏针对性场地设计和教学氛围营造实验实训室。现代科技发展成果对中医学等传统医学发展造成不同层次的冲击，培养藏医临床思维也很不容易。

自 1998 年起，他牵头编写了 100 多种教材，曾获得国家级教学成果二等奖两项。其教材除在全国藏医药院校使用外，还在美国、日本、意大利、俄罗斯等多国藏医学院使用。

华欠桑多是青海本土培养的第一位藏医学博士，现任青海大学藏医学院副院长。他 2007 年考入青海大学攻读藏医学博士，导师李先加教授对学生关爱有加、视如己出，强调博士要有学科交叉研究能力，培养国际视野。在导师的努力下，华欠桑多先后赴多所大学学习科研方法，可以同声翻译专业讲座，成为藏医学院历史上第一个过英语六级的学生。他与导师以问答形式编写的专著很受藏医药读者欢迎。

民间传统藏医学校及机构面临着资质获取、资金投入、基础设施等多方面的困难。2017年，中国西藏文化保护与发展协会设立"扶持民族地区开展民间藏医教育活动专项"。他们的初衷是将分散在各藏区的确有教育力量、效果良好的民间藏医学校及培训机构统联起来，做精准帮扶。西藏林芝贡布曼隆宇妥藏医学校等六所学校首批列入协会专项，在民族地区开展民间藏医教育，是藏医药文化得以传承发展的根脉所在，是国家大力推行的贫困地区精准扶贫、脱贫及实现2030健康中国的有效途径。截至2021年7月，六所学校已毕业学生约两千六百人。

帮助一个家庭培养一名藏医，就是帮助一个家庭脱贫，就是帮助一名藏医惠及一方同胞健康！

在人烟稀少的高原，在生活条件艰难的山区，极力推动藏医教育的中国西藏文化保护与发展协会常务理事雷菊芳深情回望每一寸土地。曾经，她从贫瘠的西北大地走出来，如今，她多么希望这些偏远地区的孩子能扎根家乡，以他们所学的技能造福一方。

在各级公立医卫机构就职、开办私人诊所、在乡村开展医疗服务，他们都已经成为基层医疗的重要力量。

藏医学的目的是让有病的人健康，让健康的人长寿，让长寿的人自在。雷菊芳和藏医学校的学生们交谈、欢笑，询问他们心里的渴望，就像母亲一样。

如果说那些传统医学的医家，是救人性命、解除疾苦，那中医药的教育人，就是春风化雨、百年树人。他们用朴素之真诚、坚定之热爱，播撒中医药文化的种子；用民族之精神、文化之支柱，为中医药教育担当作为，改变了很多人的命运。授人以鱼不如授人以渔，教育投资是周期最长、回报最慢的，他们却选择了这样一条道路。他们最乐意看到的回报，就是一代又一代中医药子弟向善利他，让更多人懂得健康智慧，回归身心自在。

第三节　中药研发路且长

问道中医，中药是我们关切的救命之汤。中药在哪里？我想起了北宋陈亚的一首四季药联。

> 春风和煦满常山，芍药天麻极牡丹。
> 远志去寻使君子，当归何必问泽兰。
> 端阳半夏五月天，菖蒲制酒乐半年，
> 庭前娇女红娘子，笑与槟榔同采莲。
> 秋菊开花遍地黄，一日雨露一回香，
> 牧童去取国公酒，醉到天南星大光。
> 冬来无处可防风，白芷糊高一层层。
> 待到雪消阳起时，门外户悬白头翁。

名医、名药口口相传，我在典籍中寻找。桂枝汤是中医名方，在《伤寒论》中闪闪发光。有人研究说，《伤寒论》中主治条文有六十六条，可谓"群方之冠"。她高于群方、精于群方、广于群方，加减变化和适应范围广。《伤寒论》中所载的方剂统称为经方，是基础医学与临床医学相互结合和不断发展的产物。组方严格、选药精简、灵活多变、价廉易得，这也是仲景组方选药的最大成就和特点，可以说是经典之方、经纬之方、经济之方也。

我也在现代生活中发现中药。1994年1月，世界闻名的亿万富翁——澳大利亚纽曼金矿的老板哈利先生在瑞士阿尔卑斯山旅游度假时，突然腹泻不止，病情危急，在当地医院治疗无效。一位来自马来西亚的华人游客张先生略懂中医之道，随身带有藿香正气丸以备不时之需。他送给哈利先生两瓶藿香正气丸以救急，哈利先生治病心切，将两瓶药一次服下。哈利先生的腹泻竟停止了，稍事休息后康复如初。哈利先生盛赞此药的神奇疗效，为报答张先生的救命之恩，当即决定赠其一辆轿车。回国后，哈利先生特意在《纽曼时报》上发表了"中药真灵"的文章，在当地引起巨大反响。

一些中医药的忠实爱好者说，中医药的确管用。但他们可曾知道，中药研发是一条充满荆棘和希望的道路。屠呦呦几十年默默无闻，李树楠蟑螂研究剑走偏锋，藏药佐太的研制传承了几个世纪，好药几百年经久不衰。中药研制的标准越来越高，门槛越来越高，道路越来越艰难。

说起中药研究，人们都会把目光投向中国中医科学院。作为全国中医药科研的龙头单位，中国中医科学院为中医药学术发展提供了动力，推动了中医药传承和创新文化的传播。中国中医科学院中药研究所，是我国成立最早的一所国家级中药研究专门机构，自 1983 年起被确认为世界卫生组织传统医学合作中心。中医药科研，时代兴衰同命运。

1950 年，国家决定组建中药研究所，并指定该所附属于中央卫生研究院，成立未及两年，很多工作被搁置。1954 年 11 月，中医研究院筹备处接收了中药研究所。

1966 年至 1976 年，中药研究所的工作受到影响，全部课题被迫中止，科研工作几乎处于停滞状态，一些有科学价值和初获成果的课题未能继续进行，职工人数下降到不足七十人。

1969 年以后科研工作有所恢复，国家领导人亲自抓常见病、多发病的研究，中药研究所部分科技人员开始进行防治疟疾、中暑、解毒、肿瘤、气管炎和避孕药的科研工作。1971 年，在全国防治疟疾办公室领导下，中药研究所发掘出青蒿治疗疟疾，并找到青蒿抗疟的有效成分——青蒿素，为以后取得研制成功抗疟新药的重大科研成果奠定了基础。

1972 年后研究所恢复各研究室建制，重建车间。1973 年职工人数达一百五十人。全所绝大部分科技人员轮流为农村医疗卫生服务，调查、发掘民间运用中草药防病治病的宝贵经验。如牡荆挥发油治疗气管炎，就是在江西德兴民间治疗经验的基础上加以研究提高的成果。

1981 年 3 月 10 日，国家科学技术委员会批准国际科技合作项目，研究院与日本百年汉方学研究机构日本津村顺天堂株式会社签订了为期十年的合作协议书，一直延续了二十年。

1997 年 7 月，中国中医研究院（现中国中医科学院）成立了青蒿和青蒿素研究中心。传统医学，更凸显其价值！

在 2003 年 SARS 时期，中药研究所主动承担了科技部启动的

"十五" 863 计划重大项目中"治疗 SARS 中药筛选研究"课题。

我们怎么能忘记那些勇敢而执着的科研人，是他们，赢得了中医药的未来！很多人都知道屠呦呦是诺贝尔奖得主，她是一位让世界重新认识中医药的女性科学家。

众所周知，疟疾是经蚊虫叮咬或输入带疟原虫者的血液而感染疟原虫所引起的虫媒传染病，流行历史久远，对健康危害甚大。此病曾在我国猖獗肆虐，据不完全统计，二十世纪四十年代，我国每年至少有三千万疟疾患者，病死率约为百分之一。中华人民共和国成立后，疟疾疫情逐步得到控制。2016 年 8 月至今，中国未出现一例本土疟疾病例，取得了全球瞩目的抗疟成果。但疟疾目前仍是全球特别是热带、亚热带地区的主要寄生虫病。世界卫生组织将其与艾滋病、结核病一起列为世界三大公共卫生问题。

为了攻克世界难题，屠呦呦先生在科研战线上默默坚持了四十多年。在遇到科研困难时，她想到了中医典籍；在前行艰难时，她去中国历史中寻找希望。葛洪的《肘后备急方》让她突然眼前一亮，"青蒿一握，以水二升渍，绞取汁，尽服之"。她的科研成功，就从这里开始！

青蒿素的发现，说明"中医药学是一个伟大的宝库，是中国古代科学的瑰宝，也是打开中华文明宝库的钥匙"，是"深入发掘中医药宝库中的精华，充分发挥中医药的独特优势"的一个成功范例，是"中医药对人类健康事业做出巨大贡献的体现"，成功降低了疟疾患者的病死率，已在全球特别是发展中国家挽救了数百万人的生命。

科学研究从来都不是一帆风顺的。打破常规，执着似金。屠呦呦先生的学生卜鹏滨回忆了老师在科研上的感人故事。

衣着朴素、面容和蔼，屠呦呦先生的亲切微笑让大家记住了身边这位平易近人的老前辈。做有机试验离不开溶剂，而这些溶剂的毒性往往比较大。在日复一日的实验室工作中，同学们有时会忘记戴口罩，他们的耳边时常会响起老师清脆的声音："要记得戴口罩。窗户要记得开个缝，保持实验室的空气流通。"回忆起这些看似微小的细节，卜鹏滨的内心温暖如初，并说："屠老师很注重保护青年科研人员。"

屠呦呦先生在瑞典卡罗琳医学院用中文发表题为《青蒿素的发现：传统中医献给世界的礼物》的演讲，十次提到"中医药"。她说："这不仅是授予我个人的荣誉，也是对全体中国科学家团队的嘉奖和鼓励。"这句话激励了在中药领域孜孜以求的青年科研人员们。"既然我们来了，我们还会再来"。这是中医药向世界庄严的宣告！

在采访中，我听到中医药科研工作者的心声，他们希望抓住这百年难逢的历史机遇，投身于伟大时代，让中医药科研更有底气、有实力！还有一些人，在中医药研发之路上留下了一串串深深的脚印。

"蟑螂教授"李树楠，国家级突出贡献专家、全国劳动模范、全国优秀科技工作者，大理大学二级教授，曾任大理美洲大蠊国际研究中心主任。从事教学科研三十多年，主讲《基础药理学》《临床药理学》《药剂学》《新药研究申报与开发》等本专科及研究生课程共五门一万八千多学时，培养医药学人才达万人以上。

2021年4月25日，我赶到云南大理采访中药研发传奇人物李树楠教授的家人，朱孝慈女士给我讲述了他的科研故事。他从1963年开始进行蟑螂的系列研究，先后发明治疗各种创伤、溃疡、结肠炎、结肠炎、阴虚肺痨和辅助治疗肺结核的新药康复新液，治疗肺源性心脏病（右心衰竭）、心血管病的新药心脉隆注射液，以及治疗乙型病毒性肝炎（乙肝）的新药肝龙胶囊等。

特殊时期，他先后被送到大凉山铜厂、农村接受劳动改造。繁重的劳动、刻骨的饥饿、严重的营养不良，导致他全身水肿、大口吐血。"我不能死，我要活下去，我要好好活着！一定有很多人缺医少药，在等着我！"坚强的信念支撑着他，这个在"死亡线"上挣扎的年轻人，艰难地出去寻找野果充饥以维持生命。一次他挖到一种不知名的球根，在知识灵感的启发下，他开始进行治疗初期小儿麻痹后遗症和风湿病的药——类蛇毒的研究实验。当时他没有钱买做实验的动物，便自己捉青蛙、老鼠做实验，甚至把家里的鸡、狗、猫都用上了。也正是这种药，让他和朱孝慈成就了一段姻缘。

1956年他回到云南大理，曾干过拉车，整天推着货物、流着大汗在街上跑。但是他从来没有忘记过自己的科研梦想。工作之余，他在一片旷地将一个废弃车厢当作实验室，用卖血的钱买器械。白天去做搬运工，晚上从事医学科研，他用自己研制的药剂穴位注射，治好了二百多名小儿麻痹后遗症患者和许多风湿病患者。

蟑螂是人见人恨的臭虫，四川和贵州称之为"偷油婆"，藏在阴暗的地方，到处爬，繁殖特别快，常活动于厕所、垃圾堆、粪便附近，到处排便，且带有致病菌。

李教授是怎么爱上蟑螂的呢？朱老师讲起那一段难忘的岁月。当年在云南大理，他租住在一位老人的房子二楼。70多岁的老人平时都出去送水，但有一段时间却没有出门。原来，他得了骨结核，大腿上有个很大的窟窿，溃破流脓，四处求医无效。后来几经周折，从一位白族婆婆那里讨来几剂中药，直接捣烂后敷在大窟窿上，没想到溃烂的腿居然慢慢长出新肉了。有几次，送药的人没有时间敷药，老人就请李树楠帮忙。这让眼见为实的李树楠非常震惊，他好似发现了一个惊人的医学秘密，如果破解这个秘密，肯定能造福人类。于是他赶紧去问白族婆婆，可对方却守口如瓶，说这是秘方。

李教授只好把老人敷药后剩下的药渣拿回家研究。他发现里面除了中草药外，还有昆虫的碎渣，他用镊子将药渣中的中草药和虫子一点点分开，又把虫子的碎片慢慢拼凑起来，渐渐看出了轮廓，竟然是美洲大蠊！

他查阅了四五十本中外医学书籍，发现我国药学专著《神农本草经》中就明确记载着"蟑螂，活血散瘀，利水消肿，解毒"《本草纲目》也有"蜚蠊，用于产后积血，治重舌、木舌、口疮、小儿腹痛夜啼"的记载。

朱孝慈是找李树楠看病的患者，那时她因胃部不适而到处求医均未好转，听说当地来了个李树楠，看病效果很好。母亲便带她去看病，经过治疗后，胃病居然好了。也因此，两颗年轻的心碰撞出了火花。

在拉板车的二十二年艰难生活中，李树楠教授发现了民间用蟑螂治疗各种疾病的良好效果，于是开始在自己简陋的出租房里研究蟑螂。

但是，生活常常会捉弄人。他曾有所有的药品、实验设备都被损毁，实验记录被抢走的经历。但李树楠一直告诫自己：这世界上只有两样东西别人抢不走，一是心中的梦想，二是读进大脑的知识。

为了验证研制的药是否有效，李树楠曾经用电烙铁将自己的腿烧伤，观察蟑螂提取物促进伤口愈合的疗效。1979年，他迎来了难得的教学和科研机会，以时不待我的精神，每天工作近十六个小时。

1979 年，"康复新滴剂"大量应用于临床。1985 年，云南省卫生厅批准"康复新滴剂"蟑螂成方制剂正式成为药品。1994 年，他发明了具有强心、升压、改善微循环、扩张肺血管等作用的"心脉隆注射液"。次年，又发明了能直接抑制病毒和增强免疫功能、对乙肝有明显疗效的新药肝龙胶囊。2005 年，肝龙胶囊获得国家新药证书。2007 年，两个产品相继上市实现产业化。康复新滴剂是中药保护品种，现有四家企业生产。肝龙胶囊对慢性乙型肝炎、原发性肝癌有一定的缓解作用。目前，这三种药品累计产值已达三百余亿元，近三年产值已经超过二十亿元，成为西部民族地区地方高校科技成果转化的成功案例。

历经五十多年的艰苦攻关，李树楠教授取得了巨大创新成果：首次发现并创建了源于美洲大蠊的三个新药，形成了美洲大蠊的现代药物产业链；发现了美洲大蠊中关键药效物质，并证实其药理作用；突破了美洲大蠊的成药关键技术，实现了产业化；创建了美洲大蠊养殖技术系统，实现了原料规范化和规模化生产。在他去世之前，还有三个研究成果没有开发利用，这可能是他最大的遗憾。

一个为中药研发疯狂的科研专家，坚持几十年开发中药。实验室是他的家、他的命、他的一生。李树楠，是中医人的一面旗帜。我特别喜欢一副白族门楼对联，就好像是李树楠给世人留下的：清白传家，风花雪月山水云石怡情悦性，孝悌谨信忠恕仁爱立身处世。

现在，云南的药用原料蟑螂养殖已经成为一种新兴产业。在大理市宾川县，我采访了蟑螂"养殖大王"梁成满先生。

梁成满是名退役军人，老家在甘肃，到宾川成家立业后，一直找不到合适的发展道路。有一天，他突然听说有位叫李树楠的教授在收蟑螂，两三分钱一只。这个消息太令人振奋了，这也彻底改变了梁成满的命运！他的人生，从此和蟑螂紧紧联系在了一起。他骑着一辆破旧的自行车，飞快地跑到李树楠教授那里打听，证实这个消息是真的。于是他走上了收购蟑螂的道路。他说要感谢李树楠，让他成为今天的蟑螂养殖大户。现在，一个车间的产值大约有三千万。这些年，药用原材料市场需求比较大。他先后受邀参加中央电视台《走进科学》等栏目访谈，也深刻理解药品研发带给患者的影响。

中药研发的艰难，是中医药科研人员共同的困惑，但他们都无所畏惧。教育部长江学者特聘教授、湖南中医药大学药学院副院长、创新药物研究所副所长王炜，这一路走得也很艰辛。他从湖南农村一路走到美国，又从美国回国开展新药研发。就是他，让湖南中医药"一带一路"倡议取得重大突破，中成药首次进入巴基斯坦，外籍院士工作站首次落户湖南。

王炜从小生活在山区，爷爷是他的启蒙老师。童年时他就开始学习中药的君、臣、佐、使，本科、硕士都毕业于湖南中医药大学（原湖南中医学院）。在世界顶尖的美国天然药物研究中心工作五年后，他毅然回到湖南中医药大学母校开建一流实验室。十多年来，他对湖南道地的特色中药材进行严谨科学分析，成功发现二百多种特色中药的有效成分，其中四十多种在全世界属首次发现。单就血筒的研究，他在国际重要期刊上发表了十五篇论文，并获得两项专利。

他成立了"一带一路"传统医药合作站，学校连续六届举办湖湘生物医药·中医药创新国际论坛等。帮助中医药企业走出去，帮助"一带一路"国家提升传统医药研究水平，引导学生向更高的学术标准看齐。成风化人的过程虽然漫长，但他所做的一切都将被看见。

他还成功邀请了中国科学院外籍院士、巴基斯坦前科技部和教育部部长阿塔·拉曼在湖南中医药大学设立"一带一路"传统医药工作站。这对中巴培养高水平人才、中医药走向"一带一路"具有不同寻常的意义。

王炜领衔的中药民族药物创新发展国际实验室，是与国际接轨的现代化实验室。学生回忆说，当时可以说没有一个烧杯，没有一台仪器。如何从无到有、从小到大，建设成真正能够帮助湖南中医药走出去的实验室，王炜用苦干做出了成果。

2019 年，巴基斯坦专家宣布：湖南的银黄清肺胶囊临床试验成功。这一切谈何容易！由于受制于科研方法、科研思维、技术壁垒、文化差异等因素，能走出国门的中成药非常少。银黄清肺胶囊能走出国门，代表我国首个中成药进入巴基斯坦。可以说，是王炜给湖南中药闯出来一条新路。

王炜说，中医药要走向世界，最缺的是既懂中医药又懂中外人文交流的国际化人才，他把人才培养当作自己的使命。学生们说，在那个上百人的"中医药与民族医学"交流群里，每个人都会主动领取工作任务，在这样有严师和学友相伴的团队中，学生们的学习热情高涨。周旭东是工作站的硕士生导师，也是王炜团队的一员，他感受到了学术的价值与科研的意义。

湖南中医药大学科技创新中心的新药研究让人振奋。学校科研团队强大，科研成果转化好，激发了青年学者的科研热情。王宇红主任介绍说，目前已有防治抑郁类疾病的"复方柴金解郁片"和防治高血压的中药被列为科技部重大新药创制。

她介绍说，中心先后获得国家、省部、厅级科技成果奖十七项，其中作为主要研究人员参与的《中药粉体关键技术及其产业化开发》获国家科技进步二等奖，主持的《眼疲宁口服液治疗眼疲劳的实验与临床研究》获湖南省科技进步二等奖，研制开发新药五个，获国家发明专利五项。

王宇红主任曾被借调在国家药品评审中心工作过半年，让她对新药研发有了一定的认识。她说此前中药新药开发中、低水平重复比较多，目前新药规范化提高了，但感觉中药新药研发过程越来越难，真正成功地站在"金字塔"上的产品不多。如何调动创新的积极性，发动社会关注科研成果转化，这是大学科技创新部门关心的问题。

蔡雄副主任说，他理解守正创新，守相对来说比较容易，而创新面临的困难更多。作为年轻的科研人员，他需要做的还很多。

在河南南阳采访时，我发现了治疗阿尔茨海默病（老年性痴呆）的天智颗粒。我对这个新药之所以表示出极大的兴趣和尊敬，是因为我看到了同学的父母患老年性痴呆后家人的种种无奈，这个患病群体常常迷失回家的路，晚年生活充满了风险。在我的同学几次四处寻找他们走失的父亲、母亲时，我们除了心疼老人外，爱莫能助。如果能有一种防治老年性痴呆的好药，让老年人保有清醒，是多么幸福的希望！这是河南知名药企在继承传统中医药治疗头晕、头痛、善忘、烦躁易怒等症的理论基础上，融合现代研究新证据，创新开发的国内第一个纯中药制剂。

新药研发也是老字号药企的使命。某集团就针对有些疑难杂症研制了新药，如针对慢性肾炎、糖尿病、冠心病、抑郁症等，他们研制的药已获批新药证书和生产批件。目前正在开发咳嗽变异性哮喘、强直性脊柱炎、阿尔茨海默病、急性咽炎等治疗领域的六个复方新药和经典名方标准颗粒的研究。他们还与中国中医科学院就破壁灵芝孢子粉胶囊进行抗雾霾研究，并发现加味逍遥丸对功能性消化不良及经前期综合征具有明显治疗效果，启动了乌鸡白凤丸治疗高尿酸血症的临床研究。该集团现已完成各类新产品开发千余个，取得新药证书、生产批件共十多个，完成六百多种中药配方颗粒研究。

中药剂型改革也是中医药跟随时代发展步伐与时俱进的选择。一说到中药，人们可能会第一时间想到汤剂，这是中医临床应用最早、最广泛的一种剂型，能适应中医辨证施治、随症加减的原则，具有吸收快、迅速发挥药效的特点，至今仍然是中医临床的主要用药方式。

随着生活节奏的加快，汤剂显然让现代人难以接受，如煎煮不方便、质量不好控制、携带保存不方便等。一些患者看完中医开完处方后，由于不懂熬制方法，或没有时间煎煮中药而改用中成药或西药。

从某种角度来看，汤剂的用药方式也是影响中医药走向现代化和国际化的因素之一。日本在二十世纪七十年代就有二百多种汉方颗粒，韩国在二十世纪九十年代就有单味中药浓缩颗粒，并生产出三百多个品种。中药饮片能不能做剂型改革呢？中药配方颗粒的研发为中国中药的创新创造，开创出一条金光大道。

2020 年 9 月，我来到广东佛山市南海区里水镇旗峰工业园开发区，采访国药集团中药控股广东一方制药有限公司。企业厂房、车间和技术研发中心，颠覆了我对中药企业的想象。

在提取车间的出勤板上，我看到了提取浓缩、喷雾干燥、喷干粉处理、粉碎等各个工作流程。针对生产过程的关注点，不同生产线上的工人都把工作的品名、贵细品种分类、关注的内容等标示得清清楚楚。

在全套全新完整的制药工艺设备上，全成分提取是良心制药的坚守。遵照传统中药汤剂的煎煮方法，结合现代制药技术，将经过规范炮制加工后的中药饮片用水煎煮提取，通过不同的设备和条件来实现不同品种的先煎、后下、文火、武火等煎煮要求，使中药饮片达到全成分提取，生产过程中不加糖、防潮剂、矫味剂，保证产品的原汁原味。那些看上去形状不一的全封闭罐式容器，承载着全球患者的希望，更是代表着中药配方颗粒领导者的领先技术。中药剂型改革，是中药研发路上的重大创新。

您知道"佐太"是什么吗？这是被雪域高原人民称之为藏药的"宝中宝"，又称"水银洗炼法"，是指将水银经过洗、涤、去垢、去锈、除汞毒等炮制工艺，加入金灰、银灰、铜灰等十六种灰剂与硫黄合炼而成的黑色粉末。此项技术是藏药炮制中的核心技术，囊括了藏药传统加工技术的全部精华。藏医历史上关于佐太最早的记载出现在《四部医典》中。五世达赖喇嘛的太医巴桑洛曲扎编写了《珍宝药佐太实践论著》。七世达赖喇嘛召集诸多医学界名人到拉萨药王山，炼制了大量的佐太，并配置了各种珍宝药品。十八世纪的著名药物经典论著《晶珠本草》《藏药炮制大全》等，在历代藏药实践论著中占有着举足轻重的地位。

1916 年在十三世达赖喇嘛的太医强巴土旺的建议下，拉萨创建了门孜康（藏医星算学院），他的高徒钦绕诺布被任命为院长。1921 年强巴土旺亲自组织炼制佐太，配置了仁青常觉、仁青芒觉等贵重药品，把宝贵的经验传授给钦绕诺布、药王山崔成坚参等人。1930 年钦绕诺布参与了佐太炼制全过程。在此后的几年，陆续选派了班登坚参、嘎玛群培、丹增曲扎等传授佐太炼制技术。1972 年、1974 年藏医院药剂师陶克平措、土登格桑、嘎玛群培在西藏林芝县分别开展了规模较大的佐太炼制活动，以满足需求。

1977 年在藏医院制药厂药剂师土登格桑的组织下，拉萨开展了一次规模更大的佐太炼制活动。同年在钦绕诺布高徒丹增曲扎的组织下，楚如次朗、江央伦珠、土登夏加在林芝地区波密县境内开展了一次佐太炼制技术活动。

1980 年西藏自治区藏医院为传承佐太炼制技术制订人才培养计划，老厂长土登格桑、强巴土登二人负责培养洛桑多吉等人。1982 年土登格桑和西藏藏医药大学的措如·才郎在拉萨共同参与了佐太炼制技术活动，并进行了多年工作经验的交流，核对各自笔记和剂量标准，同时完成了佐太炼制实践精要教材。1987 年起，在土登格桑的指导下，徒弟洛桑多吉独立完成了藏药厂佐太炼制技术活动，还培养了大批专业技术人员。1988 年西藏自治区藏医院申请佐太专利。

在藏区，医院制剂室可以说是藏药公司的"孵化器"。她们把一枚枚"金蛋"孵化成一只只生产力旺盛的"母鸡"，扩大规模建成药业公司后，医院的内部制剂却遭遇到了严峻的考验。

西藏自治区藏医院门孜康制剂中心，是在原西藏自治区藏医院制药厂的基础上，于1996年由江苏援建时更名为西藏自治区藏药厂，并新建了现代剂型生产线，后来改制为国有企业。但是因企业无法生产供应藏医院三百多个医院制剂品种，医院制剂用药面临短缺，遇到了前所未有的困难，后在藏药厂原址上筹建了独立的藏医院制剂中心。

青海省藏医院也经历过西藏自治区藏医院一样的痛苦。该医院制剂室始建于1983年，2013年医院申请国家支持藏区建设项目资金，投资七千万元建设制剂中心，年产值达五千万元，年生产藏药量达六十吨以上，拥有"中藏药炮制技术传承基地"，还拥有七十味珍珠丸赛太炮制技艺等两项国家级非物质文化遗产。

还有青海省河南蒙古族自治县蒙藏医院制剂中心更让我刮目相看。他们建立的制剂中心占地八十多亩，车间净化标准为十万级。每年制剂药品生产量达到五十吨，年产值两千五百余万元，医院年业务收入达到四千余万元。这家医院的制剂中心配制的药品质量好、价格低、疗效确切、不良反应小，因而深受医生及患者的欢迎，诸多外省区患者慕名前来就诊取药。

当然，藏医院制剂也存在一些问题。如传统散剂因药性问题目前还没有全部包装，这不利于药品储藏、发放和保存，也存在出现差错、混淆和二次污染等风险；藏药制剂名称翻译规范工作有待加强，在藏文音译过程中"一音多字""一品多名"的现象较为突出，对藏药制剂医保品种目录产生了不利影响。目前青海省已备案制剂品种多达千余种，但各医疗机构制剂处方成分、剂量、功能主治等翻译不一，存在错翻、漏翻、剂型单一等问题。

一些民族医药专家谈到，中药、民族药研究开发有不同的模式。一种是类似于国际上天然药物、化学药物研发的思路和方法，普遍存在于科研院所和大学，其特征是进行相对较大规模的活性筛选，或在得到潜在的药用资源后，从化合物及其活性入手，进行有效部位、有效成分研究。另一种是传统医药、民族医药研究办法，注重民间药用经验的指导作用，一切以临床为导向，新药可以是单方也可以是复方，可以是粗提物甚至是饮片直接入药。民族医药在免疫系统疾病、内分泌系统疾病、代谢性疾病、老年退行性疾病等方面有明显特色和优势，如灯盏花、黄藤等。

中国工程院院士王永炎说，中医药是中国古代传统文化和原创科技的融合，现代中药产业具有知识技术密集、不可再生物质资源消耗少、发展潜力大、综合效益好的特点，新时代对中药产业的发展提出了全新要求，中药大品种更要具有"三高四特"和共识疗效。"三高"是指高技术含量、高知名度、高销售额；"四特"是指特效、特色、携带特别方便、服用特别方便；共识疗效是指产品的临床疗效中医认可、西医认可。临床价值和科学价值是中药产生市场价值的基础，市场价值是中药产品临床价值、科技价值在临床的市场化体现。

据国家药品监督管理局数据库，截至2019年10月，我国现有上市药品批文166668条，合并同一产品不同规格后是136408个产品，归属5305家企业。其中中药共计59595个，合并不同规格同一产品后，共计54211个产品，涉及2846家企业，9985个中成药品种。可以看到，重复生产的情况非常普遍，板蓝根颗粒的批文和生产企业共有827个批文，涉及全国694家企业。

中药新药申报及审批结果可以窥见一斑：据《中药大品种科技竞争力研究报告2019》，国家药监部门受理的中药新药申请2015年共20件，受2015年药物临床试验数据自查核查影响，2016年为0件，2017年为1件，2018年为8件。2015年至2019年获批上市中药新药共14件，其中2015年7件，2016年2件，2017年1件，2018年2件，2019年2件。

传统医药在历史中一路走来，千百年来以疗效、安全为第一标准。在今天的现代化科技化时代，传统医药的制药要求，要适应现代化制药体系，这对传统医药的研发是现实考验。在我采访的过程中，不少中医药科研工作者都谈到这个问题，近些年来中医药面临研发缓慢、新药上市艰难、周期漫长等现实问题，这需要有关部门思考中药的药品研发注册管理体系。

中医药行业的复兴，需要龙头企业的引领。我国中成药企业80%属于中小企业，规模小、产品单一，低水平重复建设多，缺乏国际竞争力。大多数企业受短期利益驱使，不注重练习内功，研发投入不足，并没有成为产业技术创新的真正主体。企业缺乏销售渠道，既没有研发能力，又缺乏营销策略，主要依靠以往的低价格、多折扣、大流通、回扣战等模式经营，很难保持良好的盈利能力。有的企业忽视发展后劲的培养，导致新品跟进乏力，市场渠道萎缩。

中医药，是中华文化的传承者，是人民健康的托付者，也是关键时刻的大国担当者。这是最好的时代，中医药面临着历史上最好的发展机遇；这是文化复兴的时代，中医药将在文化复兴的时代列车上凯旋！

第四节　岐黄工业尚有道

在时代发展的进程中，互联网、虚拟经济对社会的影响可以说是划时代的。但关乎人民健康安全的中医药工业企业，如何在时代的喧嚣中保持清醒的理智，怎样立足实业发展壮大，如何展现中医药文化的丰厚底蕴，在纷繁复杂的国际形势面前保持特有的中国之道？

在新冠肺炎疫情的危机重重中，是中央企业承担起历史重任。在近两年时间的采访过程中，我也走访了中国医药集团有限公司（简称"国药集团"）的中药板块旗下企业，对中药工业企业有了更多认识，我由衷感叹国药集团的前瞻眼光和宏伟战略。在激情创业的版图上，国药集团慧眼识珠，以投资家的智慧、企业家的思维、改革家的魄力，把国内优质的中医药企业收入囊中，形成良好的集群效应。央企平台的架构，也激发了中医药企业的自信，其发展态势如雨后春笋节节高。

国药集团是由国务院国资委直接管理的中国规模最大、产业链最全、综合实力最强的医药健康产业集团。旗下有一千六百余家子公司和八家上市公司。2021年《财富》世界五百强第109位。

2022年1月，我到访国药集团，集团党委书记、董事长刘敬桢先生在百忙中接受采访。他介绍了国药集团近年来的工作情况，也谈起自己对中医药的认识和新冠肺炎疫情期间中医药在国际市场的表现。他说，新冠肺炎疫情是一场大考，危机就是考验，作为中央企业，国药集团始终坚持人民至上、生命至上，在医药物资保障、疫苗研发、生物实验室建设、中医药作为等方面体现了责任担当，集团传承民族国粹、弘扬民族文化、推广中医国际化，有责任和义务让中医在全世界发扬光大。

集团 2021 年中医药营业收入达 350 亿元，中药材种植面积也在行业前列，目前有 1500 多个中药品规，中医药工业规模有一定基础，中医药在网络布局、商业流通、国际市场中有极强的信心。

集团在中医药事业发展中重视以下四方面的工作：一是在中医药文化全球化宣传推广中，国药集团中医药与防疫保障物资、疫苗一同"出海"，成为深受国际社会赞誉的生命保障品。海外华人华侨将中医药品作为最尊贵的礼物赠送给所在国家政要，无形也为中医药的国际市场赢得了口碑。二是中药产业链的建设增强了中医药的核心竞争力。中药材种植风险大，但为保证药材自主可控，集团开展种子种苗培育，开展中药材标准建设，在全国建立了道地药材基地，抓大品种种植，形成了产业优势。三是中医药科技攻关药注重跨界融合。科研需要耐得住性子，传统名方要增加科技含量，目前集团药食同源产品不少，有些对健康调理非常有效，但市场开拓有待加强。四是内部协同和系统协作将会带来全新机遇，国药集团有庞大的体系，也有研发、生产、市场等全环节，还有几十家医院，要有国药一家亲的思路，有系统观念，注重内部协同，中医药发展要充分利用系统资源。

我问刘董事长，有二十万员工的集团在促进全民健康和建设健康中国这一重大使命中，他有何体会，又有什么管理心得。国药集团是面向市场的竞争型企业，不是资源型企业，对集团董事长的考验更大，如何敏锐感知市场变化，了解基层的真实情况？如何从战略管控向运营管控过渡？有同志开玩笑说，从战略管控向运营管控，意味着"爷爷可能要直接带儿子、孙子上班"。这些都是他深度思考的问题，要走出舒适圈，改革自然会遇到阻力。如果集团总部机关的领导干部，只听汇报，不下车间，工作可能难以落实到位。

员工们经常提起刘董事长的一句名言："一定要听到枪声听到炮声。"这好比《林海雪原》中的作战指挥家，好比滚滚硝烟中的身先士卒者，好比疫情之中的逆行者。

刘敬桢经常亲自下基层，特别是疫苗研发期间，他要求机关的同志们下沉到一线去解决实际问题。他派人员去一线驻厂，挺住层层压力。他是救火队长，也是防疫先锋；他是无私无畏的战士，也是有情有义的兄长。发现国有资产流失的风险苗头，他铁面无私；遇到事业难啃的骨头甚至被指责，他不卑不亢；只要有利于事业发展、有利于企业前行的，他据理力争！他希望每一位员工活得有价值、有尊严！

我采访公司高层，他们说刘董事长是个好"班长"，他有充沛的精力，在处理庞杂的工作事务后，依然保持奋斗者的精气神；我采访旗下公司员工，他们可能与董事长没有机会见面交流，但在公司的工作大会视频现场，感受了他的豪情壮志与人生追求；我问青年干部，对国药青年马克思主义培养工程示范班有何体会，他们说，这要求年轻的央企人站稳人民立场，投身社会实践，勇担时代使命，贡献青春力量。

我以为，刘敬桢先生不仅仅是位央企领导，他更是目光深邃，在为党育人、为国育才。他曾担任过大学学生会主席、省学联主席团主席，被评为优秀毕业生。参加工作后多次被评为优秀干部、劳动模范，荣获中央企业青年创新奖、中国经济新闻人物等称号。先后在多家央企工作过，有四家五百强企业工作经历。大型企业的管理，方向最重要。相比他曾经工作过的央企，国药集团的使命感和市场挑战性更强。

"关爱生命 呵护健康"是国药集团的初心和使命，他们也全面服务"健康中国"战略和新发展格局。集团以工业为主导，以科技为支撑，大力发展资源产业，建设了从中药种植、中药科研、饮片加工到中成药生产销售的完整中药健康产业链，并致力于生产技术及质量标准的现代化。多少次会谈中，礼仪的感染；多少次碰撞中，人格的魅力；多少次较量中，实力的展现；多少次磨合中，信任的传递。想他人所想，通过外部并购、内部重组等现代企业资本运作手段，实现对既有产业的调整和新产业的扩张，成就了如今的"中国中药"。

国药集团现代中药板块以中国中药控股有限公司为核心的生产企业有五十六家，打造了一条包含中药种植、科研、生产、销售的完整中药健康产业链，在全国众多省份布局了药材基地和中药产业园，生产一千六百多个成药品规，拥有十五个中华老字号品牌、四个非物质文化遗产产品，以及"仙灵骨葆胶囊"等全国独家基本药物，使传统中医药得以发扬光大。

2019 年，公司对旗下统领的种子种苗、中药饮片、中药配方颗粒、中成药、药食同源大健康产品等业务，举办"龙印中国药材"品牌战略发布会，意味着中国中药的品质和品牌形象的全新塑造。

2020 年，中医药深度参与新冠肺炎疫情防控，国药集团中药控股公司旗下产品都发挥了独到的特殊作用。

在采访调研中，我在祖国大地上看到了优质的中医药企业，深深为民族自豪，为中医药行业自豪。

国药集团德众（佛山）药业公司高管程之永先生找出来自己珍藏了三十四年的一瓶鼻炎康片，看着这一瓶说明书有些泛黄的药，我深深体会到一位中医药从业人员的深情，此药目前年产十三亿片。

国药旗下太极集团，曾连续十余年入围中国企业五百强，有一万四千多名员工、十三家制药厂、二十多家医药商业公司、两大连锁药房及两大研发机构。其技术中心被认定为国家企业技术中心。现有药品批文共计千余个，中药品种批文近七百个，年销售额逾亿元的品种十余个，过千万的品种近百个。

太极集团以现代中药智能制造为主、麻精特色化药为辅，致力于传承创新中医药和发展现代医药。建有年产一亿瓶的糖浆剂生产线、年产二十亿支的口服液生产线、年提取药材十万吨的中药材前处理车间和提取浓缩车间；拥有中华老字号品牌"桐君阁"，拥有"桐君阁传统丸剂制作技艺"等六项国家级、省市区级非物质文化遗产。通过了国家工信部"工业化和信息化两化融合管理体系"认证，中药提取中心通过国家工信部医药产业数字化项目技术评审。

国药集团广东环球制药公司生产的玉屏风颗粒是中药免疫调节的知名品牌，出自元代著名医学家危亦林《世医得效方》的经典方，至今有七百多年的历史。该产品由黄芪、白术、防风三味中药组成，1994 年被评为国家级新产品、国家中药保护品种、国家保密处方、全国独家基药。在 SARS 防治、人感染禽流感预防、手足口病预防、甲型 H1N1 流感预防、新冠肺炎防治、国家重大疫情储备用药、灾后中医药治疗中发挥了重要作用。

2020 年 9 月，我来到广东佛山顺德采访，德胜河是一条流动着创业者沸腾热血的河流。中国中药控股有限公司时任董事长吴宪说，相对于西医，中医药的标准化把握会难一些，但其发展不能照搬西医模式来套用，在管理上要调整，很高兴看到国家中医药传承出台了接地气的政策，特别是"健康中国"国家战略的实施，中医药进入了全面发展的新时代。

作为一家有着完善的产业链，集科研、制造、销售为一体，产品涵盖药材饮片、配方颗粒、中成药等几大领域的百亿中药平台，旗下汇集上百家优质企业一万七千多名员工，中药企业在治理模式上有什么特别的办法？其实企业只要聚焦、围绕目标，关注人，调动年轻人的积极性，总会找到办法。在发展的过程中，中药企业也会遇到这样或那样的困难，如在清理不良资产的过程中所遇到的阻力、在兼并收购中所需要的策略，其实都要求企业管理者要有清醒的头脑，更要有运筹帷幄的能力。

央企平台、民企机制、外企管理、国企传统，中国中药控股有限公司融合了不同的管理模式。我们谈了经典名方、传统故事、资本运营、道地药材、药材种植、生产加工等各方面。倘若要问中央企业到底有什么特点，在采访中，我有深刻的领悟，那就是：她有责任与使命，她无愧于"国之脊梁"。

坚持党的领导，是中国国有企业的光荣传统和独特优势，是国有企业的"根"和"魂"。这就凸显央企党建工作的重要，做实了就是生产力，做细了就是凝聚力，做强了就是竞争力，抓党建就是抓改革发展。党建工作如何与企业经营相结合？中国中药控股有限公司党委书记杨文明先生解答了我的问题。

近年来，中国中药控股有限公司贯彻落实全国国有企业党的建设工作会议重要讲话精神，在完善公司治理中加强党的领导，在与企业生产经营有效融合中发挥党建优势，持续释放中国特色现代企业治理效能。在公司党委"把方向、管大局、促落实"的带领下，党建和改革发展同频共振、同向发力。

党管干部，中药企业如何作为？中国中药控股有限公司党委坚持将党管干部原则和发挥市场机制作用结合起来，建立健全梯队人才培养体系，着力打造高素质干部人才队伍。公司党委带领全系统广大党员干部深入开展学习研讨，感悟服务人民健康的初心使命，坚定中医药文化自信，把党建力量"嵌入"攻坚克难的重大项目，推动企业发展与行业发展相统一。激励各级干部牢牢把握中医药发展的战略机遇，担纲起弘扬中华文化，振兴、引领中药产业发展的神圣使命。

任何事业，都需要精神引领。在我看来，央企党委还有一个重要的职能，就是给企业干部职工铸魂育心。如果他们把患者当作亲人，把人民健康需要当作责任，把推进"健康中国"当作使命，那何愁抓不好经营生产呢？

在国药集团中药板块中，中药配方颗粒产业是市场认可度最高，也是经营效益最好的。中药配方颗粒是中药剂型的重大改革。在中医药发展的历史上，总有一些人，他们放眼全球，深思变革，常怀惕厉之心，终日乾乾，带领中药企业奔跑在时代潮流前面。

中药配方颗粒主要创始人、中国中药控股有限公司执行董事总裁程学仁，是中药汤剂改革的先行者。他曾经兼任广东省中医药工程技术研究院副院长。1993年，他作为项目主要成员承担了国家中医药管理局的中药饮片剂型改革项目"中药配方颗粒产业化研究"，在国内首次开展中药配方颗粒研究，改变了传统中药"千年一罐制"的历史。企业自主研发的中药配方颗粒调配系统获得了市场高度认可，在新冠肺炎疫情中也发挥了特殊作用。

站在新的历史百年，中医药迎来全新的历史机遇。程学仁说，未来五年中国中药控股有限公司将继续坚定"全面建设可持续、互协同、共发展的中药大健康全产业链，打造行业领先水平的中药大健康产业集团"这一发展方向，实现经济效益领先、市场地位突显、科技创新引领、专业人才聚集、精益管理提升、品牌价值倍增六大战略目标，推动中药材种植及经营、中药饮片、中药配方颗粒、中成药、中药大健康产品、国医馆六大业务板块协同发展。

诚然，不同经营模式的企业并购改制也给中国中药控股有限公司这艘巨轮带来了前行的负荷。公司要想超常规发展，当务之急是什么？程学仁沉思片刻，沉着回应："首先必须跳出目前的舒适圈，最关键的是要在人才、业务、管理三方面有突破。"

从一方制药到执掌中国中药控股有限公司，程学仁视野开阔，心有大局。央企关系国计民生，更是推动健康中国的助力器，谈到传承与创新，他说这是中药腾飞的两翼，二者相辅相成、缺一不可。要把科技创新摆在中医药振兴发展全局的核心位置，坚持面向增进和维护人民群众健康、面向服务经济社会发展的主战场，着眼于加快建立中医药科技创新体系，大力提升中医药科技创新能力。他和全国中医药同仁共勉：中医药是经得起历史考验的宝贵财富，企业应充分利用自身优势，担纲起弘扬中医药文化、推动中医药传承创新的历史使命。

公司党委副书记、工会主席黄鹤女士大学毕业后就在中国中药控股有限公司工作。她和不同角色的员工都有共情体验，她关注年轻干部成长，发现潜力人才，为企业做干部储备。

兰青山先生现任公司副总裁，他说《中国现代中药》从普通科技期刊到核心期刊，见证了中医药科研逐渐得到重视的过程。他主编的《中药科技前沿》，及时发布政策前沿、市场前沿动态，为公司发展提供了信息支持和业务指导，也深受中医药从业人员喜爱。

在陪同参观公司中医药文化展览馆的赵夏荫主任的介绍里，我对中国中药控股有限公司有了深入了解。公司成立了成药营销中心，各个子公司的成药产品，由公司统一营销，产品形成了集群效应，使市场竞争力和吸引力增强。公司目前销售核心团队有四千多人。

营销中心市场部人士说，十年前，医院的西医医生很排斥中医药。但近些年来，西医医生开始接受中药，只要拿出与他们知识体系所匹配的科学依据，他们就会接受。一些西医的领头人也开始做中医研究。如钟南山院士团队就做过玉屏风颗粒用于稳定期慢性阻塞性肺疾病的临床研究，国医大师、中医体质学创始人王琦院士做过玉屏风颗粒调节气虚体质（反复感冒、慢性肾病）体病结合的临床研究等。中药产品的科技含量、临床表现、市场竞争力为自己赢得了话语权。近些年国家政策导向和医保目录的调整，使中成药品种进入医保目录数量明显增长。

药材质量关乎中医生死存亡，关乎民众用药安全。道地药材是中药的灵魂所在，这是中药之道。

自古以来都很重视药材的"道地性"。东汉时期《神农本草经》就强调药物的"土地所出"。唐代孙思邈在《备急千金要方》中详细记载了当时各"道"地出产的药材名目。

道地药材对生态环境的选择十分严格，这就决定了道地药材分布范围不广、产量少、品质优、疗效更高、更加名贵，当然价格也更高。因此，在优质的道地药材名前经常会习惯性冠以地名，如宁夏枸杞、川贝母、怀山药、杭菊花、湘莲等。

中国中药控股公司也在种子基源分析、种子追溯系统、种植管理上下苦功夫。从源头上抓起，开展全程追溯，不但在种子繁育上做到了精细管理，而且在药材前端帮助药农提升了种植水平。

旗下子公司根据各自所在区域的地域优势，在药材种植和管理上投入了大量的人力、物力。如老字号同济堂，从1999年开始进行淫羊藿资源调查，并收集野生种质资源，目前共收集保存了四十多种淫羊藿种质资源，建立了国内淫羊藿品种最全的种质资源库。通过多年来的淫羊藿良种选育、种子繁育以及药材种植技术研究，已选育出"贵同箭叶1号""贵同箭叶2号""贵同柔毛1号"三个淫羊藿药材新品种，淫羊藿保护抚育及种植基地于2009年通过GAP认证，拥有淫羊藿种植基地四千多亩。

药材种植其实是非常辛苦的。适合中药材生长的好环境，往往交通是比较落后的。贵州山区的种植比北方的种植成本更高，无法实现机械化，但是药材品质要更好一些。种子的储存也很有讲究，存放损失成本通常较高。同时田间管理，也需要足够的耐心和体力。

种植效益缓慢，面临着自然灾害、市场和政策的风险。品种保护、品种审定、品种登记等品种管理内容，时常也要根据《中国药典》的变化而调整。

药材种植是很不容易的事。有的药业已联合六十多家产地优质生产团体共同建设了百余个GACP药材种植基地，覆盖了全国二十二个省份的药材道地主产区，规模达九万余亩。他们通过"订单种植、保价收购"的方式与建档立卡贫困户签订《特色种养业精准扶贫帮扶协议》，免费发放种子种苗，提供种植技术与指导，约定药材收购品质与保底收购价格，调动贫困户种植中药材的积极性，在当地与生产团体联合设立"扶贫车间"，进行中药材产地初加工，助力乡村振兴。

中药材历来强调原产地，异地种植必须三代的药材疗效和原产地药材一致方可上市。但是有些地方只顾经济效益，让中药材种植"随心所欲"。解决这些问题需要统筹管理，也要科学规划。

中国中药控股有限公司从 2003 年开始进行甘草航天育种，到目前进行了甘草野生资源收集、新品种选育、良种繁育、精细化育苗、规范化制种、规模化种植的研究。在甘肃民勤县甘草基地，2018 年已经建成了 2900 亩良种繁育田、500 亩精细化育苗田，是目前全国最大的甘草良种繁育基地。甘草为三年生药材，品种选育与良种繁育是一项长期性、系统性的工作，需要多年如一日地坚守与执着。目前民勤县甘草基地育成了国内第一个甘草新品种"国甘 1 号"，申请甘草良种繁育等专利七项。科技研发部邓庭伟，自 2010 年 3 月开始一直坚守在民勤县甘草基地。他的使命，是为行业提供"来源可溯、去向可查、责任可追、质量稳定"的品牌种子，践行只做"真"种子、做品牌种子的理念，努力做到生产加工的种子粒粒保真、颗颗发芽。每一粒种子都是一个希望、一份承载、一个承诺。

中国中药控股有限公司中药研究院副院长、中国中药控股有限公司副总经理王继永博士带我走进一间间中药材种子的研究室，我看到了丸粒化的黄芩、甘草种子，看到了便于药农种植的种绳，直接将线状的种绳埋到土壤里即可。在半夏种子的栽培室，绿色的半夏苗上挂着球状珠芽，让我不得不感叹中医药科技的与时俱进。

全国中药材种植资源分布图，好似一本家谱，可以清清楚楚看到我国各地中药材原产地的地域分布。祖国南北大地，每一寸土地上都有中药材生长的勃勃生机。

在这里，我不仅感受到了中药种植源头的管理，更看到了中药材原料质量的把控。国家颁布的《中华人民共和国种子法》，把中药材种子列入管理范围。发展是永远正确的王道，因循守旧、固步不前，总要落后。创新发展、智能制造是中药的生存之道。我在全国各地采访，中医药人无人不知广东一方，她有什么魅力让那么多人赞叹不已呢？那就是她对中药剂型的开拓创新，让中药有现代化的活力。

1992 年 9 月，广东省中医药管理局批准筹建广东省中医研究所制药厂。1993 年，广东省中医研究所与佛山市南海区里水镇经济发展总公司合作，成立国药集团广东一方制药有限公司（简称"一方制药"）。1993 年 12 月，中药配方颗粒科研项目确立为国家中医药管理局重大科研项目，程学仁先生就在中药剂型改革的路上一路奔跑；同年，一方制药被国家中医药管理局确定为中药饮片剂型改革生产基地。1994年，公司被国家中医药管理局确定为中药配方颗粒研究开发试点单位。1995年，中药配方颗粒项目被评为国家级火炬计划项目，产品被科技部等评为国家级新产品。2001年，一方制药被国家药品监督管理局确定为第一批中药配方颗粒试点生产企业。2011年，一方制药中药配方颗粒产业化关键技术研究与应用，获得国家科技进步二等奖。

在生产车间，我仔细观察中药配方颗粒的制药流程，其中喷雾干燥工序是极其重要的一环。高速离心喷雾干燥，浓缩液转入干燥室顶部的离心雾化器内，通过雾化器的高速旋转，喷进高温空气中，水分迅速蒸发，使产品颗粒能保持与液滴近似的球状，具有良好的分散性、流动性和溶解性。

走在车间，听到制药机器的工作声音，透过玻璃观察口看着沸腾翻转的药液，我才明白，此前我听到的有关"中药不可靠""中药药粉不纯""配方颗粒不如自己煎药好"等的种种偏见，都来源于不了解。

在原药材库房，白色药材袋整齐地分区存放，原产地、采购时间、重量、质量等级等标示清晰。她们好似都是有生命的队列，随时欢迎人们的检阅。

在半成品库区，一包包不同颜色、不同品名的药粉，耐心地等待着化身的机会，她们最终的梦想，都是成为良药配方的一颗颗有济世雄心的中药颗粒。

走进技术工艺部实验室，我仿佛走进了一个高科技园区。这里是一方制药的技术中心，世界上各类最先进的分析仪器好似威武的将军们。

2019年，一方制药在科技研发方面投入2亿元资金，科研投入对企业的提升是显而易见的，对产品质量的把控更是看得见、摸得着的。他们表达出来的不仅仅是科研的能力，更释放出来科学与严谨对中药生产的影响。

中医药企业是中医药行业的晴雨表，企业兴则行业兴。公司研究生产了七百余味产品，建立了中药配方颗粒特征图谱质量控制标准，开展了中药谱效学研究、等量性与等效性研究等科研工作，有一百余个常用品种的药材基地。

中药颗粒配方调配系统由调配主机和储药柜两大部分组成，主机采用数字化集成技术，自动将中药饮片处方剂量转换成中药配方颗粒的剂量，集处方下载、颗粒识别、称重、自动调剂、封装、处方信息打印、库存管理、在线语音提示、智能纠错等功能于一体。企业从 1999 年就开始自主研发设计多工位智能化调配系统，目前系统已经升级到 3.0 版本，拥有三十多项自主专利。

广东一方制药有限公司董事长魏梅女士，北京中医药大学中药专业本科毕业，后来又读了药学专业的硕士研究生，2008 年进入一方制药工作。熟悉她的人都说，她从来不把自己当"外人"，不管在什么岗位、什么场合，只要是对公司有利的事情，她都会据理力争。

魏梅是搞检验出身的，深知药品质量的关键，这也是对企业最基本的忠诚。在回顾企业的发展过程中，那些呕心沥血的人都是单位的功臣，他们曾经历的艰难困苦，是今天的我们无法想象的。当年步履维艰，全体中层干部都去市场一线做销售，去卖药。她了解企业一路走来的不易，格外珍惜自己工作的机会，也深知自己的专业使命，只有认真，才不负于前辈们。

企业管理中，前瞻性和预见性特别重要，而要提出建设性的意见，就必须有过硬的专业基础和对企业高度负责任的态度，多年的历练，让她悟出企业管理之道。她真诚地说："央企要有科研的担当，要有科技理论转换为实体经济服务的能力。科研投入对企业的提升会产生极大作用。希望产品能服务社会，良药配方关爱健康。"

爱中医、制良药，凡是对企业负责、对产品负责、对行业负责的人，都会在中医药行业得到成长和锻炼。魏梅先后获得"抗击新冠肺炎疫情全国三八红旗手""广东省先进女职工""广东省优秀质量管理人""广东省医药行业科技创新发展卓越领导者""科技创新领军人物"等荣誉称号。

中医药现代化，需要一批勇于开拓创新的人。广东，是中医药文化深厚的地域，也是改革开放的前沿阵地。程学仁、魏梅，还有诸多我未曾对话的人物，他们都应该被中医药发展历史铭记。

中药企业走向智能制造道路，也是中药发展之道。有的药业建设跨区域数字化工厂，实现从药材到成品全过程可视化生产以及个性化智能配送，并整合、分析所收集数据，挖掘影响药品质量诸因素，精细生产管理，获批工信部智能制造新模式应用项目；新药开发获得"新"突破，已启动七个经典方药研究，并与陈可冀院士合作清达颗粒临床项目、与禤国维国医大师团队合作皮肤制剂研发项目。

质量是中药的生命，国药集团中联药业有限公司（简称国药中联）是首批成为湖北老字号的企业。1985年，公司的鼻炎片获得国家颁布的中华人民共和国质量金奖。2006年，金叶败毒颗粒获得国家火炬计划。

鳖甲煎丸是源自东汉医学家张仲景的经典名方，具有活血化瘀、软坚散结的作用，是肝病、妇科肿瘤患者的福音。听工作人员讲述一道道制药工序，我见证了经方鳖甲煎丸的制作工艺。二十五种药材在分别精细化处理后，药粉和熬制的蜜与水按比例成坨，随后在机器的加工下成为药线，再制作成丸，经过丸粒的几次筛选，去掉前段粒小的和后段粒大的，留下中间合适的丸粒，再经过烘干、打磨等工序，一箱色泽光亮、颗粒均匀的鳖甲煎丸才能来到包装车间。在一个又一个车间里看到每一道流程，我深刻体会到一颗优质中药丸的来之不易。2018年，鳖甲煎丸、金叶败毒颗粒两个拳头产品成功进入新版国家基本药物目录。

老字号在新生代手上怎么做？公司的"90后"总经理蒋焘大胆启用年轻人。杨立志原来在西药企业工作，她感觉西药企业的板块管理经验还是值得中药企业借鉴的。八个车间十几个剂型，三百多人在生产线上，需要统筹安排，这让她有了更高的责任感和包容心。中药企业文化，让她学会了为更多人考虑。

国药中联党委书记王伟回忆起新冠肺炎疫情期间公司员工的"战斗"状态，十分感动。在关键时刻，中医药企业是疫情防控的坚实力量，她尽最大的努力做好后勤保障。

老字号中药企业的变革改制，也意味着要放下一些沉重的包袱。负责党群人事工作的王敏，在调整中要面对的一方是自己熟悉的老同事，一方是企业发展需要果断做出的风险控制和人力资源调整，看着自己深爱的单位轻装上阵，她长舒了一口气。中医药企业的员工，有责任和企业共同成长。

公司老员工带我参观了正在建设的自动化仓储间，即将容纳十万箱药品的立体仓库，让人不由得畅想中药企业与时俱进的全新未来。

新一代的中药人，他们牢记历代医家良药的初衷，并时刻用德行让中医药焕发新的光彩。中国人民的健康之道，中国医药的强盛之道，中华文化的复兴之道，需要具有全球竞争力的世界一流综合性医药健康产业集团来推动。

大道至简，非常道，非常名。国药集团中药板块，明明白白的数据、真真切切的招牌、兢兢业业的态度、踏踏实实的干劲、实实在在的智慧、从从容容的步伐、千千万万的点赞，做出了响亮的回答！

第五节　复兴关键在基层

"合作医疗就是好，自力更生是个宝。无病能早防，有病能早治。小病能看好，大病也不愁了。"我手里有一本1977年2月人民卫生出版社出版的《赤脚医生教材》。书中前言里这样描述当时的时代背景：万里河山红旗展，八亿神州尽开颜。在无产阶级革命路线指引下，把医疗卫生工作的重点放到农村去这一伟大指示正在落实，我国农村的卫生面貌发生了深刻变化，社会主义新生事物茁壮成长，赤脚医生队伍不断壮大，合作医疗更加巩固和发展。

"土方、土药、土法""自采、自种、自制、自用""就地取材、充分利用"曾是"赤脚医生"的父辈们采用的简、便、廉、验的办法，"一根银针、几把草药"的中医发展思路，就是站在广大基层群众的利益上出发的！

中医在哪里呀，中医在哪里，我大声呼唤。中医在民间，中医在基层，有着巨大的需要！

我的家乡有一位知名老中医康鼎尧先生。他毕业于湖南中医药大学，在乡镇卫生院工作时培养了多位徒弟。在创作这部作品时，我与童年好友几十年未曾相见，相约在她家老房子聚会时，竟翻出不少有关他的医药书籍，她的父亲就是康鼎尧医生的徒弟。

我读着他的一些医案论文，颇为他几十年来深耕于乡村服务农村群众健康而感动。在《全国首届民办、社办医疗机构科研成果交流暨转让会论文汇编》中，他撰写的《中风与三七补阳还五汤应用浅谈》中谈到自己中医临床三十多年治疗脑出血、蛛网膜下腔出血、脑血栓等病例的经验，每以三七补阳还五汤按不同症情加味治疗多能奏效。

农村群众小病小痛从不当回事，有些越拖越严重。又因长期在田间劳作，风湿病多发，项背拘急，举动艰难。康鼎尧医生习惯于用蠲痹汤治疗肩周炎。

一位 60 岁的女性患者于 1983 年 10 月求医，右上肢不能抬举，脱衣困难。康鼎尧医生的治疗处方为：羌活 10 克、姜黄 10 克、当归 15克、炙黄芪 15 克、赤芍 15 克、防风 12 克、甘草 5 克、生姜 5 片、大枣 3 枚、附子 10 克、细辛 5 克。10 剂后患者疼痛大减，肢体转温，右上肢能抬举穿衣，原方继进五剂，诸症悉除。此类医案曾发表于 1987年《北京中医杂志》的第四期。

他还讲述了 1994 年冬天一名农村妇女因二次剖宫产导致瘢痕子宫，再次怀孕请求药物治疗，争取不做手术，希望无痛分娩的医案。他当年接诊时想起《达生篇》中有"睡，忍痛，慢临盆"，吴师机的《理瀹骈文》中有"临产遵六字真言，催生滋四物大剂"等胎产调护之法，于是用"保产十三太保方"（保产无忧散）作待产方，让其于预产期前三天开始服用，每日一剂，服至临产宫缩时停服。患者预产期满后三天，果然无痛临盆，顺利生育一男孩。其方药组成为：当归、川芎、白芍各 5克，生黄芪 10 克，厚朴 4 克，菟丝子 3 克，川贝母 3 克，枳壳 3 克，荆芥穗 3 克，蕲艾 3 克，生姜 3 片。这个方子，近代中医妇科用于难产、纠正胎位及临产催生，古人誉为安胎妙剂。

这样的案例，本应该手术分娩，但因防护得当，化险为夷。这也让我想起一位表嫂，三十多年前年纪轻轻，因在二胎分娩时难产，母子双双丧生的悲剧。康鼎尧这样的乡村中医，为多少人送走了凶险，为多少人护佑了安康。这就是中医在基层存在的价值！

中医药历经沧桑，受尽苦难，人们终究发现，她依然是维护人类健康不可或缺的力量。

民族要强大，中华要振兴，中医要复兴！复兴的钥匙在哪里？无数个声音说："中医要复兴，关键在基层！"不少中医人告诉我，近些年国家重视中医药发展，中医药重新拥抱了基层。

在河南南阳市，我走访最多的就是中医机构。在市、县、乡镇中医院，我深切感受到，中医药总能找到生存的空间。

南阳市卧龙区中西医结合疼痛医院地处南阳市中心城区北部，前身是卧龙区七里园乡卫生院，1997年增挂卧龙区中西医结合疼痛医院牌子。医院虽地处南阳市中心城区，但自身医疗资源并不好，周边三级医院有好几所，离南阳市最大的中心医院骑车仅几分钟的路程，一般患者都会选择去市三级医院，这就是城区基层医院的尴尬。

一走进医院，就看到一栋中式风格的二层小楼，尽显中医药文化氛围。听说这是医院最早的楼房，前几年已成危房。钟健院长上任后，争取资金修缮，经过几年时间对医院环境进行了整体装修改造，才形成现在干净整洁、古色古香的中医药氛围特色，中医堂的设计更让患者感觉宁静舒适，颇有在院疗养之温馨。

2016年钟健到医院，当时最棘手的就是基层卫生院留不住人才，也留不住患者，更没办法做手术。如何让疼痛专科做出特色，寻找出路？"让基层中医馆有特色，让乡镇卫生院有品位，让患者愿意来、留得住，这些是夹缝中生存的基本法则。"他想到了四个提升，即环境提升、设备提升、技术提升、服务提升。

医院要发展，技术是关键。全院掀起了学技术、提素质的热潮。请射频微创专家到医院带教；先后组织疼痛科人员到省内知名医院观摩学习；安排人员分别到开封中医院进修学习糖尿病治疗技术，到洛阳正骨医院学习风湿免疫病治疗技术；不定期参加培训、学术交流，有的医生根据自己需要自费外出学习。科室与科室比，职工与职工赛，争先创优的氛围感染着大家向技术高峰进军，医院的整体业务和技术水平有了明显提高。目前医院每年诊疗人数达七万多人次，全年业务收入近两千万元。

1997年医院成立的疼痛科，如今成为河南省中医药管理局的省级特色专科，也是市级中医重点专科，着力开展中西医结合疗法治疗颈椎病、腰椎间盘突出症、腰椎管狭窄、肩周炎、膝关节退行性病变、风湿性关节炎等，每天接诊患者近百人。业务收入占全院总收入的40%，而这源于该科有一批骨干力量。

钟院长积极与河南省中医院疼痛科建立科室联盟，省中医院疼痛专家每周六到这里来坐诊、授课、手术，让周边群众不出南阳就能享受到省级专家的治疗水平。

"本来计划去郑州看病，没想到把省城的专家请到医院，让我就近看了病，还不用拖累儿女们耽误工作陪我去，真是太好了!"患者说。

"我是周主任的老患者了，平时有了小病小痛，给周主任打个电话，他在电话里指导一下，吃点药就好了。感觉严重时就来扎针，调理一下，周主任对我的症状很了解，对症得很，服务也好，就像是我的家庭医生。"一位老患者风趣地说。

周艳丽是疼痛科主任，1998年就在医院工作了。她在医院找到了职业自信，目前对各种常见的疼痛疾病有扎实的理论基础和丰富的临床经验，尤其擅长辨证治疗颈肩腰腿疼痛类疾病及风湿疼痛类疾病。

南阳市中医院的针灸推拿科和儿科给我留下了深刻印象。针灸科规划整齐，各类灸具新颖实用，颇受患者欢迎。

南阳市中医院儿童康复病区主任张涛医师带我参观了儿童康复治疗区，看着这群特殊的孩子和家长，我深深理解他们，一个孩子的健康决定了一个家庭幸福的指数啊。看着那些发育迟缓、语言障碍、智力障碍、学习障碍、自闭症、多动症、抽动症以及感统失调的孩子正在做康复，我又想起我的父亲那漫长的康复期，如果不是中医药的力量，我怎么会拥有今天这样深沉而伟大的父爱呢!

张涛主任说，科室以"中西医结合、医教结合、全面康复、快乐康复"为康复理念，采用独创的"通络矫正"手法、"推拿促动"手法以及针灸、个体训练加小组课的训练模式，不管中医康复还是西医康复，能更好地帮助孩子改善运动、认知、语言功能，提高生活能力，都是好的康复方法。目前南阳市中医院儿科在全市处于领先地位，且疗效确切，深受患者欢迎。医院儿科2011年获批国家中医药管理局重点专科，2019年获批为第一批河南省区域中医（儿科）诊疗中心建设单位。

黄昏里，儿童康复治疗区的灯光依然明亮，这些儿童康复机构是这些家庭的健康寄托之地，相信这里也能照亮这些孩子和家长的心灵。

县级中医院方城县中医院则展现出真实的基层中医活力，这与我在有些地区看到的县级中医院举步维艰、门庭人稀形成强烈对比。

医院班子成员带领我参观，庭院内，医圣张仲景和药王孙思邈的两尊雕像，气势宏伟、庄严敬畏。病房楼内，雕刻有孙思邈《备急千金方》的"大医精诚"、龚廷贤《万病回春》之论"医家十要",醒目可见。医院根据不同区域规划中医药知识传播内容,有着浓郁的中医药文化氛围。

这所医院建于1979年,两个院区总占地面积85亩,干部职工卫生专业技术人员有一千多人。编制床位八百多张,开放床位一千二百张,开设二十个病区。心病科、脑病科是河南省特色专科,康复科是南阳市重点专科,糖尿病区是南阳市特色专病病区,骨伤科是南阳市特色专科,儿科是河南省区域中医儿科诊疗中心协作单位。医院被河南省定为"河南省医养结合示范建设单位",2020年被南阳市中医药发展局确定为"中医药文化宣传教育基地建设单位"。

马晓鹏院长介绍说,该院的王平全国基层名中医传承工作室于2020年通过了国家验收。工作室在整理、传承中医专家学术经验,培养基层中医药人才,提升基层中医药服务能力等方面取得了一定的成绩,对中风、头痛、眩晕、痴呆、不寐、心悸、胸痹、胃痛、咳嗽、喘证等病种开展了中医药相关诊疗项目,赢得了广大患者的信赖。特别是下乡巡诊成效显著,每月不定时到乡镇卫生院、村卫生所开展诊疗和业务指导,讲课答疑,带动了院、所医疗工作开展。

医院积极参加大型中医药文化宣传教育活动和当地重大宣传教育活动。针对社会热点和公众需求,结合本单位特色,组织开展义诊活动,同时也造就了一支能力强、水平高、受欢迎的科普宣传队伍,使巡诊专家团队成为文化载体。"中医药文化进校园"给孩子们带来了中医药知识,在他们心里埋下了中医药文化的种子,培养了民族自信心和自豪感。

马晓鹏回忆起高中毕业后的专业选择。有一次奶奶生病严重,父亲安排他去请医生来诊治。当危在旦夕的奶奶转危为安时,父亲建议他学医。那时,他感受到了救死扶伤的伟大。1984年8月,他从医学院毕业后就在方城县杨集乡卫生院工作,一年多后担任院长。二十世纪八十年代的乡镇卫生院长,要求全科医生的能力。经过整整十三年的基层锻炼后,他被调入方城县人民医院。2001年在郑州大学第一附属医院血液肿瘤科进修后创办了方城县人民医院血液肿瘤科,并于2007年被南阳市卫生局命名为"南阳市特色专科"。2019年调入方城县中医院任院长，指导成立了中西医结合肿瘤专科。

方城古称裕城，丹参是这里的道地药材，也称裕丹参。马院长的老家就有千亩裕丹参基地。我们一行风雨兼程寻访。雨雾中的丹阳山，山路十八弯，粗石嶙峋，越野车爬山险象环生，我们登上山顶，要看一看真正的野生艾草和丹参。山风呼啸，随手采撷一支野艾，艾香慰人心。

中医药要复兴，关键在基层。一名好乡村医生，就能带动一所乡镇医院。早就听说湖南省浏阳市骨伤科医院是全国乡镇医院中发展比较好的。2021年2月的一天，浓雾锁城，我赶到社港镇，走进浏阳市骨伤科医院的门诊大厅，就被水泄不通的患者人群所震撼。医院的罗鹏院长带我穿行其中，参观了解医院各科室。

这个曾经的乡镇卫生院创建于1957年。1992年成立浏阳市骨伤科医院。2019年门诊约三十二万人次，医院业务收入达三亿元以上。患者主要来自湖南、湖北、广西、江西等省，外地患者占收治总量的九成以上。

为何这样一家地处乡镇的骨伤科医院吸引了南方地区多省患者呢？这要从起源于清代末期历经四代相传的江氏正骨术说起。江氏正骨术以第三代传人江林为代表，创造了中医正骨的奇迹。在江林先生的诊室观摩，我第一眼就看到他的矮椅子。这位临近古稀的乡村名医，2019年获得全国中医药杰出贡献奖。医院以中医骨伤科为特色，恪守低手术率、低费用、低住院率的惠民原则，赢得了人们的高度信任。

江林从事中医骨伤临床医疗五十多年，高中毕业后就跟随父亲学习祖传中医正骨术，后又到湖南中医药大学深造。他在继承祖传正骨术的基础上，把祖传秘诀和西医学有机结合起来，自创了"牵引穿针法""竹弓牵引架"等用于临床实践，取得显著疗效，受到患者欢迎。每例重大手术都由他亲自主刀，患者络绎不绝。

医院收入的百分之九十九来自骨伤科，全院纳税额占全镇税收的一半，还带动了周边第三产业，创造了两亿元以上的收入。很多人都说，一个乡镇医院发展成这样是一个奇迹。

在藏区，藏医药也深受群众欢迎。西藏神猴藏医院院长尼玛次仁先生告诉我，藏医药有他独特的魅力，吸引了一些因在当地医院辗转没有治好病的外地患者，且疗效显著。日喀则经济开发区和文化创意园区的西藏神猴药业产业园和神猴藏医院总投资约三亿六千万，即将正式投入使用。在雪域高原的纯净之地，我们还将看到一座康养中心。尼玛次仁曾提出，国家对民营医院的政策要落实到位，落实到基层，《中华人民共和国中医药法》实施了三年多，一些地方政府对传统医药的关注仍远远不够，有些落不到实处。

1992 年，他从藏医院校毕业后被分配到西藏聂拉木藏药厂，这正是 1986 年响应国家号召变卖了在尼泊尔的家产，携带妻儿回国定居的贵桑潘多一手创建的企业。企业后来改制，从成立之初只能生产十多个品种的藏药，到如今有三十多个品种获得国药准字号，有二百多个西藏自治区药品监督管理局备案制剂品种，利润也逐年上升，目前总资产达八个亿，集团旗下有八个子公司。立足研发，突破创新，接轨社会，2021 年公司在江苏海门成立了神猴医药研究院，开展现代科研项目研究，进行剂型改造、新药研发工作。

传统医药的价值，很多人都深信不疑。他们坚守在基层，让更多人体验到民族医药的价值。在内蒙古鄂尔多斯，从青海来这里传播藏医学的华太，就实现了自己的人生梦想。上大学时他就有个梦想：要从青海家乡走出去创业，开连锁藏医诊所。

2006 年，华太毕业于青海大学藏医学院藏医学本科专业，后来到了内蒙古。2007 年，他创办第一家贝珍亚藏医馆，秉承"医德为魂，医术为本；尽善尽美，尽职尽责"的经营理念，发挥藏药"简、便、廉"和藏医传统疗法安全、高效的特色，赢得了广泛认可和高度赞誉。

他把握住国家对民族医药重点扶持的历史机遇，于 2021 年与青海大学以校企合作模式在青海大学国家科技院成立青海贝珍亚藏医药科技有限公司，旨在继承和弘扬藏医药文化，构建大健康生态，现已发展成一家集连锁医疗、预防保健、科研教学、产品销售为一体的健康产业综合体，有内蒙古鄂尔多斯贝珍亚藏医风湿骨病专科和藏医传统诊疗中心、呼和浩特第一分诊部；2019 年挂牌成立"青海大学藏医学院大学生创新创业基地"，获得鄂尔多斯"民族团结示范单位"称号；年接诊人数两万人次左右，年营业额达五百多万元。

藏医馆倾注了华太的心血，也见证了他的成长成熟。据不完全统计，近十年来医馆累计治愈各族患者超过二十万人。医馆坚持对农牧区各族特困群众、一线环卫工人、80岁以上老人及12岁以下儿童进行免费治疗；每年不定期深入农村牧区开展免费送医、送药下乡活动；每年拿出上一年营业额的百分之五作为慈善基金来做公益活动，累计送医、送药价值超百万元。这是完全靠他自己对传统医学的热爱走出来的道路。

但华太的同龄人宁攀，在第一次创业中就没有那么幸运了。传媒专业毕业的宁攀做过医药项目后开始思考创业。2017年，他开办第一家中医馆，一年后亏损了近两百万。理想很美好，现实很残酷，必须换思路。2018年9月，他接受投资后，开始了连锁机构的标准建设。

中医是需要沉淀的，好似自己的急躁青春无处安放一样，在第一家中医馆亏损后，宁攀思考了很多。他梳理了供应链和体系，目前开办的六家门诊部的位置都还不错。

在民族地区的农牧区，基层医疗是怎样的情况呢？青海省海南藏族自治州兴海县藏医院院长周拉太向我介绍了当地的情况。

2019年，为了解决基层群众的就医问题，当地县委县政府将兴海县藏族人口居多的子科滩镇、温泉乡、龙藏乡和中铁乡等四个乡镇卫生院划为兴海县藏医院县域医疗共同体，纳入总院统一管理运营，基层医疗通过优化结构提升了服务能力。四所乡镇卫生院、三十二个村卫生室，构建了县、乡、村"横向到边、纵向到底的医疗服务一体化"管理体制，能够做到县、乡、村三级紧密型联动服务，业务协同。兴海县藏医院还建立了药品配送中心，人员统一调配，推行乡镇卫生院（村卫生室）人员"县管乡用"机制，上挂下派，自由流动。总院实行医疗卫生资源集约化管理，向乡镇卫生院、村卫生室延伸检查、检验等服务，并推行结果互认，实现"一般常见病不出乡镇、大病不出县，县域内就诊率达百分之九十以上"的目标，让乡镇医院真正成为"群众身边的医院"。

高原风湿性关节炎成为困扰群众的常发性地方病。兴海县藏医院顺应群众呼声成立了外治科，年诊治服务一万两千余人次。该院还成立了骨科，聘请民间名医坐诊名医工作室，患者遍及西宁、海南、海西、海北、黄南、果洛、玉树等市州。

总院还重视名方、名药的挖掘保护应用，特别是兴海县本土的藏医药学术遗产，炮制出质量好、纯度高、药效明显的"德子色曼"。该药是梅毒等性病和皮肤病的克星，在农牧区试验，效果明显。2021 年 12 月底，周拉太院长被评为《中国卫生杂志》2021 年度推进医改服务健康十大新闻人物。

二十六年坚守为雪域牧民看病的藏医、第二届青海省改革创新奖先进个人、青海省果洛州藏族自治州甘德县青珍乡中心卫生院院长德桑泰，向我讲述了藏区卫生院的发展变化。

因地处偏远，以前卫生院医疗水平不高，人员流失。2018 年，青珍乡中心卫生院自筹资金百万元扩建了中藏医馆，增设了中藏医针灸、推拿、刮痧、定向透药等治疗项目和中药房、煎药室，形成相对独立的中藏医药服务区，配置了一批与开展中藏医业务相适应的基本设施和诊疗设备。医院开展了风湿骨病的中藏医诊治，结合现代理疗方法，对颈肩腰腿痛、中风后遗症等疾病进行康复治疗，针灸理疗科已达本县领先水平。

二十多年来，德桑泰成长为中医针灸、西医内外科都精通的全科医师，他一个人充当着问诊医生、助产护士、妇幼保健员、计生宣传员等多个角色。他说："在基层干医疗工作，必须一专多能，这是为了治病救人。"

在采访中发现，省会城市中医院发展较好，地市级中医院生存不易，县级中医院举步维艰，当然，最艰难的阶段过去了，中医人用自己的坚守等来了春天。

刘向阳是湖南省娄底市新化县中医院院长助理兼针灸康复科主任，他的姨父是当地名医。他从侍诊、调剂、炮制到独诊，积累了不少医学知识。自毕业后分配到中医院工作开始，潜心研究中医针灸康复近三十年，对中风偏瘫、脑外伤术后、截瘫、面瘫等病的中西医康复治疗颇有心得，并逐渐形成以整脊手法、火针、针刀为核心的三大中医外治技术，其治疗颈肩腰腿痛采用中医外治结合内服中药补肾强筋、理气活血、祛湿通络的多联疗法并日益成熟。他是娄底市名中医、全国第五批中医临床优秀人才培养对象。他说，老百姓对中医药的需求是他坚持奋斗的动力！政策利好必将推动中医药复兴！中医药人更当内外兼修，才不负时代、不负人民。坚守岐黄终不悔，哪管名利尊卑。

冷水江市中医院副院长喻姿容教授，1983 年从湖南中医药大学毕业后分配到市中医院时，感觉市中医院还不如一个乡镇卫生院。1985年医院开办妇科，几十年的临床经验和业务提升，让她已经从当年的青涩学生成长为具有中医内科、中医妇科双职称的中医专家。一些在外地工作的人经常回家乡来找她看病。2016 年，她作为娄底市名中医被批准成立全国基层名老中医药专家传承工作室，带教学术继承人六名。

基层中医院发展需要思路，更需要真正想做事业的人。不发展，有一万个因素；想发展，可以克服一切困难。

中医学在基层虽有迫切的需要，但很长一段时间面临着艰难的生存压力。正如崔月犁说的一样，如为求生存，保证"养家糊口"，就不分中医、西医，能赚钱就是好医，一些中医院失去了中医特色，医疗机构盲目的"设备竞争"使中医院加剧了装备劣势，进一步削弱了中医的竞争力。

传统医学，来之于民间，用之于基层。基层有千千万万的乡亲，有出行不便的同胞，有渴望送上门的健康服务。他们需要简、便、廉、验的传统医学呵护生命康健！真诚呼吁：中医复兴，关键在基层！

第六节　营销道术见分晓

传统医药的营销，是道术的呈现，战略的思考，传统与现代的糅合，学术与文化的交融，品牌与价值的转化，市场与收益的结果。我采访了不少企业，了解了不同品牌多方位的营销之道，或许可供中医药行业人士共同思考。

不论是企业自己培养营销团队，还是通过代理公司营销，不论是高价竞拍黄金广告位，还是细水长流润无声，每家企业在营销上都有自己的浑身解数。

某藏药公司副总裁李军先生说他们主要是文化营销、品牌营销、学术营销、数字化营销。这些营销方式相互融合，不断推进并深化向善利他、正道正业的核心价值观。

藏医药有自己独特的理论体系，如何让更多人了解藏医药文化？他们有步骤、有计划地邀请一些行业人士深入藏区了解藏医药文化，在一些学术会议现场，通过敬献哈达等藏民族特有的文化礼节，让人有身临其境的体验感。

在学术营销上，他们根据不同医学模式的需要来做学术功课。如用中医听得懂的语言，与中医寻找合作的路径；用西医的理论体系，开展基础研究和临床试验；以高等级的循证医学证据为基础，推动产品获得中、西医疾病诊疗指南的推荐；邀请中、西医学术带头人形成良好的学术体系，这些对于企业的市场开拓是非常有价值的。

多年前他们曾在中央电视台黄金时段进行过广告宣传，企业形象深入人心。后来在北京卫视《养生堂》节目投放的产品广告，深受中老年消费者追捧。营销永远要有敏锐的市场意识，在电视媒介的影响力急剧下降、网络媒体崛起的今天，品牌研究开始对网络消费者有了新的洞察，他们针对运动人群的行为习惯和高发疾病进行了详细研究，通过赞助赛事、与网络运动达人合作等方式，迅速收获了新一波消费群体。

随着新零售业务的兴起，他们也开始思考线上、线下相结合的模式，在不同的网络平台开展直播、学术推广等，2021年在新冠肺炎疫情不断反复之下，他们与一些网络平台合作开展的送药到家服务，使当年销售收入达到几千万元。

"药材好，药才好"，这一句医药广告深入人心。而了解这家企业的人都说，真正让企业品牌有巨大文化价值效应的，是仲景文化。

1999年南阳张仲景制药厂濒临倒闭，某公司对其整体收购，拥有了"仲景"商标的所有权。2001年他们启用"仲景"商标，并在韩国、日本、新加坡等多个国家和地区进行国际注册。同时，与国际知名广告公司合作，高起点、高档次、高密度地进行形象宣传，通过电视台等媒体全面传播，使"仲景"很快成为家喻户晓的知名品牌。

公司连续参与承办十五届"张仲景医药文化节"；全程参与"中医中药中国行"大型中药科普宣传活动；多次组织召开"仲景学术研讨会"；连年举办隆重的祭拜医圣张仲景大典活动，让更多的人在文化传承中认识了解接受中医药。如今，"仲景"已经成为中国驰名商标，被认定为"河南老字号"，成为中医药发展传承事业的一张闪亮名片。

某老字号有悠久的制药传统，经典验方是企业主要的产品动力源，传统销售模式也受到了极大的挑战。近年来零售终端并购加剧，物业费、房租不断攀升，人员成本也逐步加大，零售终端的生存问题备受行业关注，对药品毛利要求也越来越高。

该公司于 2018 年成立 OTC（非处方药）部门，外聘知名职业经理担任部门总经理，先后建立了"平台化组织营销模式"和"三统一销售模式"，推出了儿药系列和国药精品系列。198 元一盒的国药精品六味地黄丸引起了广泛的争论。此类药物在全行业有八百多个文号，一般售价为十几二十元不等，贵的也就三四十元。因此，人们质疑 198 元这么高的价格会有消费者来买单吗？

新上任的经理却有自己的理论："药品是标准化产品，无法再定位。六味地黄丸已经具备了产品的快消属性，要通过升级质量、回归传统的古法炮制、采用道地有机药材等办法，将产品价值彻底回归，这是一个绝佳的品类再造时机；找准产品消费者群体定位，国药精品服务的是精英人群。"在经历了不同经济状况的地区试点后，该药从单盒销售再到按照一个疗程十盒销售，最后甚至按件销售，成为近年来中成药创新销售的又一个成功案例。

在中国，有一支庞大的中药材生产销售队伍，有那么一些人，把毕生的精力和赤诚投入中医药事业中，他们成为客户健康的引领者，也成为中医药文化的民间使者。在中药材行业内深耕三十多年的康红乐先生，就是一位典型的健康事业先行者。他是一位转业军人，深爱中医药事业，他的正气、和善、笃定、豁达，感染了每一个与他相识的人。

1989 年，康红乐从军校毕业后分配到部队中药材加工厂任会计，驻广州办事处工作。1992 年，他任药材经营部经理。1995 年，他选择自主创业。从 1997 年租半个摊位开始，到 2003 年在"千年药都"安国成立中药材公司，他见证了中医药事业的发展。

他的中药材公司主要生产经营名贵滋补药材及相关产品。其中西洋参系列产品，进口、国产各种规格多达几百种，规格齐全，是国内规模较大的西洋参生产经营企业。公司下设七家实体门店，线上有多个网络销售平台，实现了线上、线下相结合的经营模式。

从销售中发现机会，也从销售中发现问题，如何把控中药材质量，康红乐思考必须从生产环节入手。

公司旗下有一家以西洋参、人参为主从初加工、精加工、深加工到大型仓销为一体的综合服务公司，占地面积两万多平方米，建筑面积三万多平方米。公司现拥有四栋厂房，包括综合办公区及化验室、人参初加工车间、中药饮片生产车间以及大型仓库。公司走科技兴企之路，自主研发人参加工设备三十四套，达到同行业先进水平，年加工能力高达一千五百吨。

公司另有一家以西洋参、人参、铁皮石斛、冬虫夏草等滋补养生中药饮片和口服饮片、各类代用茶、压片糖果、固体饮料等食品的代工/定制为主的生产企业。总占地面积5800平方米，车间建筑面积4700平方米，办公及质检面积1800平方米。先后通过了国家药品生产GMP认证和食品SC认证，是行业内少有的兼备药品生产和食品生产资质的双认证企业。

公司除了经营品种齐全和生产加工能力一流外，同时还拥有野山参基地16500多亩，生产经营的每一款滋补产品都从基地直接采购，减少中间环节以确保产品品质。人参、西洋参已形成集种植、采收、清洗烘干、生产加工、分选、销售、售后服务等于一体的现代化、专业化、标准化、规模化的全产业链运营模式。

公司员工凭借百折不挠的毅力、勤劳踏实的工作作风、热情周到的服务态度和产品稳定可靠的质量保障，赢得了顾客的忠诚度和美誉度。

国人喜欢的中药阿胶的营销也很具有代表性。十多年前，各大药店的熬胶现场火爆，也就是从那时开始，很多人学会了怎么吃阿胶。

阿胶在我国已知最早的中药学著作《神农本草经》中被列为"上品"，从古至今都被誉为"补血圣药""滋补国宝"，明代何良俊的《思生》中有"万病皆由气血生，将相不合非敌攻。一盏阿胶常左右，扶元固本享太平"的记载。

阿胶的主要原料是驴皮，我要寻找这阿胶的制胶之道。2021年5月，我来到山东省东阿县参观毛驴博物馆和养殖基地。

曾经名不见经传的毛驴，这个外来的物种，经过长时间的驯化演变，在中国形成了产业链。但相比于牛、羊、猪养殖，毛驴养殖的周期长，孕期长，效益较低，规模养殖场并不多。黑驴王子体格健壮，体重约400公斤，每年能满足1200头母驴配种需要。但因养驴规模化未成气候，黑驴王子无用武之地。驴的培育科研技术中尚存在难题，如怀孕率低、流产率高、养殖效益难以提高等，导致行业存在资源危机。

在繁育中，母驴同期发情是人工繁育的一种方法，即采用现代技术打破母驴的自然发情规律，让数头母驴同时发情。黑毛驴研究院首次攻克驴的同期发情与当时排卵等技术问题，使同期发情率达到91%，母驴的精准排卵率提升至95%以上，为毛驴规模化繁育生产奠定了基础。

民间谚语道："冬牛夏马四季驴，驴是真朴素啊。寸草铡三刀，没料也上膘。"毛驴全身都是宝，驴皮可以炼制阿胶，驴肉也是难得的美食，正所谓"天上龙肉地上驴肉"。科研人员发现驴胎盘素可促进末梢血液循环，使皮肤的毛细血管血液循环畅通；治疗和改善肝脏疾病；抗疲劳，提高思维力和记忆力，去除肌肤斑点，促进细胞分裂，增进细胞活化，增强免疫力，改善更年期障碍等。

从孕驴尿中提取的结合雌激素主要用于激素替代疗法，可缓解因雌激素不足引起的临床症状，治疗生理和病理原因引起雌激素分泌不足而导致的妇女更年期综合征、骨质疏松症等。还有驴油、驴骨、孕驴血等有待进一步资源开发。

最好的阿胶是什么？读国医大师王琦写的《阿胶赋》，就明白熬制阿胶是很有讲究的：阿胶贡品，国药之光，效宏用广，悠悠流长。源自北魏，推移隋唐，五代十国，宋明清皇。九天贡胶，殊誉播扬，东阿之胶，潜流泱泱。健驴之皮，选品优良，冬至子时，负阴抱阳。桑木为薪，九昼枉长。九九工序，法严有度，开炼大典，幡旗飘扬。庄严神圣，堂堂皇皇，养生膏方，味臻而香。融合精粹，调和阴阳……

清朝嘉庆年间东阿同兴堂在吸收传统炼胶技术的基础上，总结出"九九炼胶法"，如初九点火，炼胶九天九夜，九次添加阿井水，阴晾九九八十一天，共有九十九道工序等。在我国传统文化中，"九"代表道，如《楚辞九辨》曰："九者，阳之数，道之纲，纪也。"九九炼胶法"九"的引入体现了古人对道的尊崇。济南文史收录有记载：清同治十年（1871年），同治皇帝特派四品钦差到东阿监制"九天工序胶"，称为"九天贡胶"。阿胶还有一个典故：早起汉代，傅氏僧拾贵门所弃牲皮煮济荒民，一时火武煮至乌胶，民食体健。后辈尊称此胶物曰"傅氏胶"，又为"傅致胶"（"致""制"互通）。后世偶有医家煮胶选上等胶品皆印"傅氏僧仁"铭念先祖以示纯品。

阿胶的市场营销，应该是传统中药最成功的营销战略。行业的兴衰成败，取决于那群站在市场最前沿的营销人，他们可以化腐朽为神奇，化平凡为伟大。阿胶笑傲江湖，要感谢一批有思想的营销人。

放眼望去，中医药正展现勃勃生机，中医药人正面临历史上最好的社会环境。中医药源远流长，千载春秋功在万代。

中医药在哪里，在祖先们写下的药联中：海龙海马通四海，红花红藤映山红。降香木香香附满店，黄药白药山药齐全。厚朴继承神农药，苁蓉配置仲景方。

寻她千百度，我走南闯北，四季采风。在这两年多的追寻里，我读懂了她存在的意义，理解了她被人误解的原因，看到了她今天的发展，也思考了她面临的困难。

我诵读着古代经典名方：桂枝汤、核桃承气汤、竹叶石膏汤、麻黄汤、吴茱萸汤、附子汤、黄连汤、玉女煎、二冬汤等。

我念着那些经典古籍的书名：《黄帝内经》《伤寒论》《金匮要略》《备急千金要方》《妇人大全良方》《太平惠民合剂局方》《兰室秘藏》《医学统旨》《景岳全书》《外科正宗》《万病回春》《温病条辨》《温疫论》等。

我的脑海里闪过那些古人的名字：黄帝、炎帝、蚩尤、扁鹊、华佗、李时珍、张仲景、孙思邈、吴又可、叶天士等。

那些让我敬佩的近代中医大家，他们依然活在我们心中。我采访过的那些人物，国医大师、民间中医、乡村草医、保有偏方的农妇、有绝密良方的医家，他们如此单纯可爱，目的只有一个，维护自身兼济他人的健康。

学而仁则医，我看到了中医大家，兼儒兼医，中医是他们的另一种修行。

寻她千百度，消得我憔悴，却如此无怨无悔！

寻她千百度，看得百花开，中医正在蓬勃向上！

第七章　传承向何处

掩卷沉思，感慨万千。为何中医发展之路如此坎坷不平？中华民族的瑰宝中医药，有些人为何嗤之以鼻？传承精华，守正创新，我们的方向在哪里？请和我一起深度思考。

第一节　管理沿革

说到管理体制，我们先看看历史上的医政制度。

中国古代历朝历代大多设有中央及地方级的医政机构，管理主要是为了满足皇室、官僚、军队和监狱等特定对象的医疗需要，也是给社会民众的慈善医疗服务，近代有了全民性的医政管理。

秦汉时期，宫廷中有太医令，为皇室及中央管理诊治疾病的太医。两晋南北朝各国有医官设置。隋唐医事制度更发达，有为太子服务的药藏局，为百官医疗兼医学教育机构的太医署及地方医疗机构。

北宋时期，历任皇帝重视医学，大臣中知医者多，医政管理有创举。涉及较高级别的医政机构，如翰林医官，设立十四级医阶，有专门的医官名称。和安大夫、成和大夫、成安大夫、和安郎、成和郎、保安郎等，后世民间称中医为"大夫""郎中"，就源于这些官名。另外还设立了国家药局，加强药政管理。宋神宗熙宁九年，诏令在京城开封另设太医局熟药所，委任官员监制和销售成药。宋徽宗时期改名为医药惠民局，药局规范成药制作，推动成药流行。

元代成立了总掌医政和医学教育的太医院，太医院负责官员级别为二品。实施医户制度，民间业医者被隶属医户，有义务以医服役，而且必须世袭，各地医户定期参加业务考查。

明清两朝的医政和医学教育机构均为太医院，通过考核选拔良医。

早在 1949 年前，国家就提出"很好地团结中医，提高技术，搞好中医工作，发挥中医力量"。

1949 年后，中医走向了一条逐步发展的道路。1950 年 8 月，国家领导人为第一届全国卫生会议的题词中又强调："团结新老中西各部分医药卫生工作人员，组成巩固的统一路线，为开展伟大的人民卫生工作而奋斗。"

二十世纪五十年代初，针对社会上出现的轻视、排斥中医的错误倾向，国家领导人 1953 年在中共中央政治局会议上指出："中国对世界有大贡献的，我看中医是一项。中西医一定要团结，西医一定要打破宗派主义。" 1954 年，他强调："祖国医学遗产若干年来，不仅未被发扬，反而受到轻视和排斥，对中央关于团结中西医的指示未贯彻，中西医的真正团结也还未解决，这是错误的。"

1958 年 10 月 11 日，国家领导人关于"中国医药学是一个伟大的宝库，应当努力发掘、加以提高"的著名批示，形象地概括了中医的科学价值和我国医药科技工作者肩负的艰巨任务。

二十世纪八十年代以来，中医工作逐步走上法制化、正常化发展轨道。1982 年，我国把"发展现代医药和我国传统医药"写入宪法；1985 年，国家做出了"要把中医和西医摆在同等重要的地位"的决定；1986 年国务院决定"成立国家中医管理局"，1988 年批准改为"国家中医药管理局"；1991 年修订的我国卫生工作"五大方针"进一步确定"中西医并重"。

二十世纪九十年代初，中医药陷入十分严重的危机和混乱之中，中医药的实质和特色正在迅速蜕变和消亡。按老中医的话说是"形势大好，危机四伏"，老中医惶恐不安，中壮年中医垂头丧气，青年中医前途渺茫。

一些老中医提出建议：全国省、直辖市、自治区人民政府，从速建立中医药管理机构，避免"高位截瘫"；各地政府在督促协调医药管理局向中医药管理机构办理移交时，严格按中央规定办，不得把药材公司并入医药公司，把中药学校改为医药学校，把中药研究所改名为药物研究院，把中药厂并入西药厂，以保持中药行业的完整性。拳拳赤子心，悠悠中医情。

在我采访调查中，也听到了不少行业人士的深度思考。目前面临的主要问题有以下三个方面。

（一）管理模式待创新

中医药管理还是存在"高位截瘫"的问题，一些市、州、县几乎没有专门的中医行政管理部门，地方机构不完善，自然中医药工作没有抓手。中医药服务体系不健全，有些省没有省级中医院，有些地级市没有中医院，有些省、市 1/4 的县没有中医院，而江苏在二十世纪七八十年代就有省、县中医院，南北差异很大。

中医药管理人才缺乏，建制制约了行业发展。据悉，2020 年前，全国三十一个省、市、自治区只有几个省、市的中医药管理局有独立的党组织，有些县几乎没有专职的中医药管理人员，基层人才紧缺，近百家中医院没有足够的专业人员。

河南南阳市对中医药工作的管理模式，可以说在全国地级市中独此一家。2002 年，南阳成立了"南阳市中医管理局"，副处级单位，与南阳市原卫生局合署办公，内设两个科室；2012 年组建为"南阳市中医药管理局"，提升为正处级单位，内设四个科室。

2019 年，作为政府三十六个组成部门之一的南阳市中医药发展局成立。其设有办公室、医政科（政策法规科）、产业发展科、科教文化科、行政审批服务科、机关党委等。所属事业单位有南阳市中医院、张仲景博物院、南阳市中医中药研究所、中医药发展服务中心。2019 年 12 月，合并原中药材开发办公室和医药经济发展中心成立了南阳市中医药发展服务中心，中心现有人员三十名。

这一机构设置为全国地市级第一家，受到国家中医药管理局领导表彰。十三个县、市区也分别成立了中医药发展局，为各县、市区卫生健康委员会挂牌机构。此外，市政府还成立了由市长担任主任，分管副市长为副主任的"南阳市中医药发展工作委员会"，有十八个成员单位，建立了会议制度和协调机制，形成了工作合力。此种管理体制，使南阳中医药发展如虎添翼。

还有一个非常现实的问题，就是法律的短板。在本章第七节会重点提及中医药知识产权保护的问题。

中医在抗击新冠肺炎初期的"尴尬"也让中医人无奈。

中医药防治传染病的科学性和价值认识不到位，不少地方中医药参与治疗不及时、不全面、不深入，总认为中医看不了急性病，更不要说传染病，把全部希望寄托在疫苗和特效药。

中医参与传染病防治的体制和机制不健全。《中华人民共和国传染病防治法》共9章18条，只有第八条一处涉及中医药：国家发展现代药学和中医药传统医学，支持鼓励开展传染病防治的科学研究，提高传染病防治的科学水平。对于如何发挥中医药作用，没有明确规定。

《中华人民共和国中医药法》第八条：国家发展现代药学和中医药传统医学，支持鼓励开展传染病防治的科学研究，提高传染病防治的科学水平。并没有谈具体的机制，也没有预防和治疗的规定。

另外，中医防治传染病学科体系不完善，中医防治传染病人才队伍建设滞后等，也是亟待解决的问题。

（二）新药开发难

中医作用于患病的人，西医作用于人的病。中医药的科研、药物标准等要符合中医规律，要有创新思维。目前中药研发、注册，基本没有自己的方法和体系，按照西药的体系，中药很难出成果。几千年来，一名合格的中医必须会认药、炮制、制丸散膏丹，这是他们的一项基本技能。《中华人民共和国药品管理法》规定中医不能使用自制丸散膏丹，不能自己炮制饮片，否则就是"假药"。这使许多老中医和农村的偏方、验方、单方以及许多宝贵经验失传，中医学发展受到了影响。也有一些从业人员说，中药研发人员的临床经验是非常重要的，中医、中药是一个整体，搞药的人不搞临床，就意味着不能理解中药在临床中的实际作用。

此外，中药新药开发按照西药的制度，使一种新药注册的时间较长，从而影响了中药开发新药的进度。事实上，中药开发注册，服务于人民，造福于健康，才是最高的原则。

（三）基层中医和民族医药管理机制待完善

一名乡村骨科专家1994年取得副主任医师职称，由于外语水平等多方面因素的影响，18 年来一直无缘正高级职称。在与外院合作时，不能进行高难度手术合作。他感谢国家出台了好的高级职称评审政策，经过特别优秀人才高级职称评审，如愿当上主任医师。

很多乡村中医并没有像他一样幸运，一些限制条件导致中医资格认定存在问题，他们根本没有机会获得职称。这也是国医大师孙光荣曾经的痛。他几次评定职称，都是特批，所以他千方百计帮助中医人提高学历，希望他们不被排除在机会之外。

"草医"小林生活在瑶族大山深处，父母懂瑶医，他 12 岁开始学习中医，20 多岁开始行医。他认为中医有理论指导，瑶医靠的是用药经验。很多中医人为何做不好，是因为把脉不准。2002 年，他在广东打工时有人癫痫发作，他把脉后用小柴胡汤加石膏治疗，患者没多久就痊愈了。2007 年，他回到家乡行医，主要为了给父母治病。一些远道而来的患者，总会千方百计找到他，从福建、广东、广西、湖南周边来看病的人不少。他说，瑶医靠的就是经验，是可以得到中医理论认证的。中医"草医"，要学，但不一定要行医。理论学好了，理解透了，可以左右逢源。但他时常会有压力，他说平常的中医人，有时做着"神"一样的工作，希望更多的人理解中医，中医是医不是"神"，不能包治百病，更不是万能的。2021 年 9 月，当我和他联系的时候，他已经改行做了建材，做了 20 多年的瑶医，他终于彻底放下了。

关于苗医的质疑也一直存在，苗医在发展中往往会遇到一些门槛难题。如苗医大多是口传心授，古籍传承上资料整理少。典籍不存在，难道就代表苗医不存在？有人说，单纯依靠典籍证明，这是傲慢与偏见，典籍不存在不代表不存在。也有些人说，苗医不科学，请问科学的参照物是什么？实践是检验真理的标准，苗医几千年来为群众解除疾病痛苦，这是几千年来的文明成果，要有基本的文化自信。目前苗医药存在药强医弱的情况，而医是药发展的基础支撑。

民族医药的优势很有可能会被一些东南亚国家抢占先机。根据行业人士的消息，一些东南亚国家对苗药非常感兴趣，有些国家在加大整理苗医药理论研究古籍，有意推行苗医考试。如果他们率先向世界卫生组织申请有关标准，则我国苗医药将会面临巨大的考验。这事关民族安全，事关民族文化，事关苗医生命力！因此，建议国家有关部门要尽快推进苗医考试，这既是保护我国苗医合法地位的办法，也是职业资格要求的必然。一定要站在民族文化保护和国家文化遗产保护的角度看苗医药，这并不是杞人忧天！

虽然国家制定了《民间中医确有专长法》，但民间中医越来越少，几千年来积累的临床经验和技法即将失传。

按照中医管理条例，以师承方式学习传统医学满三年或者经多年实践医术确有专长的，经县级以上人民政府卫生行政部门确定的传统医学专业组织或者医疗、预防、保健机构考核合格并推荐，可以参加执业医师资格或者执业助理医师资格考试，并经注册取得医师执业证书才能从事中医医疗活动。有些民间医生过不了考试关。当前，管理体制是普遍反映的问题，"多龙治水"的长期局面并没有改变，如中医、中药分开管理；中药种植、研发、生产、销售多头管理；中医文化、教育、科技、临床各有隶属，政出多门，难以形成合力；国家中医药管理局与省市中医药行政管理部门是业务指导而非直接领导，难以令出必行；有些地方机构名称不统一等。

对中医药管理体制的问题，有必要站在发扬中华民族优秀传统文化的立场，发展未来医学科学的立场，让中医药为世界做出贡献的立场，用哲学的眼光、政治的眼光和科学的眼光做出新的决定。

第二节　师承教育

中医有史以来都有师带徒的传统，既是医术传承，也是为人处世态度的传承。条条家风传承的链条，也是代代相传的宝贵火种。如中医世家施今墨、施小墨；孔伯华、孔少华、孔令言；关月波、关幼波、关弘波、关庆维；蒲辅周、蒲志孝、蒲永文等。家传拜师，言传身教、耳濡目染、师徒情深，延续了师承的正宗和完整，形成学术流派。但随之而来的弊端也显而易见，容易形成门户之见，难以大规模培养人才，导致继承者创新性不足。

拜师学医培养了一批真正的中医大家。如河南国医大师唐祖宣拜师当地名老中医周连三，国医大师孙光荣拜师李聪甫，肿瘤专家郑伟达拜师吕炳奎，藏医名家索巴弟子有建树，温病专家刘景源桃李芬芳等。

北京中医药大学刘景源教授是首都国医名师，博士生导师、国家级名老中医，从事中医临床、教学、科研工作五十余年，具有丰富的临床与教学经验。他是著名的温病学家，曾任国家中医药管理局中医药经典课程示范教学项目"温病学""温病条辨"的主讲教授，教学光盘在国内外发行，深受好评。

因他的学术影响，师承教育颇受弟子膜拜。自 2013 年以来，传承入门弟子 278 人，有 80 余名全国优秀中医临床人才、省级名中医、高等中医院校各级教师、博士生导师，也有三甲医院的主任医师和副主任医师，还有基层中医工作者。他的培养方式有临床带教、面授指导、线上讲座、指导与修改论文等。一些学术继承人在跟师学习中取得了可喜进步。如北京中医药大学中医学院副院长郑丰杰，是第五批师承徒弟，跟师三年，发表学术论文多篇，出师获得博士学位；北京中医药大学主任医师刘宁也是第五批师承徒弟，跟师三年，出版学术著作两部，2021年参加国家第二批援鄂医疗队。

河北邯郸市名中医、基层名中医李利军，从事临床工作二十五年，是全国优秀中医临床人才、市优秀科技工作者，科研成果曾获得省级一等奖。

二十世纪九十年代，国家发布了《传统医学师承和确有专长人员医师资格考核考试暂行办法》，已经完成了几批，发掘了大批名老中医优势教学资源，形成了师承教育规模，规范了师承教育程序和考核方式，不少中医人对此叫好。

当然也有教学疲劳、学术经验传承力度不足的问题。一些学术继承者的思路和视野有待拓宽，难以形成学术流派。

为了培养新一代中医临床领军人才，二十一世纪初国家中医药管理局建立了高级研修师承模式，采用统考录取、集中培训、分散拜师、重点专科专访、独立临床积累、集中考试考核的方式进行三年一批的培养。因其起点高、基础好、要求高，故发现和培养了一代名医，集中全国中医的优势资源进行培训，有效提高了理论水平和临床能力。

科技部和国家中医药管理局于"十五""十一五""十二五"期间创建与延续师承模式，开展全国名老中医临床经验、学术思想传承研究项目，对全国三百位名老中医的学术思想、临床经验、养生方法、成才之路等进行研究，对于保存发掘名老中医学术经验很有帮助，培养了一批人才，但也存在难以形成师承关系和学术流派的问题。

2010 年，国家中医药管理局结合以上模式的特点，创建了以名老中医名字命名的传承工作室，真心拜师、真心收徒的双向选择，建立了师徒传谱系，取得了明显成效。

湖南省妇幼保健院原副院长、湖南省血吸虫病防治所湘岳医院院长梁松岳，就是国家名老中医黎月恒教授的学术继承人。他的心得是：跟师要尊崇经典，重在坚持临证，临床侍诊不是简单地跟诊抄方，学生更要学会聆听老师对疾病的诊治分析，要思考分析问题，比较自己的思路与老师处方的不同之处，掌握老师的诊疗思维方法、辨证纲要、遣方用药规律、适宜技术技巧以及老师的治学思想和学术观点。带教老师则对学生实行个性化指导，对学生的临床医案、跟师笔记、经验总结等进行批阅、修正，指出其诊断、辨证及用药等方面的不足，使学生耳濡目染、心领神会。

在西藏自治区藏医院，全国医德模范索朗欧珠的学术继承人次丹朗杰也受益于师承。他高中毕业后考取了藏医学院。2006 年毕业后分配到基层，他感受到了民族医药的优势。在条件艰苦的地方，西医学往往无能为力，而藏医却能及时帮助患者按摩、放血、火灸等，解决实际问题。2009 年，他调到西藏自治区藏医院师从索朗欧珠先生。藏医院的外治中心是第一批国家级重点学科。2014 年医院建立了传统治疗中心。他在师承中学习传统，用现代数据解释疗效。他说，藏医院很注重师承，医院会派医生向民间医生学习，有时也把民间医生请进来，把失传技术充分挖掘出来。

师承教育，依然是中医教育中医学术代代相传、长盛不衰的宝贵经验。只有经过名家亲炙，中医学徒才能真正理解中医，名家的德学才识和临证经验才能够相传。

崔月犁曾经做过调研，他说中医带徒是解决中医后继乏人的重要途径。据当年他的调研资料显示，湖南省 1958 年出师中医学徒 3000 多名，1966 年前又招收中医学徒 2000 名，很多人成为全省中医工作中的骨干；江苏省 1966 年前出师中医学徒 3000 余名，这批中医的特点是基本功比较扎实，实际临床能力比较强。河南省在1960年有中医学徒1000多名，以后20多年中又分几批毕业了中医学徒4500名，在很大程度上缓解了中医人才不足的问题。

时光荏苒，在一段时间里，师承好似被人遗忘，以至于中医后继缺人的问题格外凸显。据有关资料统计，目前全国著名中医药学家仅200多人，各省、市、自治区学验俱丰的老中医药专家仅2000余人，学术断层现象凸显，现有中医药（包含企业）的从业人员合计近百万人，每年中医药院校毕业学生约7万人；农村、社区可提供中医药基本服务的从业人员100多万人。中医药继续教育在培养高级中医，提高执业人员理论水平和技术能力，培训农村、社区中医药人员等方面面临着严峻的形势和艰巨的任务。

名老中医药专家年事已高，不少珍贵的学术思想与临床秘技都濒临失传的危险。尤昭玲教授说中医只有丰富的临床经验才有说服力。她曾担任过湖南中医药大学的校长，谈起以往中医教育的最大问题在于"传承不够，创新全无"。中医教材没有创新，写书的人偏离临床，培养的学生很难独立开诊。这并不是危言耸听，从1956年起，我国先后建立了多所中医药大学，的确为国家培养了一批批中医药人才，但从近些年来看，中医院校毕业生走入社会后很难独当一面，需要在临床实践中重新跟师才可能独立开方。

正如一些关心中医药教育的同志所说的那样，现行的院校教育模式，学生要么是通过高考选拔进入中医药院校培养的，要么是初、高中毕业后才跟师学徒的，其实均不利于中医人才的培养，很难培养出国医大师。

从老一代国医大师成长的轨迹分析，他们大都是传统的师承家授，从小就接触了解、背诵记忆大量的中医经典名著，具有相当深厚的中医"童子功"和中医文化底蕴。湖南中医药大学客座教授罗健就提出建议：改革和完善中医高考招生制度。对具备中医"童子功"的学生，在高考时采取中医"特长生"招生制度，或由中医药院校进行自主招生。改革中医药院校现行的培养模式，增加中医的教学课程比重，选拔部分优秀中医人才实行特殊化培养，或采用纯中医教学。对在校学生采取学校培养与师承培养相结合的校院教学培养模式。

师承教育与中医药高等教育同等重要，中医教育要把握中医的科学性、经验性、文化特性、原创性、产业性。所谓师，不仅要有爱，还要博学，更要有点亮蜡烛的精神，要善于坚持精神独立、思想自由，在教育中融入自己的见解和思考。师承应该传承什么？首先师承的是医德，其次应该师承医者的临床经验、医者的思维理论等。

著名学者胡适先生给学生开的三个"方子"很有借鉴意义：一个是"问题丸"，学生要带着问题思考，要主动学习；二是"兴趣散"，热爱是最好的老师；三是"信心汤"，信心是成功的秘诀。

高等院校的中医药教育体系，在很长一段时间为行业培养人才起到了至关重要的作用。如何让中医药教育与临床相结合，教育体系如何传承创新，需要更多有识之士的思考与推进。

全国政协委员、国学教育家张其成曾提过建议：现行的中医药大学与中医药科研机构分立，没有很好地形成人才、学科、科研三位一体的格局，加上中医传承的特殊性，导致中医的综合协同创新能力难以提高。他建议集中力量建立一所"中国中医大学"，借鉴中国医学科学院与中国协和医科大学院校合一管理体制的成功经验，建立具有统一隶属关系和行政管理体系的教育、科研、医疗机构，实现人才、学科、科研三位一体。

第三节　传承创新

"希望广大中医药工作者增强民族自信，永攀医学高峰，深入发掘中医药宝库中的精华，充分发挥中医药的独特优势，推进中医药现代化，推进中医药走向世界，切实把中医药这一祖先留给我们的宝贵财富继承好、发展好、利用好。"

这是多么朴实无华的语言，却是多么坚定的声音！那些说中医一无是处的人，是数典忘祖、崇洋媚外！那些学术低的人，在徘徊观望、畏缩不前！那些颇有居心的人，在"西化""玄化""庸俗化"！没有民族自信，没有家国情怀，怎么会珍惜民族的传家宝，怎么会记得老祖宗用智慧和心血保护下来的世代精华！

"根之茂者其实遂，膏之沃者其光晔"。中华兴，中医则兴。中医药传承，其实就是一场中华文明保卫战！中医药学，是五千年中华文明孕育的生命之根，她如此壮实、深厚、悠长；中医药学，是中华民族子民的生命之母，如此博大、精深、坚强。

她是地地道道的中国制造，她是世世代代的智慧结晶。她如此多灾多难，如此顽强拼搏，如此砥砺前行，如此源远流长。但她却一直兼容并蓄、跌宕起伏、迤逦前行！

"德业千秋为济人，胸怀抱与万家春，杏林花发功同相，橘井泉香术本仁，总结经方张仲景，搜寻草木李时珍，承先启后谁其匹，还看今朝局创新"。这是湖湘名老中医李聪甫先生写的一首七律，其中就谈到了传承与创新。传承精华、守正创新，为无数迷茫的人照亮道路。中医药传承什么？如何创新？这是行业人士热议的话题。"不忘本来才能开辟未来，善于继承才能更好创新"。

中医药的本来是什么？继承的内容是什么？如何继承？我采访的不少中医专家说，中医药学的继承，是必要的"崇古"，而不是"泥古"；是必要的"发皇古义"，而不是"食古不化"；是必要的"古为今用"，而不是"依古律今"。其关键在于继承中医药学的思维方法。

为什么中医药的传承创新如此重要？是因为这门学科文化底蕴深厚，经历过千锤百炼，保真务实，代代相传！

传承传什么？仁德是中医药学的核心价值，中医医德是中医药不能丢失的灵魂。道，是学问至高的智慧和规律，中医医道的传承是中医哲学思想洞开智慧的保证。天人合一是中医药思想的精髓，中医医学的传承会让中医人心中有大法，笔下无死方。中医有自己独立的规矩通识，中医医法的继承是中医人必须懂得用中医的规矩成就自己的方圆。

当前最重要的，不仅仅是术的传承，而是"中医之道"的传承。国家有关部门站在新的历史起点，针对目前社会对中医的质疑，要下大力气，集中全国中医文献优势力量，高屋建瓴，解决中医理论的核心问题。这就要求有中医战略思维、深厚哲学底蕴、中医文献基础、中国历史考究的专家团队合力，把中医理论的核心研究广而告之，有效提高社会对中医的认知能力。

只有社会对中医药有真正的认知，行业人士认真提高中医诊疗能力，提高组方能力，提高中医用药能力，提高疗效，中医才可能传承有道，创新有根。

没有传承，创新便成为无源之水、无本之木，只是一句空话；只顾传承而不创新，中医学的生命便会停止。

一些中医专家说，中医学的继承工作做得很不够，特别是临床学科方面丢失的东西太多了。抢救中医学术，已成燃眉之急。在现阶段，"传承"是主要的。当然，某些单位与个人可以重点搞创新工作。

继承不是故步自封，更不是墨守成规！谈到传承时，湖南省卫生健康委员会副主任祝益民以前些年湖南卫视的《快乐传真》节目为例表达观点，我感觉十分形象。他说节目中第一个人讲的话语意思，经过几番传话后，传到最后一个人那里时，往往完全曲解了第一个人的意思。中医传承，更要用科学的方法借助现代技术来传承。在互联网时代，中医要创新传承的方式，发展思路要清晰。思路决定出路，决定发展高度。中医很神秘，但并不是神秘到不可相信。发展中医，其实就要用清晰的发展思路，揭开中医神秘的面纱，不能闭关自守，要打通一些隔断。创新，是升华，不是简单的现代科技。

中医药的创新，就是要在继承的基础上创建中医的新思维、新理论、新方法、新表述。

唐代刘禹锡说："芳林新叶催陈叶，流水前波让后波。"有人说，几千年来，中医都是辨证施治，辨证体系有什么需要创新的呢？其实，中医药学的理论沿用了几千年，临床实践证明是正确的，是有指导意义的，也证明了在一定程度上是粗放的，需要精细化和标准化。但这也存在一个问题，为了达到精细化和标准化的目的，一些研究单位或从业人员，往往忘记了中医的本质，淡化了中医特色优势，僵化了中医临床思路，用西医的标准来要求中医。

蒲辅周老先生就特别强调：读别人的书时，要有自己的头脑，决不可看河间只知清火，看东垣则万病皆属脾胃，看丹溪则徒事养阴，看子和唯知攻下，要取各家之长而为己用。河间在急性热病方面确有创见；子和构思奇巧，别出手眼，不过最难学；东垣何尝不用苦寒；丹溪何尝不用温补。总之，自己应有主见，不可人云亦云，务在"善化"而已。他同时也强调实践的重要性，反对单纯地为理论而理论。他曾对何绍奇同学说过："要当一个好医生，有一个秘诀，就是'一人一方'。方是死的，人是活的，不能概以死方去治活人。"

为验证书本知识，蒲辅周还勇于实践。如早年对"十八反"产生疑问，曾用半斤蜂蜜加葱白四两，将葱白捣如泥和蜜拌匀，放置半天后，每小时给狗喂三分之一，狗吃后无异常反应，自己又亲口服用，仍安然无恙，证实了蜂蜜与葱白并不"反"。他也曾将海藻、甘草同服，经多次试验，证明海藻可与甘草同用，用于临床发现其软坚消结之力更强。他还尝过甘遂配甘草，服后虽反应剧烈，但发现祛痰逐浊效果极好。

湖南省直中医院针灸推拿门诊主任何杰说，中医治疗先要用生活的语言治疗患者的情绪。他的一个比喻很生动，也说明了中医的中和思想。他说人体和疾病，可以用小偷理论来理解。试想，若家里来了小偷，你会怎么做？大多数人可能会拼尽全力，和小偷搏斗到底，拼个你死我活，最后输赢很难确定。可能是小偷赢，也可能是主人赢。有比较中庸的人，可能看到小偷在门口，干脆把门窗打开，和他谈谈人生、谈谈理想，让小偷想明白，主动走出去，双方和谐融洽。还有的人，可能会边谈边报警，自己的身体先做准备。

中医开出的每一个处方，是其理论修养、临床经验的集中表达。我在采访中发现有两种倾向，一种是一些中医注重经典名方，经方的药名、味数、剂量一律不改，另一种是非常注重自己的经验，有的根据西医诊断配药，有的一张处方无君、臣、佐、使，或使用大剂量。

在经典名方的使用上，李可对剂量的研究，有着重要的学术价值。他在多次临床中发现，古代的名方剂量用在今天的患者身上，经典名方的作用十分有限，但当根据汉代"权"的研究对古今剂量标准单位进行仔细对比后，他调整了药方剂量，明显看到药效倍增。这就意味着传承精华，一定要带着大脑思考。不投入感情、不投入智慧、不发散思维的刻板传承，对中医学发展没有好处。

国医大师邓铁涛生前时刻关心中医的命运，他曾说："中医针灸、按摩加上丸、散、膏、丹，历来是中医抢救危重症的手段。但现在的一些年轻医生不重视针灸、按摩，以学会开刀为荣。中药常缺，急用之丸、散、膏、丹几成空白，这真是置中医于绝境了！"

"十八反""十九畏"的中药口诀，是每个中医药人必背的知识。

"十八反"：本草明言十八反，半蒌贝蔹芨攻乌。藻戟遂芫俱战草，诸参辛芍叛藜芦。"十九畏"：硫黄原是火中精，朴硝一见便相争；水银莫与砒霜见，狼毒最怕密陀僧；巴豆烈性最为上，偏于牵牛不顺情；丁香莫与郁金见，牙硝难合京三棱；川乌草乌不顺犀，人参最怕五灵脂；官桂善能调冷气，若逢石脂便相欺；大凡修合看顺逆，炮爁炙煿莫相依。

　　这些流传已久的口诀，是不是千古不变的真理？作为中医的传承人，有没有人再次验证祖先的经验？有没有在新的试验中发现新的理论？

　　中医药已经不再是"老古董"，新生代赋予了她全新的定义。在河南南阳采访时，我就深刻体会到世界艾乡年轻人的创业创新的智慧与成果。

　　我曾经去艾灸馆体验过艾灸，当时就思考过，对于时间非常紧张的都市人群，是否有更便捷的艾灸灸具能满足人们居家艾灸呢？那些沉重而原始的灸具能否更精致小巧呢？对艾灸行业来说，我认为最关键的就是灸具的研发创新，灸具的体验感和舒适度要切合当今大众的心理需求。年轻人宋鑫的公司，科技研发模块共计在岗四十余人，相继成立南阳实验测试中心（设有艾灸烟味实验室、艾草外用实验室、艾灸光谱分析实验室）、郑州工业设计中心、深圳技术开发中心。仅 2020 年单独新开发项目的研发投入经费将近四百万元，他们坚信科技创新才是未来的核心竞争力，专注于艾灸器具、仪器、耗材的创新开发。

　　而在河南某品牌的智能制造展示厅，各类智能实用灸用器械让我大开眼界。有灸用太空舱、灸用座椅、红外线治疗与灸用两用仪、医院和场馆用高度升降方向调整自如的艾灸仪等。中医药器具现代化的智能设备，让人们的治疗舒适度提升。运营中心总经理介绍说，公司已研发出以艾草加工系列、智能艾灸仪系列、便携式艾灸仪系列、艾制品包装机、食品机械五大系列共计四十多种产品，申报国家专利达三十多项，获南阳市科技成果一等奖一项。

　　对于"传承精华、守正创新"的理解，中医药学传承精华主要包含五个内容，即科学精神、哲学思想、医学理论、临床经验和人文德育；守正是创新的正道，守正在于坚定中医文化和理论自信，具有开放、包容的心态，注重创新的现实意义。

第四节　中西医结合

　　"中西医结合"是 1956 年提出的，"把中医中药的知识和西医西药的知识结合起来，创造中国统一的新医学、新药学"。让我们一起回顾一下中西医结合所走过的道路。

　　1950 年，第一届全国卫生工作会议，国家领导人题词：团结新老中西医各部分医药卫生工作人员，组成巩固的统一战线，为开展伟大的人民卫生工作而奋斗。会议把团结中西医列为我国卫生工作的四大方针之一。

　　1958 年，《中共中央对卫生部党组关于组织西医离职学习中医班总结报告的批示》发布后，全国各地广泛开办"西学中"班，全国先后办了十三所中医学院及数以百计的中医学校和中医进修学校，中医医院发展到三百多所。

　　1978 年，中央批转了《关于认真贯彻党的中医政策，解决中医队伍后继乏人问题的报告》。

　　1985 年，原卫生部召开全国中西医结合工作会议提出，可以试办中西医结合专业。原国家教委设置了中西医结合学位（硕士、博士）及双学位教育。二十世纪九十年代，博士后流动站首先在中国中医研究院西苑医院和天津中西医结合急腹症研究所启动。

　　1991 年，"中西医并重"成为新时期中国卫生工作五大方针之一。从此，中西医结合的本科教育也迈开了发展步伐。广州中医药大学在七年制中医学专业中开设中西医结合临床医学方向。

　　1992 年，泸州医学院率先在五年制中医学专业中开设中西医结合方向。

　　1993 年湖南中医学院正式开设五年制中西医结合临床医学专业；1995 年湖南中医学院出版了我国第一版自编的五年制中西医结合临床系列教材；2001 年湖南中医学院出版了我国第一版自编的七年制中西医结合临床系列教材。

　　2002 年，教育部批准原泸州医学院、河北医科大学、湖南中医学院等部分院校在专业目录外设置中西医临床医学专业。

2005 年，全国四十多所院校二百余名中西医结合专家联合编写出版我国第一版中西医临床医学专业规划教材，第一批十六本。这是中西医临床医学专业具有里程碑式意义的事件。

中西医结合高等本科教育当时没有经验可循，在我国教育实践中是个新生事物，何清湖教授等在全国较早提出"一体两翼"的培养模式，即两个基础一个临床，中医基础和西医基础的课程分别由中医、西医讲，临床课程由中医西医结合在一起讲，要求临床课程教师用一张嘴说话。此观点得到全国同行的认可。

1996 年，"中西医结合思路与方法"课程首次在湖南中医药大学中西医结合本科班开设。

2003 年颁布的《中华人民共和国中医药条例》规定：推动中医、西医两种医学体系的有机结合，全面发展我国中医药事业。

关于全国高等院校开办中西医临床专业的数据，我们可以参考如下统计：截至 2017 年，我国开设中西医临床医学本科学历教育的高校共有 48 所，毕业生规模八九千人。学术型硕士学位教育，中西医结合基础专业开设院校45所，临床专业开设院校72所；专业型硕士学位教育，中西医结合临床专业开设 11 所。学术性型博士学位教育，中西医结合基础专业开设 18 所，临床专业开设院校 30 所；专业型博士学位教育，此专业开设院校 2 所。

中华人民共和国成立以来，我国中西医结合取得了大量举世瞩目的成果，有的居于国际领先水平，国外的医学界十分仰慕。特别是二十世纪七八十年代，如吴咸中的中西医结合治疗急腹症，尚天裕中西医结合治疗骨折，韩济生针麻研究及针刺镇痛原理研究和临床应用，张亭栋、陈竺的中药砒霜砷制剂（三氧化二砷）治疗白血病及其分子生物学基因水平机理研究，陈可冀的活血化瘀治疗心血管疾病研究，沈自尹的肾本质研究，邝安堃的肾病研究等。屠呦呦的青蒿素治疗疟疾研究世界闻名。王永炎院士和张伯礼院士在中西医结合领域也做出了重要的成果。此时期是中西医结合硕果累累的时期，获得了一批国家科技进步一等奖、二等奖和三等奖，因成就卓著而出现了一大批中国科学院和工程院的中西医结合的院士、大家和学者，他们毕生的追求和成就，将永远载入当代中国医学史，像明灯一样照耀着后人继往开来！

中西医结合衷中参西，融会贯通，极大丰富了治病途径，显著提高了临床疗效，创造了新观点、新学说、新理论、新技术，是具有中国独立自主知识产权的医学科学，是中国医学的一大特色和优势，是中国对世界医学的一大贡献！

在中西医结合中，医学工作者看到了中西医的差异，他们也感受到了传统与现代的碰撞，整体与局部的差异，治人与治病的反差，和谐与对抗的区别，开方与开药的不同，经验与实验的鸿沟，名医与名院的差距。但不管中医、西医，治疗对象和治疗目的是统一的。

有一些中医，在中西医结合的道路上找到了方法。他们对病症结合的良好把握，提高了诊疗效果。越是临床经验丰富，病症结合就越来越有经验。这不仅仅体现在诊断上的结合，还体现在灵活施治与辨证舍从上。有的会根据疾病的情况，在不同的阶段开展结合。也有的中西医融贯结合。一些医生会根据临床实际需要，采用中西医结合治疗，针药并用、内外兼施、综合治疗。

一般人理解的中西医结合是中、西医工作者相互合作，中、西医学术相互配合，以提高临床疗效为目的，帮助患者解除痛苦。结合的前提是相互尊重，尊重对方。在尊重的基础上相互学习，共同提高。

但现实当中，中西医结合也有一些尴尬的问题。一些采访对象说，中西医结合的路子，一些地方"走歪了"。

在钱学森的带动下，二十世纪八十年代我国中医药界发表了大量文章，从不同角度认证了中医的阴阳五行学说中所蕴含的控制论、信息论、系统论的合理内核，为中医研究方法由朴素、自发的系统方法到现代系统的升华，产生了一定的推动作用。

中华中医药学会李致重先生曾提出了中西医结合的误区。中西医结合好像是个大笸筐，里面装满了各式各样的理解：如让医生既懂一点中医又懂一点西医；临床上中西药并用；中西医课程混合安排；用西医还原性研究方法研究中医知识体系的做法；将管理西医的方法套搬到中医管理上；用西医实验研究方法对中医的验证解释改造等。

"如果把中医药学比作一棵硕果累累的大树，那么传统的文化与科学是其根，以《黄帝内经》为代表的基础医学是其本，临床医学为其主要枝干，方药和疗效则是其花、叶与果实"。同理，西医也是如此。所以强调中西医并重，主要是指中西医的基础医学应当并重，不可以西代中；中西医赖以生存的文化与科学应当并重，不可重此轻彼。

北京中医药大学中医药文化研究与传播中心毛嘉陵曾发表过一个建议：与其按最近几十年非常勉强的中西医结合继续搞下去，还不如在医院开一个中医与西医专家的"诊断套房"，一个房间是纯中医专家，另一个房间是纯西医专家，让患者同时接受中医和西医专家的诊疗，也就是说中西医在学术上还没有真正结合之前，就不要勉强地在某一位专家的"大脑"中强行"结合"，而是让患者在"体内"自己去结合，也许效果还更好一些。他强调不是反对搞中西医结合，而是认为目前尚处于不成熟阶段的中西医结合，不宜在中医药高等教育和临床上大面积开展，否则会误人子弟，减少真正的中医临床实践的机会，最终必定影响和阻碍中医药学术发展。

事实上，我国在西学中方面做了各种努力。如2012年3月，国家中医药管理局下发了《关于开展中医医院非中医类别医师系统培训中医药知识和技能试点工作的通知》，试点省份做了西学中的教育培训，组织了半脱产班和半年班。有的地区还组织选派优秀教师下基层开展培训，走出校门办学。有的省份主办基层医疗骨干全脱产学习班，集中进行理论学习和临床实践。

近年来，国家中医药管理局从政策、资金等更多方面也给予西学中大力支持，选调学员集中学习。但在职教育，在实践中遇到的问题也不容忽视。如有些西学中学员尚未从根本上改变对中医的态度，有的感觉中医不如西医赚钱，态度消极；培训学员学历、知识结构参差不齐，影响培训效果；在职培训到课率不高是个普遍存在的问题；激励补偿机制不够完善等。

近年来，上海东方肝胆医院院长吴孟超教授在与北京伟达中医肿瘤医院的医疗合作中提出"中西医优势互补"的概念，具体的方案是在肝胆肿瘤的治疗全过程中，探索让中医与西医充分介入，在治疗的不同阶段，让中医或西医单独或中西医联合进行治疗，而这种治疗不是让一个中西医结合专家完成的，而是让中医与西医专家各自或联合完成的。简单地讲，就是各看各的病，各开各的药，最后让患者自己去"结合"。

为提高中国肝脏外科的科学研究水平，上海东方肝胆医院 1996 年组建了世界上规模最大的肝脏疾病研究和诊疗中心，牵头指导了一系列具有国际先进水平的基础研究工作。但西医肝癌治疗较难做到有计划地、合理地运用综合治疗及个性化治疗，造成过度治疗，影响预后。

由于西医与中医的理论、思维不同，使得西医与中医对于肝癌的认识诠释、治疗手段不同，从而导致西医与中医的交流存在障碍，产生中医治疗作用不确定的误区。如西医难以理解中医阴阳五行的理论，对中医药的治疗作用半信半疑；没有发挥中医的理论指导优势，过去习惯认为，中医药仅仅是一种辅助措施，往往在肝癌晚期束手无策时给予中医治疗，使很多患者失去中西医结合最佳治疗时机；废医用药现象严重，不用中医只用中药；中医和中西医结合从业人员水平参差不齐，影响了中医优势的发挥，也影响了社会对中医药的认识。

吴孟超院士在二十世纪六十年代初期学过几个月的中医，对他的思想产生了很大的影响。因为外科医生重视"一把刀"，但问题是患者能不能保住生命，怎么长期生存、长期健康，这就需要中西医优势互补。

肝癌治疗后关键是在"防"复发转移，中医有未病先防的治疗思想和方案。他认为中西医优势互补是解决中西医如何结合的问题，协同创新以达到目前最佳的临床效果为目的。要增强辨证与辨病结合的密切度，提高诊断和治疗的准确性，辨证论治与专方专药相结合，增强用药的针对性，创新中药及复方是关键。

二十世纪的中国，西方文化与科学滚滚而来，占领了当代中国文化与科学的潮头；而传统文化虽步步为营，却节节退缩。在这种特殊的文化与科学背景下，我们急需要多一点民族自尊心和责任感，急需要学会以文化多元的眼光来认识五彩世界。

美国学者阿尔温·托夫勒曾经指出，中国自己就可以成为科学、思想发展的源泉，中国自己就可以成为生产者，它有这种潜力和能力。中国不仅是一个知识消费者，还是一个制造者。文化的产品或者文化的生产过去一直是西方往东方流动，那么，现在它可能由东方流向西方。

如此看来，用西医的方式来解释中医，并不行得通。中西医结合到底怎么结，还要进行更深入的研究。以我个人之愚见，如果中西医结合，是相互尊重，相互配合，共同给患者治好病，这个结合是可以的，如果以中西医结合的名义，用数字化的模式分解中医，那就是曲解了。

中医、西医本来就各有各的道路，各自走好自己的路未尝不可。结合，一定是优势互补。中医、西医，是服务人民健康的"左右手"。如果左右手打架，只能造成"旁人看着笑，自己觉着痛"。

正如患者所说的那样，对于有健康需求的患者来说，不管是中医还是西医，能花最少的钱看好病都可以。

我采访的一些名家，也早已参与重大疑难疾病的中西医临床协作。2016年国务院颁布的《中医药发展战略规划纲要（2016–2030年）》中指出，要充分发挥中医药"在治未病中的主导作用、在重大疾病治疗中的协同作用、在疾病康复中的核心作用"，其中发挥协同作用就是让中医、西医两种医学体系优势互补，共同发挥作用。正如中国科学院院士、中西医结合临床专家陈可冀说："中西医结合，病症结合，是最佳临床诊疗模式。"

中西医协作，应该是中西医结合的出路，也是健康中国的迫切需要，更是满足民众全周期健康服务的需要。临床疗效的最大化，是医学界和民众健康需要的共同追求。

第五节　中医药现代化

说起现代化，我脑海里立马跳出著名作曲家施光南的《祝酒歌》："美酒飘香啊歌声飞，朋友啊请你干一杯请你干一杯，来来来来……"古老的中医祖先，如果有先见之明，一定也会想象中医药在新时代应该有新的发展。

中医药目前发展面临着现实的困难，如中医人才流失，名家越来越少，中医药发展不平衡，从业人员技术力量有待加强，中医药标准迟迟难以出台，缺乏评价的客观依据等。

中医理论继承乏力、创新发展不足，现有中医教育模式的局限，中医医院的临床疗效下降，中医废存百年之争等，直接影响着中医学的发展。中医药要想更好发展，必须走现代化的道路。而"西化"中医的研究，只能断送中医。

您认为"中医药过时"了吗？您认为中医药应该保持"原汁原味特色"吗？中医药现代化到底是什么概念？很多人说中医药是门传统科学，应该向现代化进军。现代化到底是什么呢？

一些研究者说，中医药现代化就是让中医与现代科学、现代医学接轨，采用实验、实证、分析的办法，开展中医的实质研究、物质基础研究，用现代科学的语言解释中医的气、阴阳、脏腑、经络、证等抽象概念，让中医科学化。

中医文化专家说，中医现代化并不等于中医科学化，要认清中医概念不是物质实体，而是关系实在。

一位科学家说，科学是有限的，人类每认识到一处带有根本性的极限，就是一个新科学方向的开始。

中华中医药学会李致重先生说得很有道理："现代"是个时间概念，针对"落后"而言，"化"字是个空间概念，它是指多方位或全方位而言的。站在相对落后的起跑线上，看到了与先进者的诸多差距，以此为目标从多方位（或全方位）赶上先进水平，这就是现代化的真正内容。

中医界许多有识之士对以阴阳五行学说为核心的中医方法论与现代科学方法论进行了比较研究，大量的例证表明，阴阳五行学说不仅充满了唯物论和辩证法思想，而且包含着控制论、信息论、系统论、模糊集合、模糊识别、辩证逻辑等现代科学方法论的"合理内核"。

我们不禁要问，中医是国际传统医学中相对最完善的学术体系吗？中医学术有其他参照系吗？为什么要把中医和我国的"四个现代化"大业或西医发展相比呢？中医现代化的内涵和目标到底是什么？中医现代化，是不是一些人希望的中医科学化？是不是所谓的用西医的方式印证中医的科学？

国医大师、广州中医药大学邓铁涛曾指出："我总怕那些对中医认识不深、没有一丁点儿临床体会的人，创造一些名词术语，把中医引向邪路！我历来主张尽可能使用中西医双重诊断，尽可能用实验方法去研究中医，但更重要的是'勿忘我'，以'我'为主的发展方向。有人在'现代化'面前迷失了方向。"

2021 年 6 月，神舟十二号上天，空间站里的中医四诊仪启用，它通过望、闻、问、切的手段收集航天员健康信息，再由地面医务人员进行分析判断，建立基于中医信息的航天员健康状态评价方法，为航天员的身体健康保驾护航。中药茶、"太空养心丸"、导引术、中医四诊仪……越来越多的中医元素开始出现在中国航天医学实践中。

从神舟五号的中药茶，到神舟六号、神舟七号的中药汤药干预，再到神舟九号任务之后的"太空养心丸"列装航天药箱和神舟十二号的中医四诊仪，在团队的不懈努力下，中医药已经彰显出在保障航天员心肺功能，改善太空运动病、立位耐力不良，在轨评估预警整体功能状态方面的独有优势和作用。我以为这是中医现代化。

中医现代化，早就有名家做出了探索，如前文介绍的关幼波大师的电子诊疗体系，和他本人的诊疗相符率极高。这是二十世纪九十年代中医现代化的重大科研成果。

美国俄克拉荷马州立大学前沿红外生物学中心首任主任谢爱华教授是国家千人计划入选者，她于 2021 年春季在俄克拉荷马州立大学首次开设并与 Hoff 教授联合讲授"癌症基础"课。1998 年她回国后的第一件事就是找中医治疗手部的皮肤病。记得当时的疗程是三周，她坚持每天煎药并浸泡手部治疗。即便在几个国家周转，她都坚持按中医嘱咐执行。果真，二十年的湿疹就此痊愈了，此后再未复发。她认为中医治疗皮肤病有独特优势。

当她自己在物理专业有所成就后，关注中医现代化就更有理论基础了，物理就是比较注重整体观念的科学。当前，中医复杂的理论体系往往让人望而生畏，如果中医一定要积累三四十年才能出人才，显然对年轻人的成长也不利。她说，中医现代化就应该在诊断技术和人工智能上有所突破，中医教学需要科技化，让人能感受到效果，让学生能看到形象的描述，让中医更有趣。从她在美国的健康观察来看，中医对于早产干预、抑郁症治疗作用突出。

人类在发展科学、战胜疾病的过程中，展现了巨大的智慧。世界著名的科学家、美国国家科学院院士 Britton Chance75 岁时创立生物医学光子学科，在学术史上实属罕见。在医学领域，主要研究生物组织结构与功能，能对生物体以非侵入的方式，实现宏观与微观尺度分子水平的疾病探测、诊断和治疗。华中科技大学于1997年全面启动生物医学光子学科建设，建立了以他名字命名的实验室。2010年，97岁的他与世长辞。

我对"人工智能＋中医"的有关研究开展了访问。科思技术研究院人工智能医药学术带头人王小林博士，也是中国－美国联合招考物理研究项目（CUSPEA）学者，曾在北京大学、中国科学院物理研究所、美国德克萨斯大学学习。他开发的人工智能中医精准诊疗平台，具有深度学习中医诊断治疗系统、全自动颜色和畸变校准系统，在与专家的问诊中，由人工智能进行多种语音处理，多轮对话。而切诊更是有全自动脉诊仪、可穿戴脉诊仪。他们还计划开发名老中医传承应用程序，开发远程诊断系统。

中医现代化到底如何实现，绝不是简单地套进西医的"模具"里。要克服中医西化，提升社会对中医的认知能力，提升中医诊疗能力，提升中医组方能力，更不是以西律中。

成都中医药大学原校长、世界针灸学会联合会副主席、国家"973计划"专家梁繁荣教授说："推动中医的现代化，要进一步加强中医基础理论的研究与探索；综合多学科研究手段，围绕目前制约中医药发展的若干瓶颈问题，如中药安全性、中医药临床疗效评价、针灸作用机制等进行深入研究；大力推动中医药标准化建设进程；着力提高中医药的临床疗效；加强创新型中医药人才培养。"

中医现代化，一定是有中医基础的现代化。科学的意义在于发现和创新，但绝不是挂着现代化的招牌，失去中医自我的西化手段。

第六节　中医药国际化

中医药如何走向世界？2022年，世界卫生组织把中医药列为传统医学篇章，将在世界卫生组织成员国实施，意味着中医药正在走向世界。

有人说，针灸已经在世界各地开花，海外行医的人那么多，我们的中医药已经走向了世界呀！

有人说，我们的配方颗粒出口那么多国家，我们的中药已经走向了世界呀！

也有人说，我们是把自己顶级的好药材廉价出口给日本、韩国，让他们做成了走向世界的汉方药，这是饮鸩止渴呀！

谈到中医药文化输出和国际推广，湖南中医药大学原校长戴爱国教授有深度思考的见解。他说每个国家都有自己的民族药，中医药文化在输出时，如何让别人听得懂、看得懂、接受得了，这要求中医在传播上要切合受众心理。针灸、推拿在走向国际时接受度比较高，但不能让中医沦落定位于职业技能，应该是专业的医学科学。

我们在文化输出时可能会面临一些现实问题，如对方既不认同中医药文化，也不接受中医是一门科学。他说，高等院校招生培养人才时，应该专设中医药文化课程，并在基本课程里，加入一些中医经典内容。如中小学课程中可以选编一些传统文化故事放在教材里，留学生也要有这样的学习课程。

二十一世纪以来，我们在谈到事物向更广阔的地方发展时，总会说"走出国门，走向世界，与世界接轨"。中华中医药学会李致重曾说，"轨"原意为车轮碾过的痕迹，在社会科学领域里人们常引申为事物发展的规则、路线、秩序。中医药是中华文化，是自己的生产力和思想源泉，世界其他地方没有轨道可以接，需要我们自己去铺路！

我认为，中医药，不要再说什么与世界接轨了，世界无轨可接，要现身说法去"叩门"。"叩门"战略，要对治疗方法和药物进行精选，严格掌握适应证、禁忌证，防止因使用不当而引起的不良反应；要把文化传播效益放在首位，防止金钱至上的短期行为；要在统一规划下有组织、有计划地逐步推行，防止一哄而上，甚至不惜以"街头卖蛇药"的卑劣做法自毁形象。

从商业角度看，中医药是一个特殊的、与生命健康相关的产品，更是文化载体和符号，正是这两个特性，注定中医药国际化不是一帆风顺和一蹴而就的，中医药国际化前景可期现状堪忧，一直在路上。

1998 年，配方颗粒还如一个新生儿刚刚探头。一天，江苏省江阴市迎来了一位特别的客人。这是一名香港代理商，他带着药瓶、印刷好的标签样张来到人生地疏的江阴市寻求合作。他的精神打动了当地的药业创业者，双方达成合作，共同开发香港中医市场。经过二十多年的努力，扩展业务、打造品种，代理商非常荣幸地获得了 2021 年香港最杰出企业家大奖。

目前香港大力扶持发展中医药，并已开建大型中医院，某药业目前正投入人力、物力开展复方注册工作，为未来更好地服务于香港市民做准备。

2021 年，澳门镜湖医院正式启用某药业智能化中药房，医院副院长李鹏斌对其到来表示热烈欢迎。镜湖医院创立于 1871 年，孙中山先生及柯麟先生等爱国领袖都曾于镜湖任职。

然而，美国业务的开辟，可谓是中医药国际化的艰辛之路。1994 年以前，美国市场没有中国生产的配方颗粒中药，作为第一个"吃螃蟹"的企业，1994 年初，某医药公司出口了第一批产品，空运发货到纽约机场，主管进口审批的 FDA 官员却不知道怎么应对这批庞然大物，只好将其扣留在机场。公司立刻启动了正式申报程序，从当地的 FDA 机构到州级机构一级一级地申报，没有地方机构知道流程，居然越级申报到了华盛顿总部，经过 FDA 总部专家一个多月的严格审核，最后终于将三百多个品种全部一次性放行，打开了一条配方中药颗粒出口美国的绿色通道。

医疗的本质就是要造福人类健康，中医药一直在"走出去"的路上。然而众所周知中药成分复杂，受药材产地、加工、生产等因素的影响较大，在走向世界时标准化体系成为关键。

2019 年愈风宁心片通过欧盟申请上市许可，参与认证的工作人员说，申请欧盟上市许可主要分为两大部分：一个是注册申请，另一个是 GMP 检查。GMP 认证的检查指标有几千项。用什么样的刀切药，用什么水洗刀，每种药材要切多厚，操作员穿什么衣服，都有严格规定。

愈风宁心片是一种由中药材葛根经过提取精制加工而成的中成药。《中国药典》中描述葛根为豆科植物野葛的干燥根，野生葛根因质量好成为首选。但欧盟对"野生药材"完全不认可，他们不接受没有控制的野生药材，除非能证明它的各项指标都达到要求。工作人员从十几个省份收集野生葛根的样本，最终确定选用陕西安康镇平县的野生葛根，经过上百项检测指标、上千页的操作说明，样品完全符合欧盟标准。"拿到欧盟市场的敲门砖，影响绝不限于欧盟！"科技发展集团相关负责人表示，欧盟作为传统草药的重要市场，在草药注册领域有着极大影响力。

中医走向世界，我认为真可以学习西医是如何走入中国的。西方传教士的虔诚与执着值得学习。虽然当时中国的大地上并没有西方科学的基础，但是他们在中国传播西医的热情以及在传播中遇到困难时所表现的自信和坚定，值得我们认真学习，我们要有这样的渗透精神。

放眼世界，西方社会已经看到了西医学的局限和化学药品的毒副作用，工业化破坏自然生态环境，人们强烈地要求返璞归真，回归大自然，追忆失去的传统医学和自然疗法！中医药和印度医学等成为人们追逐的目标。从二十世纪七十年代开始持续出现了"针灸热""中医热""气功热"。

中医在海外日益风行，中医药已经传播到183个国家和地区，至少有50多个国家和地区开展了中医药的应用研究。日本、美国、法国等国运用先进的科学技术研究中医药，其主攻方向已由中药成分研究转为对复方原理和中医基础理论的研究。

世界各地是不是都如我们想象中的那样欢迎中医药呢？不！中医药国际化在不同地区的反馈态度，有积极响应的，也有竞争担忧、模糊态度的！我们应当看到中医药国际化中的问题，如传播中的隔阂、跨文化传播中的冲突、传播手段和能力的有限、整合营销的无力等。中医药在世界传播令人瞩目，但中国在其中作为主动传播者的角色力量并没有获得同速、平行的发展，反而屡屡出现"去中国化"事件，其实就体现在中医药相关的话语权、政治、经济、贸易等方面。

据《"一带一路"背景下中医药跨文化传播的问题和对策》，以英国为例，在英国的中医临床界，目前非华裔执业者是华裔的十倍。在教育界，非华裔主办中医教育机构越来越多，但课程长短不一，甚至呈现无序化状态，教学质量也参差不齐。在欧洲及欧盟国家市场，多年来中草药出口商品主要为中药材、中成药、中药提取物三大类别。中药材出口额最高，中成药出口额最低。

中医药是我们民族的瑰宝，要清醒地看到，中医药国际化，不单纯是企业产品的出口，而是中医药跨文化的传播！这是文化的输出，是文明的传递，是东方向西方流动的智慧！

如果还认为这是"崇洋媚外"，那真的就是太闭关自守了；如果还认为是企业的事，那真的是心胸狭隘了；如果还认为只是赚外汇的事，那真的是鼠目寸光了！中医药跨文化传播必须作为一个系统工程，运用现代传播理念和传媒手段，有目标、有计划地发展中医药海外传播。

国内政府主管部门和海外行业协会，作为组织传播者的角色，要充分发挥功能；呼吁国家成立中医药海外传播机构，策划和控制传播活动、培训传播者；完善传播途径，改善传播手段，提高传播有效性；普及跨文化交际培训，提高传播能力。国内中医和海外中医，应形成良好互动，要对海外中医提供有力支持。

中医药国际化，最重要的就是中医药的海外传播！政府主导作为传播的组织者，中医就是国家文化软实力！在当前的"一带一路"倡议中，中医药更有基础、有资源、有力量，发挥中华文化的代表作用！

如果在"一带一路"国家建立岐黄学院，开办中医馆、养生馆，建立国际师承教育机制，开展传统医药联合科研，建立"一带一路"传统医药服务队，开展"跟我学中医""一带一路"国家巡讲，中医药国际化的道路是不是一条康庄大道呢！

那些敢为天下先的人，已经让中医药走向了国际化。湖南中医药大学积极推进教育、科研、医疗等全方位对外交流合作，推动湘湘中医药走出去，与国外大学、科研院所共建联合实验室、中医药海外中心、研究中心等。2019 年，由湖南中医药大学研制的清肺胶囊在巴基斯坦临床试验成功并将注册上市，这是我国中成药首次进入巴基斯坦。

湖南中医药大学原校长戴爱国教授说，为什么有那么多外国患者愿意来中国看病？说明中医在临床上有生命力。国家如果能统筹建设区域国际医疗中心，根据中医的地域特征，分片区建设国际医疗中心，这样各省之间不至于重复建设，也能真正解决一些国际患者的实际问题。我认为这对于中医国际化是一个很好的思路：中医国际化，要对内做文章，而不是盲目地走出去。

风物长宜放眼量，乘风破浪会有时！在采访海外中医专家时，我问在美国西雅图的老中医赵焕新先生在美国行医有何感受。他说，美国对待中医药的态度很开放和开明，医政部门不横加干涉，也从不扶持推广，"无为而治"。反正中医药是自费，用者自付，不侵占社会资源，中药店在全美华埠林立。中医是最不能骗人的，没有疗效、没有口碑、没有诚信，根本就不能生存下去。这也是中医为什么要勤求古训、如临深渊、如履薄冰、敬业乐业的根本原因。

中医吸引了一大批外籍人士。迪亚拉是首位获得中医博士学位及博士后的外籍人士。曾获得"昆明好人""一带一路民心相通形象大使"等荣誉称号和"中华慈善奖""2017年中医药温暖世界特别贡献奖"。自2001年起，他和他的团队在云南省红河州开展了农村初级卫生保健项目，他经常说："爱心无国界、中医无国界、公益无国界。"

我笑着问他："有人称您'黑求恩'博士，您有何心得？"他笑了："我不配和白求恩相比，他很伟大！那时候的条件等比现在二十年前都要困难多了。但我也不拒绝这个称呼，因为我是中医人，他是西医人。中医讲究阴阳，一个白一个黑正好就全了！"

第七节　知识产权

采访越全面，思考越深入，我就越焦虑。中医药面临这么多的难题，如此需要高屋建瓴的重大决策，需要群策群力的全面协作，需要深谋远虑的战略规划，需要为子孙后代从长计议的深度思考，需要放眼世界的格局胸襟，需要自我保护的智慧未雨绸缪，我焦虑而急切呼吁：中医药啊，拿什么保护你。

在采访中，我听到了很多人的呐喊。中医药"墙内开花墙外香"，西方国家早已经盯上了中华文化最有价值的宝藏。

中医药国际化已经是大势所趋，不管我们是否愿意，中医已经被世界应用。这好比嫁出去的女儿，天高路远，如何保护你！

中医药走出去后，如何进行知识产权保护？据统计，目前我国已有九百多种中草药项目被日本、韩国等国企业抢先在海外申请了专利。发达国家极力将中医药推为公共知识，并运用现代科技开发后进行专利抢注，进而通过"技术专利化、专利标准化、标准许可化"战略，遏制中国本土中医药事业的发展；通过实施对中医药国际医疗行为或者交易活动构成不合理限制的技术法规、技术标准等一系列技术性措施，对中医药走向国际设置技术壁垒。

我们该怎么办？如何抢救中医药？如何保护中医药？中医药学是经过几千年的人体试验逐步积累起来的重要医术，是深奥而仍待破解的顶级生命科学！她不是落后了！现在已知的只是中医药学的很小一部分，还有更多需要我们去研究。

正如一些名家说，葛洪是世界急症治疗及预防医学的先导者！他的著作中隐藏着我们根本还没有发现的诸多奥妙。如用疯狗脑捣烂敷伤口预防狂犬病的办法，和法国科学家巴斯德研制狂犬疫苗相比，葛洪早了十五个世纪！

中医的路还很长很长，我们一定要用前瞻的眼光来看问题。完善中医药知识产权保护法律体系是推动中医药繁荣发展的必然需求！保护中医药知识产权，我们必须变被动防守为主动出击！从《中华人民共和国专利法》的规定来看，专利权保护期限不过几十年，因而需要不断申请专利保护。有限的专利保护期，保护不了传承上千年的中医药。

我国的知识产权法律体系只保护结果创新，不保护资源的来源。与其"下游拦坝"，不如"上游开源"。对中医药经典名方形成"从头至尾"的整体保护，才能保护好中医药。

国家万人计划常小荣教授说，要修改完善专利法和专利审查制度。充分发挥专利法保护中成药处方、复方药组分处方和单味药组分处方、中药材生产技术、中药炮制技术等的作用，建立符合中医药特点的专利审查和保护制度。

尽管保护传统医学已成国际共识，但现状颇为尴尬！中医药传统知识多处于公开状态，现行知识产权制度强调保护新颖性和创新性，如何能有效保护传统中医药呢？

还有一个现实的困惑：由于申请专利必须公布中药配方，这就意味着知识产权和商业机密的丢失，我国不少现代中药没有申请专利，是中医药企业普遍面临的困境。

还有专家学者提出，有必要修改完善商标法，建立统一完整的地理标志法律保护体系，保障我国道地中药材的质量，并为道地中药材的出口贸易提供全方位保护；探索对中医药传统知识名录数据库的著作权保护，为中医行医者对医药配方和文本的知识产权提供切实保护；积极参与制定相关的国际规则和技术标准，在中医药知识产权保护的国际舞台上争取更多的话语权；防止其他国家利用知识产权制度抢占中医药标准的制定权，要积极推广中医药保护的中国经验。

现行知识产权法律制度远远不能满足中医药知识产权保护的需要，导致大量中医药知识产权、传统知识和生物资源的流失。中医药知识产权保护体系完善迫在眉睫。这是中医药国际化最残酷的考验，最迫切的问题，最需要立马行动的紧要大事！这不纯粹是中医药管理部门的事，需要国家层面统筹推进！

此刻，我真想唱一曲《保卫黄河》！保卫中医药，就是保卫黄河，保卫长江，保卫全中国，保卫中华民族！

如果说中医药是一株蒲公英，她用博爱之心洒下千万颗种子在世界各地；如果说中医药是一株苍耳子，她如可爱的精灵一样跟随行走的人们，带领她去世界各地；如果说中医药是一颗褒贬不一的附子，总有智慧的人发现并开发她的价值；如果说中医药是一根伸筋草，她为人类身强体壮贡献力量。

中医药的跨文化传播，应该是中华文化对外宣传的战略部署，应该是国家品牌的定位包装，应该是放眼全球的可持续计划，应该是全球中医药人的同心同德！

中医药的前途和命运，在我们上一代人的坚守中，守住了阵地，守住了江山，守住了灵魂。那些坚守中医药的名字和故事，我一次又一次回想。中医药的问题在哪里，我听着每一位采访对象的分析和思考，感叹着中医药的命运。中医药好似我们的父辈历经的艰难困苦，好似母亲经历的万般艰辛，但他们都坚韧不拔地挺立在人世间。

中医药向何处去，不仅仅是中医人的事，而是每一位炎黄子孙最需要思考的方向。我们从哪里来，我们是谁，我们要去哪里，中医都会回答我们这些生命的基本问题。

第八节　生命之道

几十年来，我们在追求富裕的路上奔跑，如此忙碌和疲惫，已经看不到内心深处的自我，我们的心已经无法保持片刻的宁静，如此焦虑不安。我相信大多数人和我一样，已经变成了工作的机器。

我也感受到了自己的颠沛流离和备受煎熬。这是我想要的生活吗？生命如此脆弱，生活的意义在哪里。就如我们每个人走的人生之路，我们不确定是智慧之路还是愚钝之路。很多朋友和我交流健康的感悟和对生命的理解，她们往往在退休之后才真正有时间爱自己，关心自己的身体。大多数人，好似被盲人引领一样，以为自己很有智慧，其实都在漫无目的中行走。

我们的祖先是睿智的，他们从人类文明的荒野里走出来。翻开《山海经》这本大约成书于春秋末期至汉初的著作，原汁原味地反映了先民对自然世界的认识和看法。书中记录了我国上古时代地理、物产、天文、生活常识等方面的内容。将天下大山按照南、西、北、东、中五个方位进行梳理，条理清晰，重点介绍了每座山的物产和各种奇禽怪兽。如招摇山下的水中有许多育沛，佩戴它可以预防肿胀病；发源于青丘山的英水中有大量的赤鱬，吃了这种鱼可以不生疥疮；祷过山的水系有一种虎蛟，吃了它不会患痈肿病，而且可以治疗痔疮。这些经验一定不是凭空而来的。

孙中山先生的《建国方略》第一章写有"以饮食为证""人间之疾病，多半从饮食不节而来"。他讲述了自己曾有消化不良，原来只是小病，后来日渐严重，自行医治有好转，但因多年为革命奔走而忽略。后来药石无灵只能吃软食，又用外治手法按摩，数月后胃痛频繁更加严重。他找到手术高超、著有《抵抗养生论》的日本东京医生高野太吉先生，希望用手术解决难题。高野先生说："手术者乃一时之治法，若欲病根断绝，长享康健，非遵抵抗养生之法不可。"

高野先生推荐的饮食方法与孙中山先生此前所有方法迥不寻常。孙中山先生曾经读过医学，对生理卫生颇有心得，刚开始心理上并不赞同高野先生的反常规饮食疗法，不料在体验中积年旧症果然消除。他说这是医道的一大革命，饮食为养生第一要诀。

1948 年，世界卫生组织在其宪章中把健康定义为"一种在身体上、精神上、社会上的完善状态，而不仅仅是没有疾病和衰弱现象"。另外，世界卫生组织在《迎接二十一世纪的挑战》报告中指出：二十一世纪的医学将从疾病医学向健康医学发展，从重治疗向重预防发展，从病源的对抗治疗向整体治疗发展，从对病灶的改善向重视生态环境的改善发展，从群体治疗向个体治疗发展，从生物治疗向身心综合治疗发展，从强调医生的作用向重视患者的自我保健作用发展，从以疾病为中心向以患者为中心发展。这与中医药的理念高度切合，预示着二十一世纪中医必将走向世界。

看病难、看病贵，是现实的民生问题。就在我书写本书的时候，一位亲戚阑尾炎发作，让我想起了自己 1995 年阑尾炎发作时的情景，阑尾炎痛不是一般的痛，可以痛得满地打滚。当时在医院输液的惨痛经历，让我一直耿耿于怀。

在我痛不欲生之时，医院正好有上级领导要来检查，病房床位紧张不能接纳我，要求我从三层走去一层的儿科输液。儿科医生说："你这么大一个姑娘，怎么能住儿科，你应该去内科。"母亲提着输液瓶，搀扶着捂着肚子、痛得冒着豆大的汗滴的我一步一步又挪到了三层。在我愤怒地质问他们之后，才许可我躺在走廊的病床上完成了输液。

其实，这已经是我辗转的第三家医院了。回想起医务室医生束手无措的样子，回想起到了医院只会输液消炎或建议尽快手术的治疗方案，回想起那些疼痛难熬以为自己年纪轻轻就要不久于人世的悲哀，我是如此感同身受每一位患者心理上的煎熬。

中医有没有用，用过都知道。学一点中医，最基本的就是在需要的时候拯救自己，或者为生命赢得时间。

中医"上连天道自然、下通人伦日用"，最能深刻体现生态环境与生命健康之间的密切联系。中医是人类生命健康的实践之学。

《黄帝内经》从三个层次论述养生，即形体保养、形神共养、天人合一。"阴阳者天地之道也，万物之纲纪，变化之父母，生杀之本始，神明之府也"。

上以治民，下以治身，使百姓无病，上下和亲，德泽下流，子孙无忧，传于后世，无所忧时。养生重在养心，将天地自然之道内化于生命，就能达到养心摄生的效果。正如当代国学家楼宇烈说，养生不是延长生命的实践，而是提高生命的质量，养生是使人尽其天年，无疾而终，而不是使人在病痛中苟延残喘地活着。

中医所倡导的生态观，发挥防治疾病、解除民生疾苦的作用，也以健康为导向，达到身国两治的效果。

为什么要采访撰写中医报告文学？因为我们面临着一些严峻的社会问题，如果不反思自然与生命，不反思生活与价值，我们终将成为历史上最愚蠢的一代人，生活在追逐物质的游戏中毫无根基。当前四大社会问题，敦促我去寻找中医之道。

（一）我们的心在哪里安放

时代最缺乏的是信仰，也缺乏文化的引领。传统文化与现代文明交织了那么多年，我们好像一直还没有找到适合领养心灵的新的文化。新的文化，好像驾驭不了我们的心灵；老的文化，好似跟不上时代的脚步，过于老套，需要更新。而社会的现实压力，让我们无处可逃。我们的心在哪里安放？如果还不让中医哲学和中医文化拯救我们，我们终究成为时代没有灵魂的物质人。

在这个时代，财富成为人们舍本逐末的疯狂追求，而真正智慧的人说，财富不在于积累和占有，而在于付出；断除痛苦的根源不在于自己快乐，而在于放弃以自我为中心；施教于人不在于先声夺人，而在于和若春风，循循善诱；正确的人生方向不在于盲目追求，而在于亲近智者，领悟智慧。中医文化，正是这样有内涵的文化。

文化的竞争，是最根本的竞争。东西方文化的较量，需要中医来展示中华传统文化的魅力！中医是最博大精深的中华文化！中医文化，能引导我们的心灵安放。

（二）老年化的世界

"三胎政策"的放开，从另一个角度说明社会的老龄化，人口红利越来越少，我们都要面临自己衰老的那一天。无论是养儿防老还是自助养老，都将面临各种各样的问题。那么，非常现实的是，你如何让你的老年生活更有质量。

在养老面前，人人平等。如果你对自己有妥当的安排，你就有安享晚年的幸福，你若透支今天的健康，你的老年生活可能就无法自己做主。但无论你怎么倔强，你的老年都有可能不可控制。

我们这一代人已经深刻体会。很多人从农村走向城市，他们的父母，无论在城市住了多久，还是希望回到自己熟悉的地方。父母的健康，就成为城市子女的焦虑。

如我母亲牙痛，她用惯有的办法拖延，希望拖延能好。直到我春节回家，带她去医院看病，几分钟就解决了问题。而从家乡到县城，起码要一个小时的路程，老人出行去看病是很不容易的。

2021 年的秋天，母亲有天晚上全身疼痛剧烈，我十分担心，一夜没睡。儿女不在身边，如何解决老人的病痛？我们几个姐妹商量，安排一个人请假回去陪她检查。但我还是第一时间请家乡的草药先生想办法，希望他次日帮忙给母亲送点草药缓解痛苦。母亲告诉我，收到老先生的八里麻后研磨煮水喝，果然好了不少。母亲连连感叹："草药真好，要是去医院，不知道要做多少检查。"

我的一位同学，在去年冬天特别发愁，他和兄弟姐妹都在外地工作，父母却双双住进医院。脑梗死的康复很漫长，这对于要请假回去照顾父母的城市工作者，每一天都是煎熬。焦头烂额的工作电话、病床上呻吟的父母，无不揪心。

有的老年人患了老年痴呆经常出走，但儿女要兼顾工作和孩子，根本不可能放下工作和家庭来全职陪伴。我们都只能深深叹息。这是个严重的社会问题。今天看上去是别人家的问题或是我们的父母面临的困难，或许就是我们每一个人即将要面对的老年。如何养老？如何老有所乐？如何让老年生活有质量，需要我们从现在开始做起。

一个民族，如果不从健康抓起，所有的梦想都是空想。一个有长远规划、有阴阳平衡、有精神内守、有科学健康观的人，会为自己的老年人生提前预备。中医是我们生活质量的护身符，是提升生命质量的一道屏障。

全民健康是比全面小康更为艰巨的任务，实现中国健康目标任重道远。

（三）动荡的婚姻

婚姻是影响人们幸福的重要因素。正是因为内心不安，所以婚姻动荡。而社会的流动性与多种因素的影响，婚姻成为最能反映社会现实的"晴雨表"。

婚姻不如意怎么办？现在的办法就是换人。我就见过几个熟悉的年轻人，结婚、离婚三四次。问题解决了吗？

古人说，齐家治国平天下，今天的社会很多问题就在于心的问题，在于家的问题。我们每一个人的心就是一个内环境，治境不如治心。只有把心治好了，婚姻的问题才可能迎刃而解。婚姻的问题就是阴阳的问题，需要传统文化的渗透影响。

我们的祖辈父辈如何面对婚姻的不如意呢？他们通过改变内环境，而不是去更换对方。修身不是去修别人、改变对方，而是修自己。

充满怨恨的家庭、阴阳不和的家庭，不可能有身心健康的孩子。这些孩子的健康问题，就是社会问题。家庭环境是健康大局，但很多人并不懂。婚姻之人如果懂中医之道，则懂生活之道。

（四）高发的癌症

就在我着手报告文学采访创作的这几年，我身边熟悉的人患癌症的消息不断传来。我每年要接到一些癌症家属的求医信息，当他们走进肿瘤医院，出来治疗效果并不如愿时，我爱莫能助。

现代人生活节奏快，工作压力大，竞争激烈，精神紧张，情绪暴躁，升降失调，吸收紊乱，痰湿内蕴，枢机不利，瘀毒互结形成外因，不断激发体内的易感基因产生肿瘤。

我国社会人口老龄化趋势愈加明显，进入老年后正气不足、免疫力下降，肿瘤的发生率呈不断增长态势。

西医学借助科学技术的发展，对肿瘤瘤体的局部治疗"以瘤为本"已经在一定程度上实现了治疗的确定性、可预见性、可控性、集成化、规范化和个体化。但往往忽略全身，经西医治疗的肿瘤虽然切除了，但产生的瘀毒环境还在，复发转移在所难免。

早发现、早诊断、早治疗、中医早介入，应该是提高患者生存质量延长生命的有效方法。当然，生死是一种自然现象，也是一种不可抗拒的自然规律，不必"杞人忧天"。但生命超越是可以实现的，养生就是对生命的养护。中医养生就是运用中医学理论和中医对人体的调理方法，实现对生命和健康的养护。上古之人，其知道者，"法于阴阳，和于术数，食饮有节，起居有常，不妄作劳，故能形与神俱，而尽终其天年，度百岁乃去"。生命的真谛是什么？如何开始我们的养生之道？顺应自然，道德双修。

　　如何认识真正的好医生，也是我们生活中需要有的智慧。清代名医郑钦安曾说："医学一途，不难于用药，而难于识证。亦不难于识证，而难于识阴阳。"

　　《素问》曰："是故圣人不治已病治未病，不治已乱治未乱，此之谓也。夫病已成而后药之，乱已成而后治之，譬犹渴而穿井，斗而铸锥，不亦晚乎！"治未病，被认为是中医诊疗的最高境界，着眼于事物的量变阶段，而非器质性病变阶段。任何疾病的发生是从未病到已病，从未成形到已成形。守神就是治未病，未病就是尚未形成的病。在未成形前拿掉，是轻而易举的事，成形了就等于牢不可破了，就会吃力不讨好。未病是什么，是没病吗？不是，也不是预防医学。未病是尚未成形的病，处在酝酿阶段的病，处在气这个阶段的病。

　　医者不但要善于治病，更要善于识病。张仲景为侍中大夫王仲宣诊病，提前二十年做出诊断，并提出相应的治疗措施，这就是见微知著的功夫、防微杜渐的能力。见微者，言气也，知著者，言形也。气的阶段往往很隐蔽，病尚未成形，很轻微。

　　道门炼丹有句话"传药不传火"。"药"可以告诉你，"火"不能告诉你。一炉丹能否炼成，有时就看火候的把握。中医方子可以告诉您，但量却不能轻传，服药的时间也是有讲究的。

　　一名好中医的成长是如此不易。为什么很多人的求医之路如此艰辛？有时可能就是因为难以找到真正的好中医。

　　在这几年潜心文学创作的过程中，我也深刻体会到了现代人的熬夜、压力、过量的消耗，案牍劳形相比筋骨之累，更多的是气血的消耗。在需要专业人士帮助的时候，你要寻找到一个了解你的好医生，他能指引你发现健康的秘密。

生命的意义，其实在于养好自己的心，守好自己的精气神，也要先做一名了解自己的医生。

结语：我们能做什么

人类都是身肉之躯，人们吃五谷杂粮，处天地之间，沐风雨之洗，不可能百病不侵。我们要有健康的常识，要有保健养生的意识，要有未雨绸缪的觉醒。多了解一些医学知识，静心学习一些传统文化，或许可以在疾病来临时明白自己应该做什么，而不是头痛医头、脚痛医脚。

当今社会资讯发达，各类信息铺天盖地，如何辨别是非真伪，需要我们做一个理智清醒的人，也需要我们有一定的社会常识和公共素养，在面对舆论的不正之风时，我们应知道孰是孰非。对待正确的东西，我们一定要有坚定的信念，要有力挺的决心，要有抵制不正之风的勇气。

文化的传承，是一个民族、一个家庭、一个地域最重要的精神底气。

在中医问道的路上，我也一直在实践中医之学。父亲多年前收藏的老医书，我爱不释手。我整理着几十年前和近些年家人用过的中医药方，或可以发现家族的健康隐患。犬子关注我的采访动态，也自然而然爱上了中医药。他喜欢听名老中医们讲述故事，也学着抄一些方子。寒假回到家乡，他见爷爷劳累、嗓子音哑，学着抓几把草药熬水给爷爷喝，居然立马见效。在他练习梅山武术时手腕不慎受伤，是中医帮他解除了痛苦。

不主观臆断、不排斥尝试、不无端猜疑，去辨别真伪、去实践体会、去拥抱真实，信任、爱护、应用中医药，我以为这是每一个中国人，都可以去做的努力。

大国之大，在于文化繁荣。中国文化复兴的武器，就是中医的复兴。中医是关于生命智慧和生命艺术的学问。中医正是我们要寻找的根。

如何认识中医，"如何遵循中医药自身的规律和特点去评价中医，不是站在西方科学的价值体系上去看中医"。

2016 年 12 月，《中国的中医药》白皮书发布。"坚持中西医并重""扶持中医药和民族医药事业发展"成为时代强音。

2021 年 12 月 31 日，国际中医药综合改革示范区建设推进会上传来好消息：国家中医药管理局等部委局批复同意湖南、广东、浙江、江西、山东、广东、四川等七个省市建设国家中医药综合改革示范区。这意味着国家即将打造中医药发展高地，全面复兴中医药文化！

中国文化的精神要想得到重新认识，很大程度上有赖于中医，中国传统文化的复兴有赖于中医的复兴。

法于阴阳，和于术数，阴平阳秘，精神乃治。"道生一，一生二，二生三，三生万物；人法地，地法天，天法道，道法自然。"这是一副意境非常美好的对联，蕴含了中华文化的无穷哲理，也是中国精神的智慧所在。上联的"三生万物"对应下联的"道法自然"，上、下联结尾的"万物""自然"，或许，就是最好的生命状态。

万物自然，是生命之道，是中医之道，是宇宙之道。中医之道是民族之魂，文化复兴就是中国之道！医道天德，升降浮沉，中医饱含人生哲理。认识中医，了解中医，就是文化自信；热爱中医，客观评价中医，就是民族自信。

中医是什么？她是历史之花，是民众之福，是中国之道！

中医是什么？她是简、便、廉、验的亲民天使！

中医是什么？她是人类生命健康的实践之学！

中医是什么？她是哲学与科学、医学与传统文化相结合的深奥学科！

让我们记住祖祖辈辈生命的光彩，记住中华民族的重托。修复民族的精气神，托起民族的文化魂，做复兴中医的时代人！

后记

一年多来在全国采访大多自费出行，近三年的创作孤独几近发疯，长篇创作的确非常熬人，创作的身心痛苦和孤独寂寞无人可诉，只想在文学母亲的怀里痛哭一场。

我也在不断寻找写作的意义，能量与能量的交换，思维与思维的碰撞，改变人生价值与世界观。在体验中了解中医，思考行业发展。还乐此不疲给有需要的亲友做健康服务，找良医、良药、良方。

海燕谈写作，分享我的喜怒哀乐，也逗乐了很多人。

第一稿像初恋，新鲜好奇激情饱满，想象美好即将发生。

第二稿像热恋，如漆似胶，寸步不离，如琢如磨，嘴角上扬的微笑，内心深处迸出的喜悦。

第三稿像订婚，终于可以与心爱的人定终身。

第四稿像结婚，两颗激动的心要在一起，连哄带骗，什么都不管了。

第五稿像新婚，彼此相望，想想为什么选择和他在一起。稿件看一看，放一放，想一想，专家朋友提提意见，又能改个花样。

第六稿像七年之痒，看着烦了，也看腻了，左看右看不顺眼了。

第七稿像生育，育儿有苦有累，有时也很烦躁。想来想去这是自己生的"娃"，还是耐心再改一改吧。

第八稿像送儿读大学。算了，随他去吧。交给出版社和读者，就这样吧。

扪心自问：为什么要选择这样一种几近残酷的方式折磨自我？为何非要如此颠沛流离"找米下锅"？为何要去做这样的选题？

异常艰难的那一天，我突然翻找出二十多年前刚刚走向文学道路时的一些作品。那些青春思潮的启蒙，那些新干部学员的发言稿，我谈到了历史责任感和社会责任感，谈到了艰苦奋斗的作风和吃苦耐劳的精神，谈到了有责任、有义务抵制当今社会的不良现象，豁然开朗地找到了初心。

为什么要写，为谁而写，想清楚了这个问题，就会无怨无悔。

这一路走来，思想交流、学术影响、人格感染、智慧照耀，欢乐颇多。在请各位领导、采访对象、朋友们修改文稿时，每个文字我都倍加珍惜。然而，作品还十分粗糙，敬请谅解。

对于采访书写对象，我也是有要求的。人品不好、医德不行、弄虚作假的人，几次请求我希望写入此书中，我断然拒绝。我的文字，要对历史负责、对现实负责、对读者负责、对这部作品负责。

人的一生，总有一些付出，值得去做！那些真正的人民医生，从来不用金钱衡量自己的付出，只要能奉献，他们义不容辞。我无怨无悔，找到了时代的脊梁。

我终于找到了生命之道最宝贵的三个字：精、气、神！我终于明白了什么是中医，中医的真谛就是医道天德！中医不是万能，但她的确伟大！希望你健康快乐，理解生命之道，开始有质量的生活，是我这次创作的全部意义。

鸣谢在此次创作中给予指导和支持的各位领导和朋友（排名不分先后）：国家卫健委副主任、中国科学院院士曾益新先生，国家中医药管理局党组书记余艳红女士，国家中医药管理局局长于文明先生；中国作家协会副主席吴义勤先生、李敬泽先生、白庚胜先生，中国作家协会原副主席、中国报告文学学会会长何建明先生；故宫博物院第六任院长单霁翔先生、原国家新闻出版广电总局副局长张丕民先生、中国广播电影电视联合会原副会长张振华先生；中国医药集团党委书记、董事长刘敬桢先生；北京师范大学原副校长陈光巨先生，北京师范大学资深教授、中国文化国际传播研究院院长黄会林先生；国医大师孙光荣先生、熊继柏先生、唐祖宣先生、潘敏求先生、占堆先生，已故国医大师李济仁先生亲属等；第十三届全国政协委员、全国名中医、中日友好医院中医部主任张洪春先生；全国人大办公厅曾格吾先生，中国作家协会书记处书记施战军先生，文艺报总编辑梁鸿鹰先生，中国作家协会何向阳女士、彭学明先生、李朝全先生、黄国辉先生；中国报告文学学会原副会长黄传会先生、副会长李炳银先生、秘书长傅洁女士；中国家庭教育学会常务副会长朱宝明先生、全国妇联中国儿童中心副主任李忠明先生；中国医药集团总会计师、国药中药控股董事杨珊华先生，中国医药集团董事会办公室原主任、现国药控股纪委书记刘红兵先生，中国医药集团宣传部副部长刘岩女士；中国中药控股有限公司董事会主席陈映龙先生、时任主席吴宪先生，中药控股总裁程学仁先生、董事会办公室主任赵夏荫女士；中药控股广东一方制药有限公司董事长魏梅女士；国药集团贵州同济堂公司党委书记、总经理朱鹤女士，副总经理孙宜春先生，同济堂党委副书记、纪委书记张静女士；国药重庆太极集团董事长李阳春先生、总经理俞敏先生、战略研究部部长朱玉丰先生；成都中医药大学原校长、中国工程院院士候选人、中国针灸学会学科带头人梁繁荣先生；广西桂林电子科技大学党委书记唐平秋先生，副书记陈贵英女士、聂慧女士，副校长钟平先生；中国书法家协会副主席、湖南省文联主席鄢福初先生；湖南省作家协会主席王跃文先生，党组副书记、副主席游和平先生；云南广播电视台副台长、云南省电视艺术家协会主席马建宇先生，云南大理州委时任统战部副部长、州工商联党组书记、常务副主席邱力为先生；云南大理州洱源县宣传部副部长郭靖荣先生；河南省南阳市中医药管理局原局长刘玉斌先生。

感谢：湖南省卫生健康委员会、湖南省中医药管理局、湖南中医药大学、湖南医学院、湖南省中医药研究院、湖南中医药大学第一附属医院、湖南中医药大学第二附属医院、湖南省妇幼保健院、湖南省直中医医院、湖南省永州市江华瑶族自治县卫生健康局、湖南省浏阳社港骨伤科医院、湖南省娄底市市委市政府、新化县委县政府、新化县卫生健康局等；河南省南阳市市委市政府领导、南阳市政协文教卫体委员会、南阳市中医药发展局、张仲景博物院、南阳理工学院张仲景国医学院、南阳市中医院、方城中医院、方城县中医药管理局、方城县药办等；广东省佛山中医院、广州第八人民医院等；贵州省中医药管理局、贵州大学、贵州中医药大学等；安徽省黄山市市委市政府、黄山市卫生健康委员会、黄山市中医药管理局、黄山市投资促进局、黄山市中医院等；西藏自治区卫生健康委员会、西藏自治区藏医院、奇正藏药、神猴藏药、甘露藏药等；青海省卫生健康委员会、青海省中藏医管理局、青海藏医药研究院、青海金诃藏药、青海藏医药大学、青海省藏医院、青海省同德县藏医院、青海河南蒙古族自治县蒙藏医院、海南州兴海藏医院等；国药集团中联药业、德众药业、天江药业等；云南省中医医院；北京崔月犁传统文化研究中心、山西省中医药研究院李可传承工作室、湖北武汉药王社区、湖南中医药文化三湘行组委会等；新印科技股份有限公司、河北卫康中药材有限公司、邹传华先生。特别感谢北京市书法家协会副主席龙开胜先生题写《中医之道》书名。

感谢所有采访对象的支持！感谢提供采访帮助的海内外文友！

全国各地支持文学创作推广发行的朋友们，你们是我最尊重的知音，恕不一一点名，你们的名字无数次在我耳边响起，正是你们的全力扶持，让我找到文学的价值。

还要真诚感谢支持海燕书院建设的各界人士。

我的文学路，欢喜遇见你，让我真诚地说声谢谢你。

海燕

2022 年 6 月

参考文献

［1］闫松. 黄帝内经［M］. 北京：线装书局，2010.

［2］太平惠民和剂局，刘景源整理. 太平惠民和剂局方［M］. 北京：
人民卫生出版社，2007.

［3］张其成.《道藏》医方研究［M］. 北京：中国中医药出版社，
2016.

［4］蒲志孝，蒲永文. 蒲辅周家传中医录［M］. 北京：人民卫生出版
社，2018.

［5］李可. 李可老中医急危重症疑难病经验专辑［M］. 山西：山西科
学技术出版社，2002.

［6］刘力红. 思考中医［M］. 广西：广西师范大学出版社，2006.

［7］崔月犁. 中医沉思录［M］. 北京：中医古籍出版社，1997.

［8］张其成. 中医哲学基础［M］. 北京：中国中医药出版社，2016.

［9］张其成. 中医文化学［M］. 北京：人民卫生出版社，2017.

［10］梁漱溟. 东西方文化及其哲学［M］. 北京：商务印书馆，2010.

［11］张其成. 道藏医方研究［M］. 北京：中国中医药出版社，2016.

［12］清尤在泾. 金匮要略心典［M］. 上海：上海人民出版社，1975.

［13］江苏新医学院第一附属医院. 中医儿科［M］. 北京：人民卫生出
版社，1975.

［14］杨洪均，李耿. 中药大品种科技竞争力研究报告［M］. 北京：人
民卫生出版社，2020.

［15］何清湖，丁霞，孙文正. 明道：国医大师孙光荣教授走过来的
八十年［M］. 北京：中国中医药出版社，2020.

［16］何清湖，严暄暄. 中医文化之研究［M］. 北京：光明日报出版
社，2021.

［17］何清湖. 中西医结合思与行［M］. 北京：人民卫生出版社，

2021.

[18] 刘景源. 刘景源温病学讲稿 [M]. 北京: 人民卫生出版社, 2008.

[19] 吴孟超, 郑伟达. 原发性肝癌中西医结合治疗学 [M]. 北京: 人民卫生出版社, 2011.

[20] 卢春宁. 为毛泽东做眼科手术的医生——唐由之 [M]. 北京: 人民出版社, 2011.

[21] 朱兆云. 民族药创新发展路径 [M]. 北京: 科学出版社, 2016.

[22] 次旦久美. 国医大师强巴赤列的藏医生涯 [M]. 北京: 中国藏学出版社, 2012.

[23] 杨增明, 马志伟, 袁玲玲. 傣医药研究 [M]. 云南: 云南出版集团公司, 2012.

[24] 强巴赤列. 藏医四部医典八十幅曼唐释难 蓝琉璃之光 [M]. 北京: 民族出版社, 2006.

[25] 强巴赤列. 雪域历代名医传 [M]. 北京: 民族出版社, 2000.

[26] 西藏自治区藏医药管理局. 西藏藏医药 [M]. 西藏: 西藏人民出版社, 2003.

[27] 赵辛保. 湖南瑶族医药 [M]. 湖南: 岳麓出版社, 2011.

[28] 田振华, 杜江, 邓永翰. 苗医药系列教材 [M]. 北京: 中医古籍出版社, 2007.

[29] 张贵才. 新安医学名医世家传承 [M]. 安徽: 时代出版传媒股份有限公司、安徽科学技术出版社, 2019.

[30] 吉林医科大学. 赤脚医生教材 [M]. 北京: 人民卫生出版社, 1977.

[31] 江苏新医学院第一附属医院. 中医儿科 [M]. 北京: 人民卫生出版社, 1975.

[32] 徐书麟. 月犁——崔月犁自述及纪念文章 [M]. 北京: 中国中医药出版社, 2002.

[33] 潘博, 李东芳, 邵湘宁, 等. 潘敏求 黎月恒医案精华 [M]. 人民卫生出版社, 2014.

[34] 冯飞. 忠孝成山 [M]. 北京: 商务印书馆, 2017.

［35］胡成刚．苗药资源学［M］．北京：中医古籍出版社，2007．

［36］杜江．苗医药发展史［M］．北京：中医古籍出版社，2007．

［37］（美）康儒博，顾漩译．修仙——古代中国的修行与社会记忆［M］．江苏：江苏人民出版社，2019．

［38］周小青，黄惠勇，刘旺华．中医主诉诊疗学［M］．北京：中国中医药出版社，2017．

［39］何清湖，孙相如．中西医的抉择［M］．山西：山西科学技术出版社，2014．

［40］汪毅．黔本草［M］．贵州：贵州科技出版社，2017．

［41］吴汉卿，吴军尚．中医筋骨三针法治疗学［M］．北京：中国中医药出版社，2020．

［42］彭子益，严芳．圆运动的古中医学（重校合订本）［M］．山西：山西科学技术出版社，2021．

［43］米冠军．中华医圣 中医之魂［M］．北京：中国文联出版社，2004．

［44］熊继柏．熊继柏讲内经［M］．湖南：湖南科学技术出版社，2010．

［45］李如海．神奇独特的瑶医药［M］．吉林：吉林科学技术出版社，2017．

［46］李济仁．济仁医录［M］．北京：中国医药科技出版社，2014．

［47］李时珍．本草纲目［M］．黑龙江：黑龙江科学技术出版社，2012．